Inhalt

Edwin T. Morris

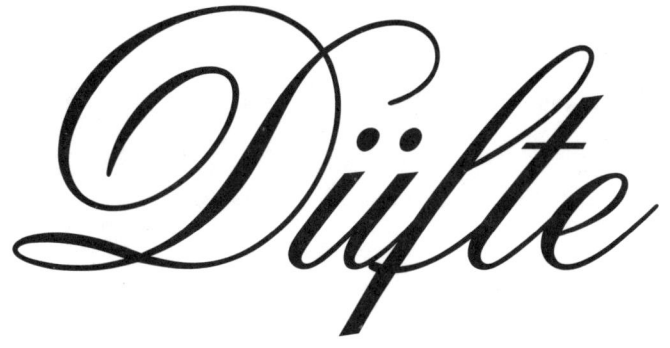

Düfte

Kulturgeschichte des Parfüms

Walter-Verlag
Solothurn und Düsseldorf

Originaltitel: *Fragrance: The Story of Perfume
from Cleopatra to Chanel*
Erschienen bei E. T. Morris & Co.
Products of Nature and of Art, Greenwich, New York
© 1984 by Edwin T. Morris

Übersetzung aus dem Amerikanischen von
Dr. Marta Jacober-Züllig

Die Deutsche Bibliothek – CIP-Einheitsaufnahme

Morris, Edwin T.:
Düfte : Kulturgeschichte des Parfüms / Edwin T. Morris.
[Übers. aus dem Amerikan. von Marta Jacober-Züllig]. –
Solothurn ; Düsseldorf : Walter, 1993
   Einheitssacht.: Fragrance ‹dt.›
   ISBN 3-530-57880-0

Alle Rechte der deutschen Ausgabe vorbehalten
© Walter-Verlag, 1993
Satz: ASL Atelier für Satz und Layout, Wangen a.d.A.
Druck und Einband: Kösel GmbH & Co., Kempten
Printed in Germany
ISBN 3-530-57880-0

Einleitung

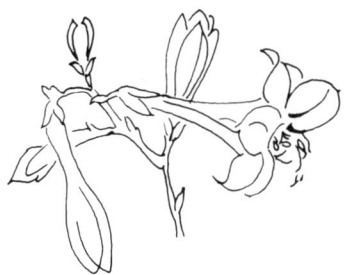

ls ich anfing, mich für die Geschichte des Parfüms zu interessieren, genierte ich mich ein wenig – als ob ich ein frivoles Thema gewählt hätte oder in Gefahr wäre, Unnützes zu archivieren. Schließlich waren Parfüms und Wohlgerüche doch nur eine angenehme Extravaganz für die Mußestunden der Frauen? Für die meisten von uns sind Parfüms keine Lebensnotwendigkeit, und wenn wir sie überhaupt kaufen, so geschieht es während der Feiertage, wenn wir etwas lockerer mit dem Geld umgehen als sonst.

Aber trotz meiner anfänglichen Vorbehalte erwiesen sich das Gebiet der duftenden Pflanzen und ihrer zahlreichen Verwendungen und der Zauber, den der Geruchssinn ausüben konnte, als so fesselnd, daß ich meine Untersuchungen nicht abbrechen konnte. Mit der Zeit verflog das Gefühl, ich müßte mich wegen des anscheinend unbedeutenden Themas meiner Recherchen entschuldigen; mir wurde klar, wie stark Düfte unser Verhalten beeinflußten und welch hohen Wert unsere Vorfahren ihnen beimaßen, die keine Mühe scheuten, um sich Parfüms zu verschaffen. Sie durchwühlten die Natur auf der Suche nach Düften selbst während Kriegen, Revolutionen, Pest und Cholera.

Große Fortschritte wurden erzielt, als die Techniker sich mit dem Problem befaßten, diese Essenzen zu gewinnen und haltbar zu machen, und Händler durchquerten Wüsten und durchpflügten unbekannte Meere, um sie zu finden. Hatte man sie sich gesichert, so bildeten diese Aromatika einen wichtigen Teil religiöser Rituale, brachten Verliebte in Stimmung, beflügelten die Fantasie und vertrieben unangenehme Düfte.

Je mehr ich mich in historische Berichte vertiefte, desto deutlicher wurde mir, daß in allen größeren Zivilisationen Wohlgerüche eine große Rolle spielten, in der Magie und in der Lebensfreude, ja sogar in der Kunst des Heilens. Niemand würde die Bedeutung eines Buches über die Geschichte von Heilmitteln oder der Apothekerkunst anzweifeln – und Tausende von Jahren wurden Düfte als Heilmittel angesehen. Wie die Chinesen sagten, «ist jeder Wohlgeruch ein Heilmittel». Und dieser Glaube war nicht unberechtigt. Parfümöle sind wirksame Keimtöter. In Frankreich hat sich seit vierzig Jahren eine Heilmethode entwickelt, die Aromatherapie heißt. Gerüche können stimulieren oder beruhigen. Es ist also historisch gerechtfertigt, wenn auch Apotheken Parfüms führen.

Die Kenntnis der Aromen spielte eine große Rolle beim Aufschwung der Naturwissenschaft. Der Vater der Botanik, Carl von Linné (1707–1778), hat als erster ein System der Klassifizierung nach Aromen entworfen, das die Bestimmung der Pflanzen sehr erleichterte. Botaniker wissen, daß Pflanzen nicht zum reinen Vergnügen Aromen entwickeln, sondern weil sie ein wichtiger Faktor ihres Überlebens sind: wer diese Düfte versteht, wird schließlich auch ihre Beziehung zu den Insekten begreifen, welche die Blüten befruchten. Heute erforschen die Wissenschaftler, wie man Schädlingen wie dem Großen Schwammspinner beikommen könnte, indem man die Felder mit Duftnoten besprüht, die die Paarungsmuster der Insekten verwirren.

Die Erforschung der Düfte ist auch stark mit der Chemie verbunden. Joseph Needham, ein Historiker der Naturwissenschaften, sagte, «der Geruchssinn war stets eins der wichtigsten Werkzeuge des Chemikers»[1]. Der Wunsch, die Düfte der Natur zu analysieren und wiederzugeben, hat die moderne organische Chemie stets beflügelt. 1939 erhielt Leopold Ruzicka (1887–1976) den Nobelpreis in Chemie für seine Erforschung der höheren zyklischen Terpene, die in ätherischen Ölen vorkommen.

Auch die Literatur legt über Düfte ein reiches Zeugnis ab. Eine der grossen Freuden des Lesens ist das Nacherleben der beschriebenen Szenen, aber wir können uns auch die beschriebenen Düfte vorstellen. In der Bibel erscheint Salomos Geliebte mit einem Duft von Myrrhe, Weihrauch und allerlei Gewürz des Krämers (*Hoheslied* 3,6). Nach der babylonischen Verbannung wird der Tempel in Jerusalem neu geweiht mit Wolken von Weihrauch. Das waren wirkliche Düfte, deren Namen man heute kennt.

Shakespeare spricht in *Hamlet* vom frühzeitigen, nicht beständigen, vom süßen, nicht dauernden Veilchenduft und im fünften Sonett von einem Destillat des Sommers, das in gläsernen Wänden eingefangen ist. Die Gerüche aller Extrakte, die man zu seiner Zeit herstellen konnte, sind, wie auch alle damals gezogenen Kräuter und Blumen, in seinen Werken erwähnt.

Im neunzehnten Jahrhundert schrieb Baudelaire gleichsam mit duftender Tinte und wurde später von Dichtern und Schriftstellern hierin nachgeahmt.

In der Wirtschaftsgeschichte wurden um der «Gewürze» willen – womit sämtliche Aromatika gemeint waren – die Seidenstraße nach China erschlossen sowie die Land- und Seerouten nach dem Osten und seinen Gewürzinseln. Kleinste Mengen dieser Substanzen galten soviel wie Juwelen.

Und dennoch hat die Geschichte des Parfüms etwas Leichtgeschürztes und Vergängliches an sich; man empfindet dabei wohliges Vergnügen. Selbst diese *petite histoire* kann echte Erkenntnisse über die großen geschichtlichen Zusammenhänge bringen. Napoleon führte ganze Kilogramm von Eau de Cologne auf allen seinen Feldzügen mit sich, und anfangs des viktorianischen Zeitalters merkten europäische Textilhändler, daß sich kaschmirähnliche Schals nicht verkaufen ließen, wenn sie nicht den Patschuli-Duft der indischen Originale hatten. Aus diesen Beispielen können wir Stiländerungen ablesen; Napoleon war der Prototyp des Selfmademans in der neuen bürgerlichen Ära, die sich durch peinliche Hygiene und persönliche Sauberkeit auszeichnete, und die moderne Marktforschung hat herausgefunden, daß nicht nur bedruckte Stoffe, sondern beinahe alle Produkte duften müssen, um dem Verbraucher zu gefallen.

Laßt uns also ohne weiteres Zögern unserer Nase folgen, um die überraschende und aufregende Welt der Parfüms zu durchstreifen. Zuerst wollen wir uns einigen Grundbegriffen und den Grundstoffen, aus denen Parfüm besteht, sowie der Beschaffenheit des Geruchssinns zuwenden, dem die Wahrnehmung und der Genuß dieser Produkte zu verdanken sind. Dann vertiefen wir uns in die lange Geschichte einer der weltweit ältesten Industrien. Wir werden sehen, wie die Menschheit die reiche Palette der Rohstoffe immer wieder erweiterte und die Möglichkeiten ihrer Verwertung entwickelte. Im darauf folgenden Kapitel besprechen wir die heute wichtigsten Duftstoffe, erfahren, warum sie so kostspielig sind und aus welchen romantischen Ländern sie stammen. Wir werden fragen, wie Rosenblätter von den Pflanzen gewonnen werden, um sich in einer Parfümflasche wiederzufinden, und welche tierischen Essenzen der Parfümmischung Tiefe verleihen. Der Schlußteil behandelt die vielen Tätigkeitsgebiete der modernen Parfümindustrie: die Ausbildung eines kreativen Parfümeurs, die hinter den Kulissen betriebene Forschung, neue Anwendungen von Parfüm und die prächtige und Mythen schaffende Werbung. Allein in Amerika erreichen Parfüms einen Umsatz von über anderthalb Milliarden Dollar im Jahr. In Europa wird es überall verwendet, und in Asien, dessen Kultur von jeher an Duftstoffen interessiert war, wird Parfüm täglich beliebter.

Wenn wir auf der letzten Seite angekommen sind, werden wir einiges wissen über die Grundstoffe, über unsere Nase, die lange Kulturgeschichte der Aromatika und die Entwicklung des Stils, sowie den modernen Handel, der eine solche Vielfalt von Erzeugnissen hervorgebracht hat. So können wir die Kunst, die Geschichte, die Magie und die Technik, die sich hier vereint haben und in der nächsten Parfüm- oder Eau-de-Toilette-Flasche auf uns warten, richtig auskosten und einatmen.

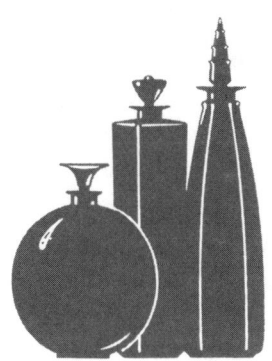

Teil I

Parfüm und Geruchssinn

1. Die Grundstoffe, die ätherischen Öle

*W*as ist ein Parfüm? Das Wort leitet sich von zwei lateinischen Wörtern ab, *per,* durch, und *fumus,* Rauch, und man sieht sofort den Ursprung der Parfümkunst: Weihrauch. Heute allerdings meint «Parfüm» eine Mischung von Äthylalkohol (das Löse- oder Streckmittel) und einem oder möglicherweise mehr als hundert ätherischen Ölen, die den Duft erzeugen. Gewöhnlich gehen acht Teile Alkohol auf zwei Teile ätherische Öle, aber das Verhältnis kann auch sieben zu drei betragen.

Ein *Eau de toilette* ist eine viel stärkere Verdünnung derselben Grundstoffe; es enthält nur etwa 5 % ätherische Öle. Ein «Kölnisch Wasser» für Herren und Damen oder eine «After-shave-Lotion» für Herren ist noch stärker verdünnt, auf etwa drei Prozent. Aber auch hier gibt es in der internationalen Parfümindustrie keine festen Regeln, und der Duft des Produkts wird manchmal verstärkt durch Verdoppelung des Gehalts an Parfümölen.

«Ätherische Öle» sind das A und O der Parfümherstellung. Wir werden diese Stoffe später genauer untersuchen; im Augenblick mag es genügen, daß es sich um Öle handelt (daher nicht wasserlöslich), die der menschliche Organismus als Geruch oder Geschmack wahrnimmt. Es sind natürliche Substanzen meist pflanzlichen Ursprungs, obschon man sie aus Petrol und anderen Stoffen künstlich nachahmen kann, und sie haben die Eigenschaft, bei Zimmertemperatur gasförmig zu werden. Manchmal werden sie auch «flüchtige» Öle genannt, weil sie so leicht verdampfen, oder – von älteren Apothekern – «Geist», zum Beispiel Melissengeist. Die Bezeichnung «ätherische Öle» deutet an, daß wir die Stoffe auch dann noch wahrnehmen, wenn sie nicht mehr sichtbar sind. Diese Essenzen finden sich in Pflanzengeweben, zum Beispiel in Blütenblättern, und für die Parfümherstellung werden sie meist durch Destillation gewonnen.

Manchmal stößt man auf die Bezeichnung «Parfümerie-Alkohol». Dabei handelt es sich um Äthanol, einen für den Parfümeur ungemein wichtigen Duftträger und zugleich ein Lösemittel. Er entsteht hauptsächlich bei der Destillation von Wein zu Weinbrand (Brandy) und ist der älteste Parfümerie-Alkohol. Aber Weindestillat ist teuer und behält einen leichten Traubenduft, der den meisten Duftnoten nicht bekommt, mit Ausnahme einiger Kölnischwasser, bei denen Obstgeruch erwünscht ist. So verwendet man meistens vergorenes Getreide wie Reis, Weizen, Hirse, die Stärke in Zuckerrüben, Kassave, Kartoffeln und den Zucker von Melasse. Äthylalkohol läßt sich auch aus der teilweisen Destillation von Petrol gewinnen. Da die Vereinigten Staaten mit diesem Rohstoff stets reichlich eingedeckt sind, liegt er den meisten amerikanischen Parfüms zugrunde. England, aus seiner kolonialen Vergangenheit so gewöhnt, verwendet hauptsächlich aus Zuckerrohr gewonnenen Alkohol. Die Franzosen sahen sich seit der englischen Blockade während der Napoleonischen Kriege gezwungen, Zuckerrüben anzubauen; Alkohol aus Melasse hat ihrer Ansicht nach einen gewissen Rum-Duft. Einer der allerbesten Duftträger ist hochrektifizierter Reisalkohol; wenn er aber nicht genügend rein ist, wirkt er etwas ölig wie Reiswein.

Würde als Essenzenträger, wie während Hunderten von Jahren, natürlicher Alkohol verwendet, so wäre ein Parfüm dasselbe wie eine Tinktur oder ein Extrakt (z. B. Vanille-Extrakt). Die Techniker, die Cognac und Kräuterliköre verfeinerten, waren oft die gleichen, die Parfüms und Toilettenwasser schufen. Aber heute, in unseren «zivilisierten» Ländern, schreibt der Staat vor, daß Parfümeriealkohol denaturiert sein, das heißt untrinkbar gemacht werden muß. Die dabei üblicherweise verwendeten Stoffe sind Holz-(Methyl-)alkohol, Propylalkohol oder Diäthyl-Phtalat – sie alle sind giftig – oder Bruzinsulfat, das einer der bittersten aller Stoffe ist. Manche dieser Denaturantien können, auch wenn sie in der reinstmöglichen Form beigegeben werden, die Harmonie der Düfte ganz leicht stören. Moderne Parfümeure sehen sich also Schwierigkeiten gegenüber, die man früher nicht kannte.

Der Alkohol, der in der Parfümerie verwendet wird, mischt sich nicht nur mit Essenzen, sondern auch mit Wasser. Natürlich senkt die Beigabe von Wasser den Preis des Alkohols. Wenn zuviel dazu gegeben wird – etwa bei 50 Prozent, scheiden sich eventuell die Öle aus. Aber etwas Wasser ist in Parfüms erwünscht, weil das Parfüm damit länger auf der Haut haftet, denn Wasser ist viskoser als Alkohol. Aus dem gleichen Grund enthält Kölnisch Wasser manchmal etwas Glyzerin.

16

Parfüms werden gewöhnlich in Fläschchen mit Reibungsstöpsel verkauft; stärker verdünnte Parfüms werden in Fläschchen mit einer kleinen Pumpe angeboten, die den Duft fein versprüht. Auch Aerosole wurden verwendet, doch ist der Gebrauch von Fluorkohlenwasserstoffen als Treibmittel stark eingeschränkt worden.

Andere duftenthaltende Substanzen sind «Pomaden» oder «Cremes»; heute nennen wir sie Kosmetika. Dabei denken wir vor allem an Produkte, die die Haut weich machen; daß sie duften, kommt uns erst als zweites in den Sinn. Aber in der Geschichte der Parfümerie war es gerade umgekehrt: die Fette, Öle und Wachse eines Schönheitsmittels hatten vor allem den Zweck, duftende Öle zu enthalten, und wurden wie Parfüm benutzt. Eines der klassischsten Kosmetika, Cold Cream, enthält ebensoviel Duft wie ein Eau de toilette: fünf Prozent. Das übrige ist eine Mischung aus Lanolin, Paraffin, Bienenwachs, Schweinefett, Vaseline oder anderen Fetten und Ölen, emulgiert mit Wasser. Die meisten Cold Creams duften einfach nach Rosen. Obschon manche Benutzer Kosmetika bestenfalls unbewußt als Duftträger empfinden, hat ihr Geruch einen sehr großen Einfluß auf den Verkaufserfolg. Selbst «unparfümierte» Kosmetika müssen mit etwas Duft versehen werden, damit der fette Geruch der Grundstoffe verschwindet.

Ein Parfüm-«Stick» ist einfach ein in Wachs aufgelöstes ätherisches Öl. Selbst Lippenstift ist ein Parfümprodukt mit beigefügten Farbstoffen. Versieht man eine solche Mischung aus Wachs und ätherischen Ölen mit einem Docht, so hat man eine «Duftkerze», wie sie schon im Altertum bekannt waren.

Auch Seifen- und Seifenprodukte sind wichtige Duftwaren, denn sie sind wie Kosmetika hauptsächlich aus Fetten und Ölen hergestellt, welche ätherische Öle sehr gut annehmen. Die Seifenfabrikation begann, als einem Alkali Schweinefett oder Talg beigefügt wurden (Alkali aus dem arabischen *al qili*, Asche des Seifenkrauts [*Saponeria officinalis*]), einer Sumpfpflanze, deren verbrannte Blätter als chemische Lauge der modernen Seifenfabrikation dienten. Die Römer benutzten zum Waschen Lehm; erst die Araber entwickelten eine echte Seifenherstellung und führten sie zur Zeit der Kreuzzüge den Europäern vor. Das lateinische Europa – Italien, Frankreich und Spanien – ging im Gebrauch der Seife voran, und die industrielle Produktion von Stückseife setzte spätestens anfangs des achtzehnten Jahrhunderts ein.

Die Reinigungskraft der Seife beruht auf einem erstaunlichen und komplizierten Vorgang. Das Seifenmolekül hat ein polares und ein unpolares

Ende; dadurch kann es als erstes die Fette, die Schmutz enthalten, festhalten und dann mit Wasser entlassen. Dieses Verhalten der Seifenmoleküle hindert die Öle daran, sich miteinander zu verschmelzen, wie dies der Fall wäre, wenn man beispielsweise eine Salatsauce längere Zeit stehen ließe. Die Öle sind im Seifenschaum gefangen, bis sie weggespült werden. So fabelhaft Seife ist, sie hat einen Geruch nach Fett und wurde deshalb von allem Anfang an parfümiert. Heute gibt es fast alle *grands parfums* in Seifenform; aber man muß sehr heikle Anpassungen der Parfümzusammensetzung vornehmen, damit die ätherischen Öle mit den Fettsäuren harmonisieren. Shampoos und Flüssigkeiten sind einfach stärkere Verdünnungen nach demselben Prinzip, aber der Duft ist immer noch schwer hinzukriegen. Yardleys Lavender und Colgates Cashmere Bouquet sind zwei berühmte Duftseifen.

Ein Badeöl ist eine Verbindung von fünfzehn Prozent Essenz mit Petroleum, Lanolin und anderen pflanzlichen Ölen. Estée Lauders Youth Dew erschien als solches 1953 und brach alle Verkaufsrekorde. Der Duft selbst war schon gefällig, Mrs. Lauder gab ihm mehr ätherische Öle mit, als die meisten anderen Parfüms damals hatten, und die Vorstellung, sich täglich im Bad zu parfümieren, verlockte viele Frauen dazu, das Badeöl statt eines Parfüms zu verwenden. Badesalze sind ätherische Öle mit Natriumbikarbonat (Natron) und Natriumkarbonat.

Ein weiterer Duftträger ist Puder. Er besteht aus ätherischen Ölen und Talk, einem weichen Mineral, das gemahlen und gereinigt und manchmal mit Porzellanlehm und Stärke ergänzt wurde. Das Ganze wird dann durch Seidenfilter gesiebt. Im achtzehnten Jahrhundert wurden die modischen weißen Perücken am Hof von Versailles mit Iriswurzel *(Iris germanica, var. pallida* oder *florentina)* parfümiert. Iriswurzel enthält Stärke vermischt mit feinem, veilchenähnlichem ätherischem Öl.

Daß Seife und Puder duften, überrascht uns nicht, aber Leder ist vielleicht doch unerwartet. Die tierischen Proteine des Leders eignen sich ausgezeichnet für die Aufnahme der Moleküle ätherischer Öle. Sie sind so groß, daß sie die kleinen Duftmoleküle in ihre Umlaufbahn einschließen, als wären sie Planeten, die der Anziehungskraft der Sonne erliegen. Das menschliche Haar besitzt eine ähnliche Proteinstruktur und ist deshalb ein geeigneter Duftträger. Aus diesem Grund salbten Männer ihre Bärte und Frauen ihre Zöpfe mit duftenden Pomaden. Auch Pelze bewahren das Parfüm ihrer Trägerinnen jahrelang. Leder hat von Natur aus einen anziehenden tierischen Geruch, der immer spürbar ist. Lederwaren waren stets

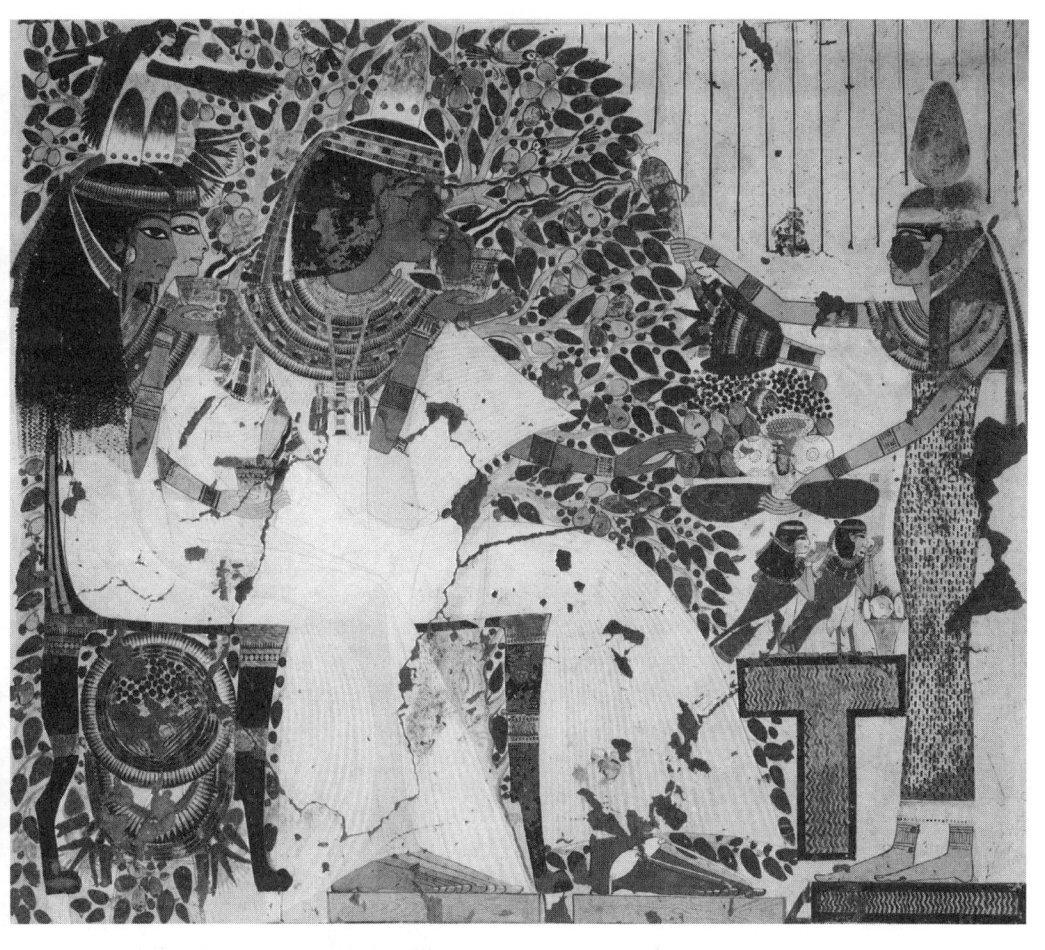

Gäste an einem ägyptischen Bankett. Sie tragen grosse Salbkegel aus parfümierten tierischen Fetten auf dem Kopf. Diese waren mit Gummiharzen aus dem Land Punt (Somalia) getränkt. Ehe die Destillation von Alkohol entdeckt wurde, waren fette (tierische oder pflanzliche) Öle die ersten Lösemittel für Parfüm. In Ägypten, wo das heiße, trockene Klima leicht zu trockener, rissiger Haut führen konnte, dienten kosmetische Substanzen wie Schweinefett, Olivenöl und Rizinusöl sowohl als Weichmacher für die Haut als auch als Parfümträger. Auch heutzutage sind Kosmetika fette Öle, die mit ätherischen Ölen parfümiert werden.
Abb.: Metropolitan Museum of Art.

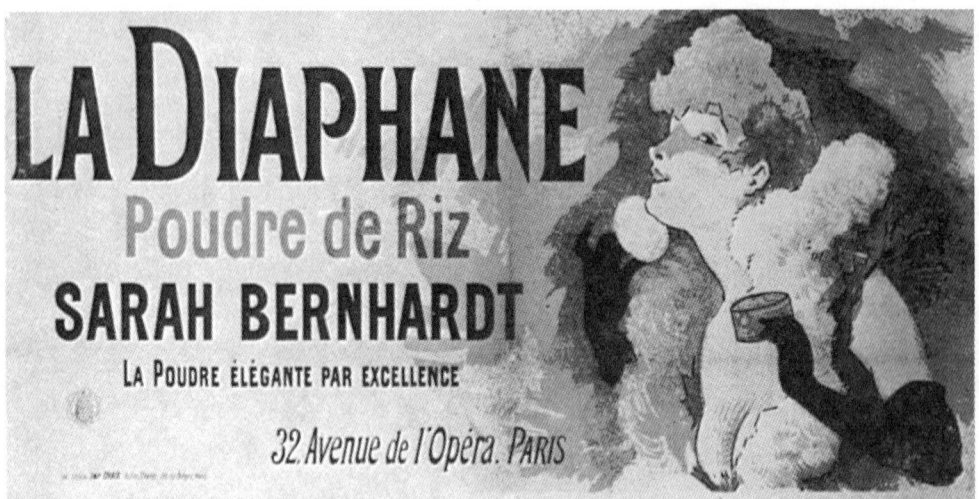

Dieses Plakat, das Jules Chéret zugeschrieben wird, benutzt den Ruhm der göttlichen Sarah, um für einen parfümierten Reispuder zu werben. Die Belle Epoque, *deren Inbegriff Sarah Bernhardt ist, experimentierte mit vielen neuen Duftnoten. Sarah war eine begeisterte Kundin René Laliques, der erst Juwelier, dann Glasbläser war.*
Abb.: Museum, Grasse.

mit Parfümerie verbunden, denn die Häute wurden früher durch das Eintauchen in Urin gegerbt. Deshalb strebten die Parfümeure seit dem neunten Jahrhundert die Übertönung der Gerbmittelspuren an. Die Araber erzeugten exquisite Handschuhparfüms aus Rosenöl, Moschus und Zitrusessenzen, und das muslimische Spanien gelangte in den Genuß dieser Rezepte. Noch heute ist ein Parfüm mit Namen Peau d'Espagne bekannt. Später benutzten die Russen die ätherischen Öle der Birkenrinde, von der die großen Birkenwälder genügend lieferten, um das duftende Russischleder (Cuir de Russie) herzustellen. Im Mittelalter waren die Handschuhmacher ebenso gierig auf Moschus und Sandelholz aus dem Osten wie die Parfümeure und die Drogisten. Obschon es heute andere Gerbemittel gibt als Urin, wird feines Leder oft parfümiert.

* * *

Woraus besteht Weihrauch, das erste Parfürm der Menschheit? Es gibt zwei Arten von Weihrauch – den des Ostens und den des Westens – und jede hat ihren Charakter, ihre Zusammensetzung. Der Weihrauch des Westens, der in den heiligen Ritualen der katholischen und der orthodoxen Kirchen noch immer verwendet wird, stammt von den Harzen aus der Rinde kleiner Bäume. Er verbindet ätherische Öle (Harz) und Gummi; letzterer macht ihn klebrig. Wer immer einen Weihnachtsbaum angefaßt und danach an seinen Händen süßriechenden, zähen Gummi gefunden hat, hat Bekanntschaft mit Gummiharz gemacht. Tannen und andere Bäume und Büsche scheiden Harz aus, um sich vor Infektionen oder Rindenverletzungen zu schützen. In trockenen Gegenden wird das Harz oft hart und kann mit einem Messer abgeschabt werden. In dieser Form kann man es auch verschicken, da es durch seine natürliche Verpackung geschützt ist. Werden diese trockenen Weihrauchkörner über glühende Kohlen gestreut, so schmilzt der Gummi und entläßt das aromatische Harz. Der Duft von Weihrauch und Myrrhe, die noch heute in den großen Kathedralen des lateinischen Europas verbrannt werden, ist himmlisch, besonders wenn er sich zum Geruch von Bienenwachskerzen und Altarblumen gesellt. Weihrauch wurde als so berauschend empfunden, daß die frühen Christen sich schwer taten, so heidnische Bräuche in ihren Riten zuzulassen; und die Reformatoren des sechzehnten Jahrhunderts schafften ihn als eines der ersten Dinge ab.

Ostasiatischer Weihrauch wird etwas intensiver bearbeitet als kirchlicher und enthält auch nicht nur Weihrauch, Myrrhe und die Zutaten Benzoin und Rosmarin. Räucherwerk und Myrrhe wurden aus Arabien sowohl nach Osten wie nach Westen ausgeführt, aber die indischen, chinesischen und japanischen Parfümeure gaben dazu noch Sandelholz, Agarholz, Patschuli und Vetiverwurzel. Die Pflanzen wurden in einem großen Mörser zerstampft und dann soviel Wasser dazugegeben, daß ein Brei entstand. Manchmal fügte man etwas Salpeter hinzu, ein Hauch davon pflegt über Kanalisationsöffnungen zu schweben; Salpeter verlieh dem Räucherwerk eine stetige Flamme. Die Inder strichen diese Paste auf ein Stück Bambusrohr, und ein solches Stäbchen hieß dann *agarbatti*. Die Chinesen brachten es fertig, die Paste wie Nudeln durch winzige Löcher zu pressen; so schufen sie Bündel gerader oder spiralförmigen Räucherwerks, die an der Luft trockneten und hart wurden. So verwendete man sie in den Tempeln. Die Chinesen brannten in ihren Heiligtümern Weihrauch oft zusammen mit Feuerwerk ab; ihre religiösen Zeremonien waren so bedeutend lebhafter als diejenigen im Westen.

Was sind ätherische Öle?

Wir ließen nun all die dufttragenden Waren an uns vorbeiziehen und sahen, daß der gemeinsame Nenner die ätherischen Öle waren. Schauen wir also die Eigenschaften und die Herkunft dieser erstaunlichen Öle genauer an.

Ätherische Öle sind wahrhaft einzigartig, denn wir können schon die winzigsten Mengen als Geruch oder Geschmack wahrnehmen.

Moschus erkennt man schon bei einer Menge von 0,000 000 000 0001 g, und Vanille kann man riechen, wenn zwei Millionstel eines Milligramms pro Kubikmillimeter in der Luft sind. Es sind richtige «Öle», denn sie sind nicht wasserlöslich, aber sie lassen sich mit Alkohol und fetten Ölen mischen. Werden ätherische Öle in eine Florentiner Flasche zu Wasser gegeben, schwimmen sie entweder an der Oberfläche oder sinken zu Boden, je nach ihrem spezifischen Gewicht.

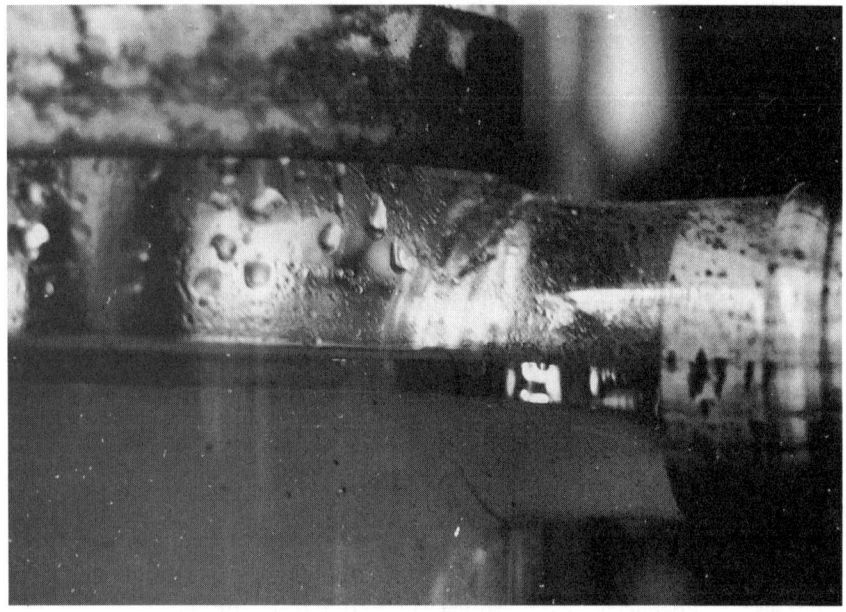

Das ätherische Öl «schwimmt» auf der Oberfläche des Destillierwassers. Dieses ist noch etwas trübe, weil winzige Öltropfen noch nicht ausgeschieden wurden.
Foto: Allen Rokach

Ätherische Öle stammen von einigen Tieren, von den beiden Fossil-brennstoffen Kohle und Erdöl (durch Synthese) und von einer großen Zahl von Pflanzen.

Die tierischen Lieferanten sind schnell aufgezählt. Moschus stammt vom Moschushirsch *(Moschus moschiferus)*, einem scheuen Bewohner der Rhododendron- und Birkenbuschwälder im Westen Chinas. Erwachsene Männchen wiegen nur zehn Kilo, und es ist der männliche Hirsch, der vor dem Bauch einen Sack trägt, welcher ein sexuelles Signal aussendet. Dieses wirkt ähnlich wie das Spritzen eines Katers, ist aber süßer. Jäger hatten den himmlischen Duft, der den Wald durchzog, bemerkt, fanden heraus, was ihn erzeugte, und jagen seither die winzigen Hirsche unentwegt. Sie töten sie, entfernen den Duftsack, trocknen und verkaufen ihn.

Der Pottwal erzeugt die kostbare graue Ambra. Dieses große Säugetier *(Physeter catodon)* lebt von Kuttelfischen, einer Art von Tintenfischen, die einen scharfen Knochen enthalten, welchen man in Vogelkäfige gibt, damit

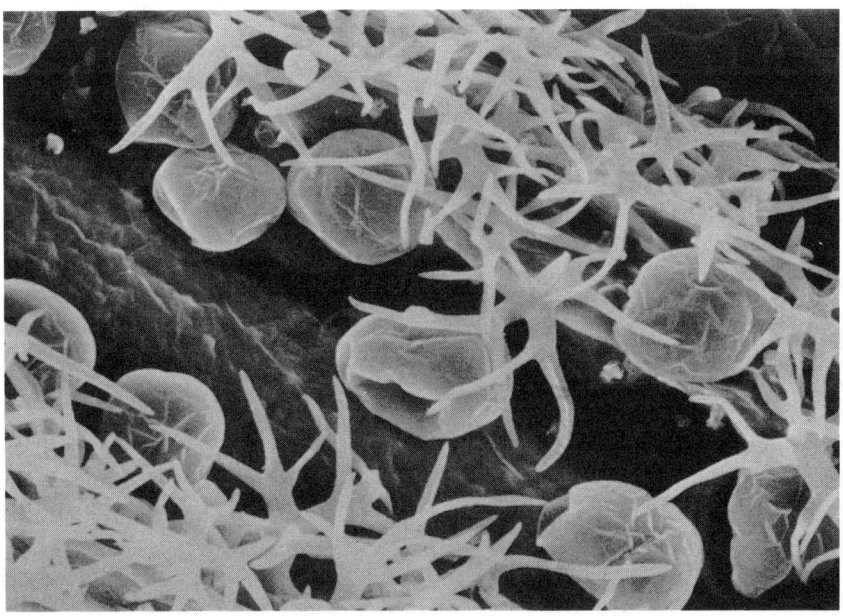

Das ätherische Öl in der Pflanze: das Elektronenmikroskop zeigt Knötchen von Lavendelöl.
Abb.: John Innes Institute, Norwich.

Wellensittiche ihre Schnäbel daran wetzen können. Graue Ambra wird erzeugt, um die Eingeweide des Wals vor diesen scharfen Knochen zu schützen. Es ist ein Öl und schwimmt deshalb, und von Zeit zu Zeit verfing es sich in den Netzen der den Indischen Ozean durchquerenden Fischer. Die Araber schätzten seine Süße und seine chemischen Eigenschaften; es vermindert die Flüchtigkeit anderer Öle, mit denen es vermischt wird.

Heute kann man sowohl Moschus wie Ambra synthetisch herstellen, und die Parfümerie-Industrie hat freiwillig auf natürliche Ambra verzichtet, um zum Überleben des Pottwals beizutragen.

Zibet ist eine Drüsensekretion sowohl der männlichen wie der weiblichen Zibetkatze *(Viverra civetta)*, einer ostafrikanischen Katze, die nur 1 m 20 lang wird. Bei ihren Geschlechtsteilen befindet sich eine fettige Substanz, die man den Katzen zweimal wöchentlich entnehmen kann. Sie riecht abstoßend nach Fäkalien, wird aber äußerst angenehm und wirkt als augezeichnetes Fixativ, wenn sie mit anderen Essenzen vermischt wird.

Die letzte der üblicherweise gehandelten tierischen Essenzen ist Bibergeil *(Castoreum)*, das von russischen und kanadischen Bibern *(Castor faber)* gewonnen wird. Dieses sammelt sich bei Männchen und Weibchen in zwei Bauchtaschen. In extremer Verdünnung riecht Bibergeil nicht unangenehm, es wird hauptsächlich als Fixativ für sehr starke Parfüms verwendet. Die chemische Besonderheit all dieser tierischen Essenzen hängt mit ihrem hohen Molekulargewicht zusammen, das verhindert, daß Moleküle in die Luft entweichen.

Die aromatischen Chemikalien, welche die Kohlenteer- und Petrolindustrien herstellen, sind weitaus zahlreicher als die aus dem Tierreich. Die meisten synthetischen Duftöle sind unendlich viel billiger als die natürlichen und werden darum häufig verwendet. Aber es gibt andere, komplizierte Endprodukte, die viel chemische Manipulation benötigen und von denen ein paar Pfund Hunderte von Dollar kosten können. Werden zuviele chemische Aromen benutzt, riecht das Parfüm scharf, aber seine Verbindung mit natürlichen Stoffen kann ihm eine Blume verleihen, die es sonst nicht hätte.

Eine andere wichtige Quelle sind, was man Halbsynthetika nennen könnte: natürliche Öle, die nur teilweise destilliert werden, um ein bestimmtes Molekül freizubekommen. So lassen sich billigere Öle ausbeuten, um die erwünschten aromatischen Bestandteile zu gewinnen, und sie lassen sich auch als Ausgangspunkt für die Verwandlung zu anderen organischen Verbindungen verwenden. Mit dem Fortschreiten der Zivilisation steigt das

Bedürfnis nach Duftprodukten in der ganzen Welt immer höher; natürliche Stoffe würden nicht einmal für die Hälfte ausreichen.

Diese erhöhte Nachfrage führte zu einem intensiveren Anbau aromatischer Pflanzen als jemals zuvor in der Geschichte. Die Weichheit der Pflanzendüfte und die große Skala ihrer winzigen, aber wichtigen Spurenelemente machen sie zu einem unentbehrlichen Teil der Fein-Parfümerie. Der menschliche Geruchssinn ist so verfeinert, daß er das Vorhandensein oder Fehlen natürlicher Düfte in einer Mischung entdecken kann und Produkte bevorzugt, die sie enthalten. Diese Neigung zu natürlichen Ölen kommt dem Züchter entgegen; natürliche Farbstoffe dagegen sind im Handel kaum mehr zu finden. Jahrhundertelang stellten die duftliefernden Pflanzen 98 Prozent der Parfümerie-Rohstoffe. Selbst heute sprechen Parfümeure in pflanzlichen Ausdrücken, wenn sie den Geruch chemischer Substanzen beschreiben: er wird als «rosenähnlich», «jasminähnlich» oder «moosähnlich» bezeichnet, mag die wirkliche Herkunft auch eine andere sein.

Es gibt keine Pflanzenfamilie, die ein Monopol auf die Erzeugung ätherischer Öle hätte. Duftpflanzen kommen in einer großen Anzahl Familien vor; besonders häufig sind sie allerdings bei den Rosen-, Minzen-, Myrten-, Lorbeer- und Doldengewächsen *(Rosaceae, Labiatae, Myrtaceae, Lauraceae* und *Umbelliferae)*. Und sie sind auch nicht immer in denselben Pflanzenteilen zu finden. Natürlich sind es die Blütenteile, die am ehesten flüchtige Öle beherbergen, um sie ins All zu entlassen, aber Wurzeln, Blätter, Früchte, Samen und Zweige können diese auch enthalten.

Wann immer Sie auf Pflanzengewebe drücken und ein Geruch entsteht, handelt es sich um ätherisches Öl. Die Blüten von Jasmin, Orangen, Veilchen, Tuberosen, Nelken, Geißblatt, Lilien, Safran, Narzissen, Mimosen und Ylang-Ylang enthalten ätherische Öle; die Blätter des Rosmarin, der Patschulipflanze, der Minzen, der roten Pelargonien, des Kampfers und der Gewürznelken verströmen ätherische Öle; die Wurzeln von Vetiver, Baldrian und Engelwurz sind aromatisch; die Rhizome von Ingwer und Iris, die Schalen der Orangen, Zitronen, Mandarinen, Bergamotten und Grapefruits und die Früchte von Koriander, Muskatnuß, Anis und Fenchel sind Träger dieser Öle. Aromatische Gummiharze dringen durch die Rinde des Weihrauchbaums und des Myrrhenstrauchs, und aus ihnen entstehen die klassischen Weihrauch-Gummis des Westens, und ähnliche Harze lassen sich auf Pinien, Zedern und anderen immergrünen Bäumen finden. Wir werden später die Nuancen jeden pflanzlichen Stoffs studieren; in der kommerziellen Parfümerie werden etwa hundert Arten verwendet.

Wie erklärt man sich das Vorhandensein dieser Öle in Pflanzen? Betrachtet man die Pflanze an und für sich, ohne Berücksichtigung ihrer Beziehung zur Außenwelt, so gibt es keine einfache Antwort. Wir wissen zum Beispiel, daß die Pflanze die Öle, die sie in ihrem Laub gebildet hat, vor dem Fall der Blätter nicht zurücknimmt. Zucker und Stärke hingegen werden in die Pflanze zurückgeführt, ehe die Blätter fallen. Es gab Botaniker, die daraus schlossen, daß ätherische Öle wie Latex, Gummi und Alkaloide «Abfallprodukte» des pflanzlichen Stoffwechsels seien. Die moderne Forschung steht dieser Erklärung skeptisch gegenüber: es scheint, daß die Öle Bestandteile enthalten, die als Energiereserven benutzt werden können, wenn wegen Ausfalls der normalen Assimilation von Kohlendioxid ein Mangel aufträte. In gewissen Reaktionen sind sie auch Wasserstoffspender. Wozu immer die Pflanze sie bildet: es ist klar, daß die Öle für ihr Überleben in der Umgebung wichtig sind.

Weil sie also die Gesundheit der Pflanze innerhalb ihrer Umgebung überwachen, sind so viele der ätherischen Öle an den äußeren Punkten der pflanzlichen Struktur angebracht, obschon sie tiefer, im lebendigen Zellplasma der Pflanze, entstehen. Bei Rosen sitzen die Duftdrüsen in den warzenförmigen Zellen der äußeren Petalenhaut. Bei Minzen, Lavendel, Thymian und anderen Lippenblütlern bilden sich die Öle auf den Hauthärchen. In den Früchten der Umbelliferae befinden sich die Öle in sogenannten Ölstriemen. Hier können sie Bestäuber anlocken oder Räuber abschrecken.

Diese Öle sind mehr oder weniger getrennt von den anderen Pflanzengeweben, denn manche davon sind hochgiftig. Kiefernöl zum Beispiel kann Pflanzengeweben schaden, auch in der minimalen Dosierung von 1:50 000. Dieses Gift vertreibt Räuber, aber es darf die Pflanze, die es bildet, nicht angreifen. Eine solche Trennung ist auch bei Gummilatex und bei Alkaloiden auffällig; diese Substanzen sind der Pflanze weit weniger wichtig als dem Menschen.

Wenn die gewöhnlichen Stoffwechselbedürfnisse der Pflanze befriedigt sind, kann die Produktion von ätherischen Ölen beträchtlich sein.

Der Diptam (*Dictamnus albus*) erzeugt an heißen Tagen soviel ätherisches Öl, daß man es anzünden kann. Auch eine Orangenschale, über eine Kerze gehalten, läßt sich entflammen. Dieser «Ölschild» in der Luft hält weidende Tiere ab, denn das Öl brennt im Mund. Die Ziegen, die für die Wälder rund ums Mittelmeer eine solche Geißel waren, haben die kräftigen Kräuter des provenzalischen und des korsischen *maquis* verschont, zum

Beispiel den wilden Thymian und den Oregano (wilden Majoran). Zitronell- und Kampferöl vertreiben gewisse Insekten, und Sandelholz wird von Termiten nicht angegriffen. Salbei, Muskatellersalbei, Wermut, Wurmkraut und Thuja enthalten alle Thujon, das so wirksam ist, daß es in der Medizin als Entwurmungsmittel verwendet wird.

Diese Substanzen, die von der Pflanze so reichlich gebildet werden, um Parasiten fernzuhalten, erweisen sich auch als sehr nützlich im Kampf gegen Mikroben. Man fand Öle, die sich gegen Staphylokokken und Tuberkeln bewährt haben. Nimmt man die keimtötende Kraft von Karbolsäure als 1 an, so kann man diejenige der Pflanzenöle wie folgt einstufen:

Thymianöl	12,2	Gartenrautenöl	6,4
Gewürznelkenöl	9,2	Rosmarinöl	5,4
Zimtöl	7,8	Lavendelöl	4,4
Rosenöl	7,0	Ylang-Ylangöl	2,8

Synthetische Öle zeigen diese antiseptische Kraft ebenfalls. Man entdeckte diese Fähigkeit gegen Ende des neunzehnten Jahrhunderts, als sich zeigte, daß die Arbeiter in der Parfümerie-Industrie von Grasse in viel geringerem Maß an Cholera und Tuberkulose litten als andere Europäer.

Es gibt noch mehr: ätherische Öle sind überraschend wirksam gegen Pilzbefall. Gewürznelkenöl vernichtet gewisse Tumore, und Geranienöl bekämpft viele verschiedene Pilzarten. *Cymbopogon*-Gräser, eine indische Art aromatischer Gräser, erwiesen sich als wirksam gegen *Helminthosporium orycae*, einen Verursacher von Lebensmittelvergiftungen, gegen *Aspergillus niger*, den Verursacher einer Kopfhautentzündung, gegen *Absidia ramosa*, den Verursacher der Ohrenentzündung, und gegen *Trichoderma viride*, eine der Ursachen von Hautentzündung. Die Menschen hatten schon lange gefolgert, daß diese Öle, mit denen die Pflanzen sich vor Insekten, Pilzbefall und Mikroben schützten, auch ihnen nützlich sein könnten. So ist die Geschichte der Parfümerie eng verschlungen mit derjenigen der Heilmittelkunde. Unsere Vorfahren kannten die Theorie der Krankheitskeime noch nicht, aber sie nahmen an, alles, was sauber und gesund roch, ließe sich in der Heilkunde verwenden.

Wir haben nun die Funktion der Öle als Waffen angeschaut; nun wollen wir sehen, welche Rolle sie bei der Befruchtung der Pflanzen spielen und wie ihre Düfte regelrecht zum Überleben des Pflanzenreichs beitragen.

Blüten, die eine schwere, schmachtende Süße verströmen, locken damit Nachtfalter herbei, die sie für die Bestäubung brauchen. Deshalb der romantische Geruch von Jasmin, Lilie, Hyazinthe und Geißblatt. Nachtfalter stehen beim Menschen nicht in hohem Ansehen, aber sie sind die wahren Aristokraten der Wohlgerüche. Diese betörende Blütenduft-Note spricht vor allem Frauen an. White Shoulders, Chloe, Pavlova und Je reviens sind süße Düfte, die einem Nachtfalter gefallen könnten. Nachts blühende Pflanzen duften besonders stark. Die Natur enthält ihren Blüten das Chlorophyll vor, ebenso die Anthozyane, das Xanthophyll und das Karotin, denn diese Pigmente wären für einen nachtaktiven Falter nutzlos. Die weißen Blüten widerspiegeln Mond- und Sternenlicht, und zusammen mit dem Geruch weisen sie dem Falter den Weg. Nachtfalter haben den besten Geruchssinn der Welt. Das Große Nachtpfauenauge nimmt einen Stimulus nicht nur wahr, sondern erkennt ihn auch auf eine Entfernung von zehn Kilometern. Der Seidenspinner *(Bombyx mori)* legt so großen Wert auf Düfte, daß er das Spinnen einstellt, wenn ihn ungewohnte Gerüche erreichen. Die Nachtfalter selber erzeugen einen Duft, mit dem sich die Geschlechter verständigen; – wir werden im nächsten Kapitel mehr über die Physiologie der Duftwahrnehmung erfahren. Man hat Blumen gefunden, die die Insektenpheromone (Lockstoffe) nachahmen. Bei weißen Blüten, denjenigen, die hauptsächlich auf Nachtfalter eingestellt sind, finden wir am meisten duftverströmende Blüten: fünfzehn Prozent.

Die nächste Kategorie, mit dem zweithöchsten Prozentsatz an duftenden Blüten, ist rot und rosafarben: neun Prozent. Für diese Farben interessieren sich andere Bestäuber – die Tagfalter. Auch die Bienen nehmen mit ihren Fühlern sowohl Farbe als auch Duft wahr, aber ihre Vorliebe gilt gelben, lavendelfarbenen und blauen Blüten. Diese Insekten haben wie die Nachtfalter einen scharfen Geruchssinn. Sie empfangen Gerüche mit porösen Platten, und ihr Hirn und ihr Nervensystem sind genügend entwickelt, um die empfangenen Informationen interpretieren zu können. Man kann Bienen dazu erziehen, daß sie eine riesige Auswahl an Gerüchen erkennen: Von einem Total von 1816 Aromapaaren konnte die Biene fünfundneunzig Prozent eindeutig identifizieren. Dieser Geruchssinn hilft, das Ziel zu finden und seine Lage den Stockgefährtinnen mitzuteilen. So erklärt sich, wie Bienenzüchter Kleehonig oder Buchweizenhonig anbieten können, obschon auch viele andere Blüten in Reichweite gewesen sein können.

Nach dem raffinierten Nachtfalter und der klugen Biene müssen wir nun zu anderen Ausdünstungen der Pflanzenwelt niedersteigen, die weniger beliebt sind. Manche Blumen produzieren Öle, die wie die Nahrung so bescheidener Tiere wie Fliegen und Mistkäfer riechen. Die größte Blume der Welt, die *Amorphophallus* in Sumatra, bricht in mannshoher, phallusförmiger Gestalt aus dem Boden und durchdringt den Dschungel mit dem Geruch verwesenden Fleisches. Klar, daß hier keine Düfte für Parfüms entnommen werden, aber die Bestäuber finden ihn angenehm: es sind die Fliegen.

Die chemischen Eigenschaften ätherischer Öle

Sobald der Mensch gelernt hatte, die kostbaren Tropfen, die im Labor der Natur zum Schutz der Pflanzen hergestellt worden waren, zu extrahieren, ließen sich die physikalischen Eigenschaften dieser Tropfen untersuchen. Ätherische Öle bestehen aus einfachen Stärken und Zuckerarten; sie lassen sich nicht mit Wasser mischen, dafür aber mit Alkohol. Aber zu jeder Regel gibt es Ausnahmen; gewisse Öle sind leicht wasserlöslich. Etwas Rosenöl, zum Beispiel, bleibt im Destillationswasser, dem das meiste Öl entzogen worden ist, und man kann es noch riechen und schmecken. Das ist das «Rosenwasser» der Konditoren.

Eine weitere physikalische Eigenschaft der ätherischen Öle besteht in ihrer optischen Aktivität. Wird ein Strahl polarisierten Lichts durch eine von Pflanzen gewonnene Essenz geleitet, so wird er nach links, manchmal auch nach rechts abgelenkt, nie bleibt er in derselben Richtung. Dieser Effekt ist für natürliche Öle typisch, so daß man ein Polarimeter benutzen kann, um natürliches und synthetisiertes Öl voneinander zu unterscheiden. Synthetischer Kampfer, wie man ihn zum Beispiel für Mottenkugeln verwendet, lenkt einen Strahl polarisierten Lichts nicht ab, aber natürlicher Kampfer lenkt ihn nach rechts. Ätherische Öle haben hohe Refraktionswerte.

Eine weitere Eigenschaft, die den Ölen ihre verschiedenen Namen gegeben hat, ist ihre Tendenz, schon bei verhältnismäßig niedrigen Temperaturen vom flüssigen zum gasförmigen Zustand überzugehen. Im Gegensatz zu fetten Ölen lassen sie auf Papier keine Fettflecken zurück. Ein paar Minuten lang kann man noch eine Spur sehen, aber die Öle entschweben in die Luft. Im Gegensatz zu fetten Ölen haben sie auch keinen Nährwert und können nicht zu Seife verarbeitet werden. Olivenöl, Mandelöl und Safloröl gehörten zu den ersten Substanzen, die mit Duft imprägniert wurden, doch haben alle fetten Öle die Tendenz, in wenigen Monaten ranzig zu werden, falls sie nicht kalt aufbewahrt sind. Ätherische Öle hingegen verderben beim Lagern fast nie; ihre keimtötenden Eigenschaften schützen sie auch vor Pilz- oder Bakterienbefall. Aber wenn sie lange der Luft ausgesetzt sind, werden sie gummig (sie polymerisieren) und dunkel.

Und was sind die chemischen Eigenschaften der Parfümöle? Der physikalische Charakter ist bei allen ähnlich, aber was die chemische Zusammensetzung angeht, sind sie voneinander enorm verschieden. Man findet viele Verbindungen darin, die der organischen Chemie bekannt sind: Kohlenwasserstoffe, Alkohole, Aldehyde, Ketone, Säuren, Terpenalkohole, Ester, Phenole, Phenoläther, Lactone, Sulfide. Zum Beispiel enthält Bittermandelöl Benzaldehyd, Zimtöl Cinnamaldehyd, Jasminöl Benzylalkohol, Rosenöl Phenylethylalkohol. Tiglinsäure findet sich im Sternanisöl und verschiedene Lactone in kaltgepreßten Zitrusölen. Aldehyde wirken so stark auf die Geruchsnerven, daß sie als einzige chemische Gruppe einer bestimmten Art von Duft den Namen «aldehydisch» verliehen haben – Düften, die kräftig sind und schnell wahrgenommen werden.

Am häufigsten kommen in den ätherischen Ölen Terpene vor. 1887 entdeckte der Chemiker Otto Wallach (1847–1931), daß diese Kohlenwasserstoffe Spielarten einer Verbindung von C_5H_3 sind, die Isopren genannt wird; Isopren ist ein flüssiger Kohlenwasserstoff, den man durch Erhitzen von Gummi gewinnt. Monoterpene sind die doppelte Einheit, $C_{10}H_6$, und Sesquiterpene (vom lateinischen *sesqui*, anderthalb) stellen das Anderthalbfache der Einheit dar, also $C_{15}H_{24}$. Monoterpene können azyklisch sein, wie etwa Geraniol, der charakteristische Duft der roten Pelargonie, oder Nerol, das im Zitrusöl oder im Neroliöl enthalten ist. Oder sie sind monozyklisch. Menthol ist monozyklisch, es ist eines der in festem Zustand existierenden Öle (als Kristalle). Kampfer, der im reinen Zustand ebenfalls fest ist, ist ein bizyklisches Monoterpen. Die Sesquiterpene jedoch sind meist flüssig, und ihre langen Moleküle können azyklisch, monozyklisch, bizyklisch oder trizyklisch sein. Die Sesquiterpene haben ein größeres Gewicht und sind nicht so flüchtig, aber quantitativ sind die niedrigeren Terpene in ätherischen Ölen am typischsten.

Auch Phenole, die aus einem aromatischen Benzolkern, an dem eine –OH-Gruppe hängt, bestehen, kommen in ätherischen Ölen vor. Eugenol (von *Eugenia aromatica*, dem früheren Namen des Gewürznelkenbaums) und Thymol *(Thymus vulgaris*, Thymian) sind zwei Phenole, die häufig in ätherischen Ölen anzutreffen sind. Auch Thymol kristallisiert, wenn es isoliert wird. Methylsalizylat ist ein weiterer Bestandteil ätherischer Öle; auch hier ist im Molekül der aromatische Kern zu finden. Es macht fast das ganze Öl der Gaultheria (Wintergrün) aus, und Kinder lernen den Geschmack kennen, wenn sie die Rinde von Schwarzbirken kauen.

Diese terpenoiden Phenole entwickeln sich in der Pflanze aus der Umsetzung von Azetat, die zyklischen Terpene aus dem Isopren. Man hat Kohlenstoffmoleküle mit Radioaktivität gekennzeichnet und beobachtet, wie sie in der Pflanze zu immer komplizierteren Molekülen wurden; so wurde deutlich, wie sie entstanden.

Das großartigste Labor-Instrument für die Analyse, welche dieser Bestandteile in welchen Ölen enthalten ist, ist der Gas-Chromatograph (GC) oder, wie er auch genannt wird, der Gas-Liquid-Chromatograph (GLC). Was in den vierziger Jahren einen organischen Chemiker tagelange deduktive Experimente kostete, läßt sich jetzt in ein paar Stunden automatisch bestimmen. Die GC-Grafik zeigt jedes Molekül als Zacke, so daß man seine Gegenwart in einem Öl und die vorhandene Menge leicht feststellen kann.

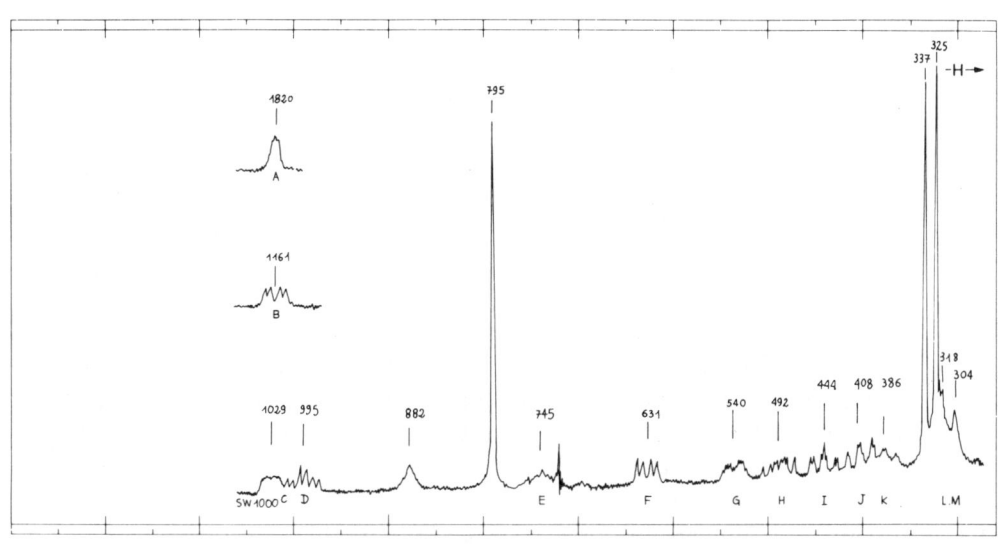

Der Gas-Chromatograph oder Gas-Liquid-Chromatograph erlaubt eine genaue Bestimmung der Moleküle eines ätherischen Öls. In der Grafik erscheinen mehrere Bestandteile des Patschuli-Öls als meßbare Zacken.
Abb.: Recherches, Juli 1974, Roure, Bertrand Dupont, Grasse.

31

Eine Öffnung erlaubt dem Chemiker/Parfümeur, an jedem Bestandteil zu riechen, wenn sein Symbol erscheint. Die flüchtigen Stoffe treten zuerst aus, die schwereren Sesquiterpene kommen später.

Die chemische Erforschung der ätherischen Öle ist eine der wichtigsten Ziele der modernen Parfümindustrie. Um die Palette der Parfüms zu bereichern, bemühen sich die Forscher, mehr über die Zusammensetzung der natürlichen Öle zu entdecken und darüber, wie man bestimmte Elemente daraus extrahieren könnte, wie diese synthetisch nachzuahmen wären und wie man neue Düfte kreieren könnte.

Die Extraktion ätherischer Öle

Wir haben nun die Quellen ätherischer Öle und ihre Funktion in der Natur entdeckt und uns ein ungefähres Bild von ihren physikalischen und chemischen Eigenschaften gemacht. Eine Frage ist noch offen: Wie gewinnt der Mensch für seine Zwecke ätherische Öle aus der Natur?

Fast achtzig Prozent der natürlichen Öle entstehen im Destillierapparat. Dieser ermöglicht sowohl die Extraktion reinen Alkohols als auch der reinen Öle, die den modernen Parfüms und Kölnischwasser zugrundeliegen. Ohne Destillierapparat gäbe es Parfüms nur in Form von Cremes und Kosmetika. So wichtig der Destillierapparat ist, es gibt noch andere Möglichkeiten der Extraktion, und wir werden jede dieser Techniken besprechen: die Verwendung von Lösemitteln für die Extraktion, Enfleurage, Mazeration, Kaltpressen.

Die Destillation

Die meisten Städter haben noch nie einen Destillierapparat gesehen. Sie denken dabei an illegale Schnapsbrennereien in Kellern. Tatsächlich hat es sich dabei um die einfachsten Apparate gehandelt, mit denen man auch ätherische Öle extrahieren kann. Das Gerät geht auf die Alchimisten des zweiten und dritten Jahrhunderts zurück; seine endgültige Form gewann es erst im dreizehnten Jahrhundert, als die Wasserkühlung vervollkommnet war. Das Prinzip ist einfach: Pflanzenmaterial wird mit Wasser in einen Kessel gelegt und ein Helm darauf befestigt. Der Helm hat Schwanenhalsform und verengt sich zu einer Abflußröhre, die gekühlt wird, damit die Dämpfe aus dem siedenden Topf kondensieren. Die Dämpfe enthalten sowohl Wasser wie Öldämpfe, aber wenn sie, abgekühlt, Tropfen für Tropfen in die Florentiner Flasche gleiten, in der sie gesammelt werden, scheiden sich Wasser und Öl. Die meisten Öle schwimmen auf dem Wasser, aber Gewürznelken- und Anisöl sinken zu Boden. Nach den Worten der *Tabula Smaragdina*, eines frühen alchimistischen Textes, gilt es, mit Geschick und Können das Feine vom Groben zu trennen.

Die Siedepunkte der meisten Bestandteile ätherischer Öle liegen zwischen 150 und 300°C. Würden sie auf solche Temperaturen erhitzt, so träte Zersetzung ein, oder es bildete sich eine gummiartige Masse. Aber die Destillation profitiert von einer Erscheinung, die als das Daltonsche Gesetz über die Partialdrücke bekannt ist. Es besagt, daß, wenn zwei flüchtige Flüssigkeiten, die nicht gegenseitig löslich sind, miteinander zum Sieden

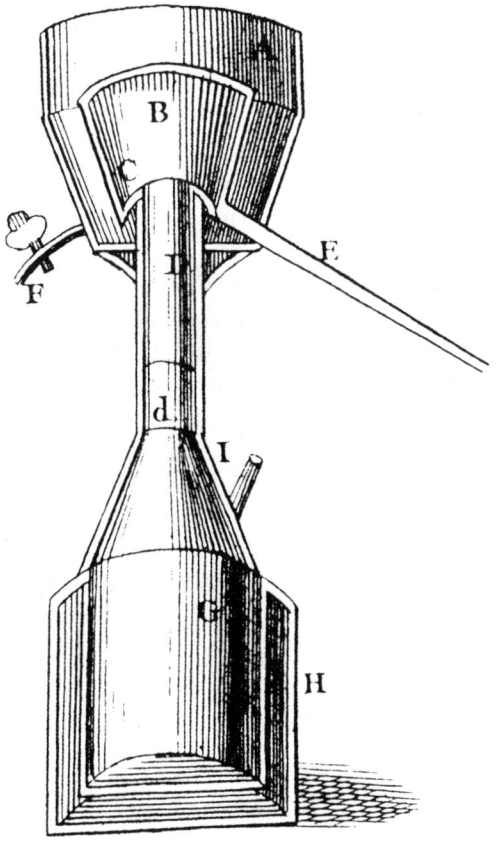

Das Wasser, das das Röhrchen kühlte, war von entscheidender Bedeutung bei der Gewinnung von Äthylalkohol aus Wein und anderen natürlichen Gärstoffen. Dazu wurde ein turbanähnlicher Zusatz entwickelt, der kaltes Wasser enthielt. Diesen Destillierapparat nannten die ersten europäischen Destillateure «Mohrenkopf». Wahrscheinlich wurde er von chinesischen Technikern vervollkommnet und gelangte im Mittelalter nach Europa. Abb.: Poncelet, La Chymie du Goût et de l'Odorat, 1766 (Sammlung Florence Wall).

gebracht werden, sie dies bei einer niedrigeren Temperatur tun, als der Siedepunkt jeder einzelnen betragen würde. In Destillierapparaten können deshalb die Öle aus dem groben pflanzlichen Material mit Hilfe von Wasser bei einer unter dem Siedepunkt von Wasser (100° C) liegenden Temperatur getrennt werden. Bei dieser Temperatur verändern sich die im Kondensator gesammelten Öle nicht wesentlich gegenüber dem in Blättern oder Blüten einer Pflanze gefundenen Öl. Es gibt zwar kleine Unterschiede, oft sind es für unsere Sinne Verbesserungen. Es gibt aber auch Pflanzen, die nicht einmal diese Wärme vertragen. Subtile Veränderungen zeigen an, daß das Destillat künstlich vom Menschen geschaffen wurde und nicht eine makellose Produktion des Pflanzenöls ist. Der Destillateur weiß, daß im Moment, da die Temperatur im Destillierkolben 100° C ist, die flüchtigen Öle aus dem Pflanzenmaterial entwichen sind und der Vorgang beendet ist.

Es gibt drei Arten von Destillation; sie unterscheiden sich lediglich durch den Grad des Kontaktes zwischen Pflanzenmaterial und Wasser. Die erste ist die alte, einfache «Wasserdestillation»; dabei wird das Material in eine Wasserwanne gelegt und der Schwanenhals dazu benützt, Dämpfe abzuleiten, und das Kondensationsröhrchen, das von ihm ausgeht, wird gekühlt. Das Material wird hierauf in den Destillationskessel gelegt und der Schwanenhals mit einem aufgeschraubten Dichtungsring versehen. Kühlwasser wird über das Kondensationsrohr geleitet und genügend Brennstoff entfacht für die zehn, zwölf oder vierundzwanzig Stunden, die der Vorgang dauern soll. Diese einfachste Form der Hydrodestillation ist billig, braucht wenige simple Bestandteile, ist tragbar – man kann sie also gleich bei den Erntefeldern einrichten – und hat einige technische Vorteile. Mit gewissen Pflanzenmaterialien (Rosenpetalen sind ein gutes Beispiel) würde das Material verklumpen, wenn man es auf kompliziertere Weise destillieren wollte. Auch Zimtstangen und Kampferspäne profitieren vom wallenden heißen Wasser. Das ganze Pflanzenmaterial liegt im Wasser, und so kann das ganze Öl gewonnen werden. Der Nachteil dieser Methode ist ihre Langsamkeit, ferner, daß manche Materialien durch langes Sieden geschädigt werden, und wenn die Flammen der Hitzequelle den Bodes des Kochgefäßes zu stark erhitzen, kann das Siedegut anbrennen. Das gewonnene Öl riecht dann entsprechend übel.

Eine zweite Technik destilliert sowohl mit Wasser als auch mit Dampf im Destilliergefäß. Das Pflanzenmaterial wird auf ein Gitter oberhalb des Wassers gelegt, so daß es nur mit Dampf in Berührung kommt. Diese Methode eignet sich gut für blattreiches Kräutermaterial, aber letzteres muß sehr gleichmäßig auf dem Gitter verteilt werden, sonst ergeben sich Lücken, und es wird nicht alles Öl entzogen.

Die dritte Methode ist die modernste: Destillierung durch Dampf. Hier gibt es überhaupt kein Wasser im Destillierkolben, nur eine Wasserschlange, die heißen Dampf ausspeit, wird außerhalb des Apparates von einem separaten Dampferzeuger erhitzt. Der Dampf kann gesättigt oder leicht überhitzt sein; gewöhnlich wird er mit einem Druck von vierzig bis fünfzig Pfund (pro square inch. d. i. 1,8–2,5 atü) erzeugt. Wenn er am Pflanzenmaterial kondensiert, erleichtert er die Entnahme der Öle. Ein Abfluß im Boden des Tanks nimmt überflüssiges Kondenswasser auf. Die ausschließliche Verwendung von «trockenem» oder überhitztem Dampf entfernt Feuchtigkeit aus dem Pflanzenmaterial, ehe das ganze Öl entwichen ist, und schließt den Rest des Öls ein, weil das Pflanzengewebe schrumpft. *Etwas* nasser Dampf ist also nötig für den Erfolg dieser Technik. Diese, die modernste, Destillationsmethode arbeitet sehr schnell, und ihr großes Tempo vermeidet die Zersetzung der heiklen Bestandteile der Öle (zum Beispiel Ester). Wenn das Pflanzenmaterial auf dem Einsatz über dem Wasser sorgfältig ausgelegt worden ist, ergibt sich ein Öl von hoher Qualität, und das schneller als mit irgendeiner anderen Methode.

Destillierapparate wurden traditionell aus Kupfer gefertigt und mit bleifreiem Zinn ausgekleidet. Kupfer ist leicht verformbar und läßt sich deshalb zum anmutigen Schwanenhals biegen. Wenn die Öle in direkten Kontakt mit Kupfer kämen, würden sie sich allerdings grünblau verfärben. Man hat es auch mit Aluminiumfolie versucht, aber sie ist ungeeignet für Essenzen wie Wintergrün- und Thymianöl; diese enthalten Phenol, welches Aluminium angreift. Rostfreier Stahl ist zu teuer für viele Bauern, reagiert aber überhaupt nicht mit ätherischen Ölen. Schweißbarer Stahl läßt sich verwenden außer für Limonen, Gewürznelken, Lorbeer und Piment, deren Säure das Metall korrodiert. Nicht aller Rost im Gefäß braucht schädlich zu sein, denn er wird kaum in die Öle übergehen – das kann nur geschehen, wenn auch der Schwanenhals selbst nicht korrosionsfest ist. Aus Sparsamkeitsgründen mußten viele Bauern hölzerne Destillierapparate verwenden; wenn sie solid gemacht sind, liefern sie ein passables Öl. Aber wenn man ein bestimmtes Öl darin herausdestilliert hat, so kann man kein anderes mehr darin produzieren, sei das nun Kampfer, Minze oder Lavendel, denn der Geschmack setzt sich im Holz fest und wird bei einer nachfolgenden Destillation wieder abgegeben. Beton-Destillationsapparate zeigen denselben Nachteil.

Das ursprüngliche Destilliergerät war einfach ein Gefäß mit einem Schwanenhals, das man aufs Feuer setzte. Das Destillat (vom lateinischen *stilla*, Tropfen) wurde in einer Flasche am Ende des Schwanenhalses gesammelt, und das Öl vereinigte sich über oder unter dem Wasser, das ebenfalls durch das Rohr herübertropfte. Das klassische Wort für ein solches Sammelgefäß war «Florentiner Flasche», so benannt nach der Stadt, die während der Renaissance in der Herstellung von Essenzen führend war. Eine Verfeinerung dieser Grundvorrichtung war das Anbringen einer Kühlschlange um den Schwanenhals. Das Abflußrohr wurde dann in kaltes Wasser getaucht. So wurden die Dämpfe besser kondensiert.

Gute Kühlung ist für die Gewinnung der Öle wichtig, sonst fließen die Öle zurück ins Gefäß. Heutige Destillierapparate haben eine Kühlvorrichtung, mit welcher die Kondensationsenergie aus dem Schwanenhals aufgenommen und für die Erhitzung des Destilliergutes zurückgeführt wird; so wird Brennstoff gespart. Dies ist der *Réchauffage*-Trick der alten Cognacbrenner.

Ein guter Destillationsapparat sollte ein Scheidesieb haben, um zu verhindern, daß Pflanzenmaterial beim Sieden in den Schwanenhals oder in die von ihm ausgehenden Schlingen gerät. Würde der Druck im Gefäß steigen, könnte das ganze Gerät in einer Wolke aus sich ausdehnendem Dampf und Metallbruchstücken explodieren. Auch die Parfümindustrie hat ihre Märtyrer gehabt!

Man kann auch bei niedrigeren Temperaturen destillieren, indem man eine Pumpe verwendet, um den Druck zu verringern und damit wärmeempfindliche Bestandteile zu retten, doch ist das hohe Technologie, mit Geräten, die in einem Zitronellfeld nicht aufgestellt werden können. Hat man aber Material, das sich ohne Schaden transportieren läßt, wie etwa Agarholz oder getrocknetes Patschuli, so werden die Öle auf diese Art sehr sorgfältig extrahiert. Vor dem Ersten Weltkrieg wurde eine große Anzahl tropischer Pflanzen nach Europa transportiert, um dort schonend destilliert zu werden, aber die U2-Unterseeboote unterbanden diesen Handel. Dafür entwickelte man bessere Vor-Ort-Destillationsmethoden.

Pflanzenmaterial muß oft vorbereitet werden, ehe man es destillieren kann. Das Gewebe, in dem das Öl enthalten ist, muß zerrissen werden, damit die Öldrüsen vom Dampf oder siedenden Wasser erreicht werden. Bestimmte Samen, zum Beispiel Koriander oder Fenchel, werden zerquetscht; Wurzeln (von Kuskusgras oder Iris) werden fein zerhackt. Petalen und Blätter müssen dagegen nicht zerkleinert werden.

Manchmal muß der Destillateur nochmals destillieren; man nennt diesen Vorgang Rektifikation. Eine Masse von Blättern, Wurzeln oder Samen wird in das Gefäß gelegt, und am Ende des Prozesses kann man sehen, wie sich die klarsten Tropfen reinsten Öls in der Florentiner Flasche sammeln. Zwar war das botanische Material allen möglichen schädlichen Einflüssen ausgesetzt gewesen, aber die Quintessenz, die extrahiert wurde, trotzt der Zersetzung.

Die meisten Pflanzen, die ätherisches Öl enthalten, lassen sich destillieren, aber nicht alle. Gerade die meistbegehrten weißblühenden, von Nachtfaltern befruchteten Pflanzen vertragen die chemische Gewalt von siedendem Wasser und Dampf nicht. Gewisse Elemente von Jasmin und Narzisse, zum Beispiel, sind so flüchtig, daß sie nicht kondensieren und deshalb verlorengehen würden; andere sind zu hitzeempfindlich sogar für die Destillation bei niedriger Wärme und in einem Vakuum. Im siebzehnten und achtzehnten Jahrhundert benutzte die Aristokratie Jonquillen- und Veilchenparfüm, aber die Duftstoffe waren durch Enfleurage gewonnen, ein umständliches Verfahren, das wir noch beschreiben werden. Hingegen hat die Solventextraktion es ermöglicht, heikles Duftmaterial in großen Mengen mit vernünftigen Kosten zu bearbeiten. Das Endprodukt nennt man «Absolutes Öl»; seine Treue zum Originalduft der Blüte ist bemerkenswert. «Absolute Öle» sind nicht billig – im Gegenteil, viele kosten mehrere tausend Dollar pro Pfund. Aber diese Blütenessenzen sind so stark, daß ein Pfund davon für Myriaden von Parfümflaschen ausreicht. Die Technik der Solventextraktion wurde zuerst in den Petroleumfabriken Pennsylvanias verwendet und 1835 durch Robiquet für die Parfümerie übernommen.

Solventextraktion

Der Vorgang spielt sich wie folgt ab: Die Blüten werden zur besten Tageszeit gesammelt, bevor die Sonnenwärme die flüchtigen Ester zerstreut hat. Dann wird die Ernte so bald wie möglich zur Extraktionsfabrik gebracht und in Tanks mit einem Fassungsvermögen von 500 bis 1500 Litern gelegt. Diese werden hermetisch verschlossen, und das Lösungsmittel wird durch sie hindurchgeleitet. Das Ganze erinnert an die chemische Reinigung von Kleidern, aber nur die Duftöle werden entfernt, nicht Schmutz und Fett. Auch das Lösemittel ist nicht das bei der Kleiderreinigung verwendete, also nicht Perchloräthylen, das selbst ungemein stark riecht und für die Parfümerie nicht brauchbar wäre. Das hier verwendete Lösemittel muß sich mit den Ölen mischen können und einen niedrigen Siedepunkt besitzen, da die Petalen wärmeempfindlich sind. Benzol, das bei 80,1°C siedet, und Petroläther (isomerisches Hexan) mit einem Siedepunkt zwischen 60° und 80°C erfüllen diese Voraussetzungen; man hat beide verwendet.

Da Benzol im Verdacht steht, krebserzeugend zu sein, wird es im allgemeinen nicht mehr eingesetzt. Zwar geht von mit Benzol behandelten Materialien keine Gefahr aus, aber die Arbeiter, die damit umgehen müssen, könnten Schaden nehmen.

Der Petroläther, der heute weltweit verwendet wird, muß von höchster Reinheit sein; oft muß er ein zweites Mal destilliert werden, damit er für die Extraktion genügend trocken ist. Das macht diese aufwendige Methode zur Gewinnung von Parfümölen noch teurer.

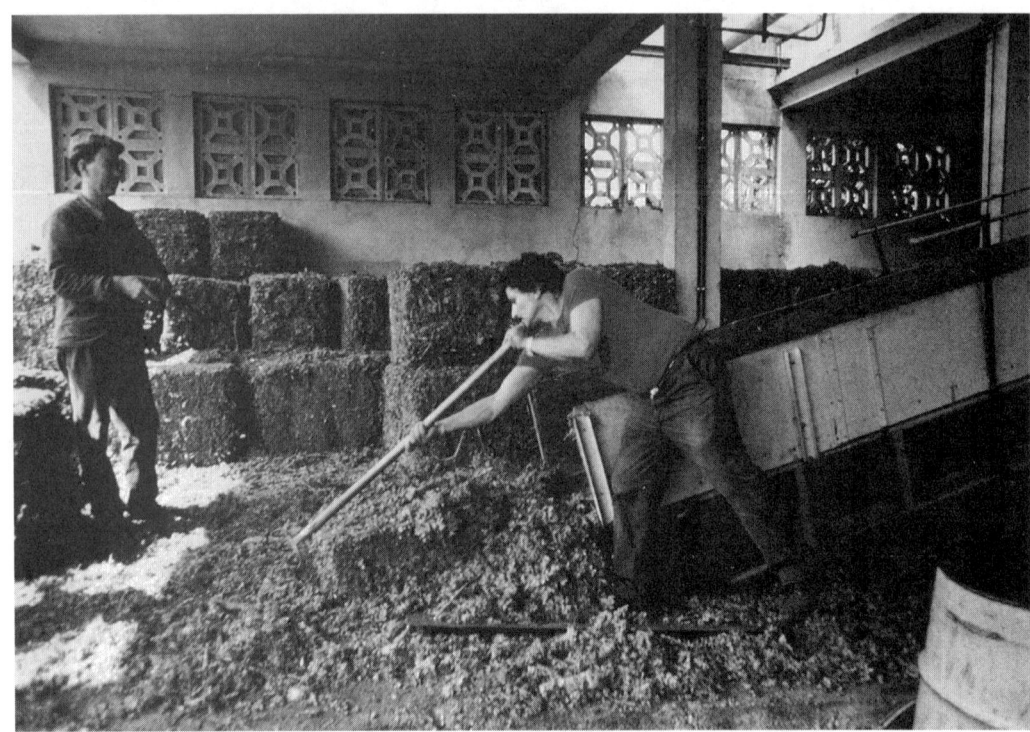

Eichenmoos wird vorbereitet, um in Tanks voll Lösemittel versenkt zu werden, Grasse. Foto: Allen Rokach.

Mit Lösemitteln kann man arbeiten, indem man die Blüten hinein-
taucht oder indem man sie durch Rotation dauernd bewegt und benetzt –
das befriedigendste Vorgehen. Die ätherischen Öle aus dem Pflanzenmaterial lösen sich in das Benzol oder den Petroläther, aber das tun auch die
Pflanzenparaffine, die Wachse, die sich auf den Blütenoberflächen befinden und sie vor Regen und Wind schützen. Auch einige Pigmente der Blüten gelangen in die Lösung. Wenn man eine Jasminblüte anschaut, sollte

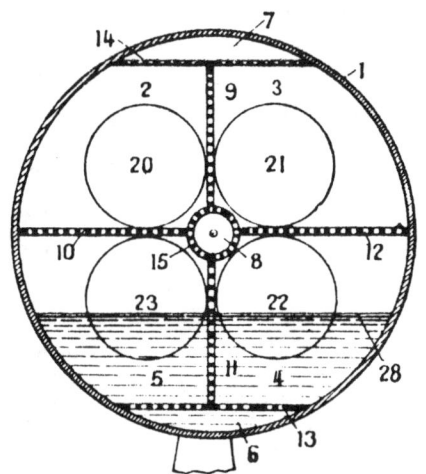

1 Rotationstrommel; 2 bis 8 Kammern; 9 bis 15 und 29 Perforatio-
nen; 16 Rotationsachse; 17 Auflager
für die ganze Maschine;
18, 19 Getriebe; 20 bis 23 Mann-
löcher zum Laden und Entladen
der entsprechenden Kammern
(2 bis 5); 32, 33 festmontierte
Rohre; 32 Gasabzugsrohr;
33 Siphon; 26 Dampfeinzugsrohr.

Ein Rotationsextraktor zum Ein-
legen botanischen Materials in
Lösemittel. Abb.: Französische
Patentgesuchs-Zeichnung, 1923.

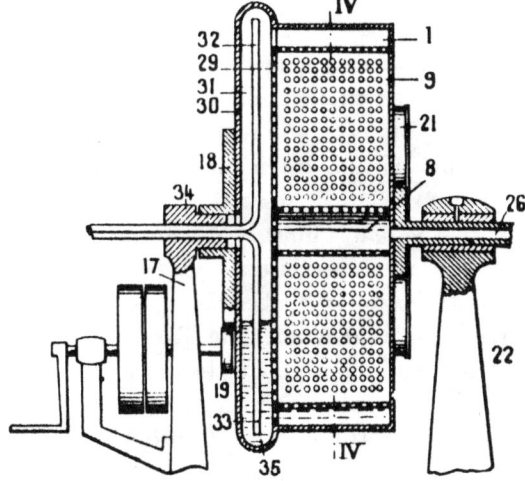

man denken, sie könne keinerlei Pigmente enthalten, aber wenn Tausende von Blüten gesammelt und konzentriert worden sind, zeigt sich, daß das Blütenwachs strahlend orangefarben ist.

Sind die Öle aus der Pflanze herausgeholt und befinden sich in der Lösung, so gilt es, in einem weiteren Schritt das Lösemittel zu entfernen. Das läßt sich leicht bewerkstelligen, indem man es unter mäßigem Druck verdampft. Nun haben wir eine sogenannte «concrète», ein konkretes Blütenöl; es ist fest dank der Pflanzenparaffine und verströmt einen intensiven Geruch nach ätherischem Öl. Die Wachse sind geruchlos und müssen entfernt werden. Die Masse wird in einen mit Äthylalkohol gefüllten Zylinder gegeben und über vierundzwanzig Stunden mit Spachteln geschlagen. Diesen Apparat nennt man in der französischen Parfümindustrie *une batteuse* (eine Schlagmaschine). Die Öle vereinen sich mit dem Alkohol, und wenn die Mischung gekühlt wird, verfestigen sich die Wachse und lassen sich herausfiltern. Was bleibt, ist eine Tinktur: ätherische Öle in Alkohol. Der letzte Schritt ist die Entfernung des Alkohols, der das Öl an sich gebunden hat, durch Destillation unter einem Vakuum, das die niedrigen Temperaturen erlaubt, die für derart delikate Blütenessenzen unumgänglich sind. Solventextraktion eignet sich vorzüglich für Jasmin, Veilchen, Hyazinthen, Nelken, Korallenrauten, Eichenmoos und Spanischen Ginster. Fast jede Pflanze läßt sich nach dieser Methode extrahieren, aber wenn die Destillation möglich ist, wählt man sie, weil sie billiger ist.

Enfleurage

Die dritte Extraktionsmethode ist so alt, daß die Ägypter ihre Grundlagen kannten, und sie ist noch immer einer der Tricks dieses ältesten aller Gewerbe: Enfleurage. Wir haben alle schon bemerkt, wie schnell im Kühlschrank Butter den Geruch von Zwiebeln und Knoblauch annimmt, wenn sie in deren Nähe steht. Die Ägypter schimpften nicht, wenn ihre Butter anders roch als sonst, sondern machten das Beste aus ihrer Beobachtung, indem sie tierisches Fett einsetzten, um begehrte Naturgerüche einzufangen. Schweinefett war das billigste und am leichtesten zu beschaffende Fett, aber da es in der Wärme (33 bis 41°C) flüssig wird, wurde Talg (Rinderfett) hinzugefügt, der erst bei höheren Temperaturen schmilzt (44 bis 50°C). Der Talg stammt vom Bindegewebe des Rinds und ist körnig und fest mit einem schwachen Geruch nach Fett. Heute verwenden die französischen Parfümhäuser (Enfleurage wird nur in Grasse praktiziert) zwei Teile

Schweinefett auf ein Teil Rinderfett. Etwas Benzoe-Tinktur wird beigefügt, um das Gemisch zu konservieren, und etwas Rosenessenz soll den Fettgeruch übertönen.

Die Fette werden mit wenig Alaun in einem Wasserbad schonend gekocht (das französische *bain-marie*, so genannt nach Maria Prophetissima, die im dritten Jahrhundert die Destillation erfand). Unreinheiten schwimmen zuoberst und werden abgeschöpft. Nur Fett von vollkommen gesunden Schweinen darf verwendet werden; es muß völlig rein sein, frei von Blutgefäßen und Haut. Nach dem Erhitzen wird das flüssige Fett durch einen Filter gegossen und abgekühlt. Sollte Wasser in der Mischung sein, so wird es ausgeschieden.

Parfümfabrikanten in Frankreich pflegten ihre Fettmischung für die Enfleurage in der kalten Jahreszeit vorzubereiten, ehe die Pflanzen blühten. Schweine- und Rinderfett wurden in Würfel geschnitten, mit Wasser

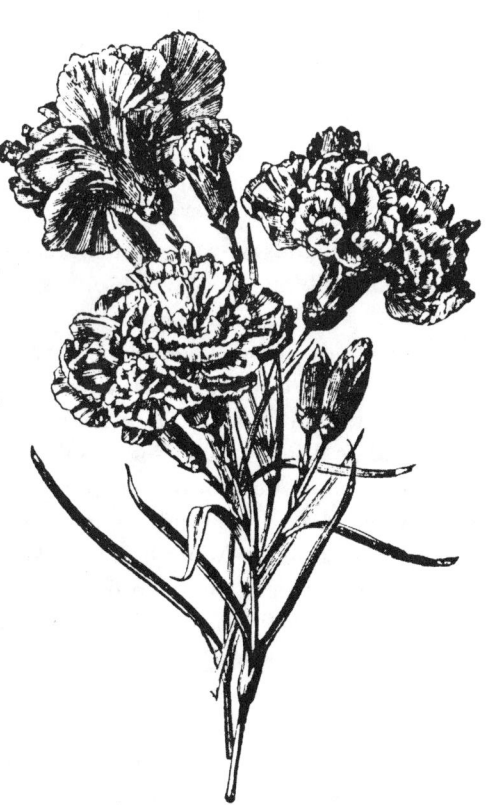

Die Nelke (Dianthus caryophillata) *enthält Eugenol, dessen Moleküle auch in der Gewürznelke gefunden worden sind, obschon die beiden Pflanzen verschiedenen botanischen Familien angehören. Das Blütenöl wird mit Solventextraktion gewonnen; es ist ein Nebenprodukt der Schnittblumenindustrie.*

abgewaschen und nach dem Erhitzen und Filtrieren in mit Zinn ausgeklei-
dete Holzbehälter von bis zu 400 kg Fassungsvermögen eingefüllt. Während des ganzen Vorgangs war äußerste Reinlichkeit nötig, damit die Masse
nicht ranzig wurde; Kontakt mit Schwermetallen mußte überwacht und die
Deponierung von metallischen Salzen vermieden werden. Es wurde einmal
versucht, Vaseline zu verwenden, weil es nicht ranzig wird, aber seine Auf-
saug-Fähigkeiten waren nicht so gut wie die der Mischung aus Schweine-
und Rinderfett. So werden die Materialien, die schon die alten Ägypter verwendeten, in der Enfleurage noch heute gebraucht.

Das Weitere spielt sich wie folgt ab: Die Kisten mit dem vorbereiteten
Fett werden, wenn die Blütezeit da ist, aus dem Keller genommen, und eine
Fettschicht wird mit einem Spachtel auf beide Seiten einer Glasscheibe
aufgetragen, die in einem 50×40 cm großen Holzrahmen steckt; das Ganze
wird *châssis* genannt. Die Rahmen passen alle aufeinander; zwischen den
Glasscheiben besteht ein Abstand von 5 cm. So werden die duftenden Essenzen der zwischen die Glasscheiben gegebenen Blüten eingeschlossen.
Die Ägypter verarbeiteten so Minzen, Lilien und Kiefer, aber heute wird
die Enfleurage nur mit zwei Blüten ausgeführt: Jasmin und Tuberose. Die
Blüten werden sorgfältig von Hand auf das erstarrte Fett gelegt, das mit
einem Kamm aufgerauht worden ist, um den Blütendüften mehr Oberfläche zu bieten.

Die Blüten müssen vollkommen trocken sein, sonst wird der fettige *corps*
ranzig, und sie müssen gesund sein, sonst nimmt das Fett den Geruch der
Zersetzung an. Drei Kilo Jasminblüten sind nötig für ein Kilo Fett; Tuberosen braucht es ein bißchen weniger; ihre Blüten sind größer. Man wählt für
diese Methode die genannten Blüten, weil sie auch nach dem Pflücken
noch Duft verströmen, während Rosen, Veilchen, Orangenblüten, Mimosen
und andere Blumen nur soviel Öl hergeben, wie sie im Moment des
Pflückens enthielten. Das erklärt sich aus der Hydrolyse der Glukoside. Die
Extraktion dauert achtundvierzig Stunden bei Tuberosen und vierundzwanzig bei Jasmin. Wenn die Zeit gekommen ist, die Blüten zu entfernen
(défleurage), nimmt man den Rahmen mit beiden Händen und dreht ihn
um, wobei die meisten Blüten abfallen. Die im Fett verbleibenden werden
mit kleinen Stäbchen entfernt. Man hat erfolglos versucht, hier einen
Staubsauger einzusetzen.

Das von Blütenduft durchtränkte Fett wird vom Glas geschabt *(raclage)*
und zum Fett aller übrigen *châssis* gegeben; das Ganze wird sanft bis zum
Schmelzen erwärmt. Das flüssige Fett wird durch Gaze gefiltert, dann läßt

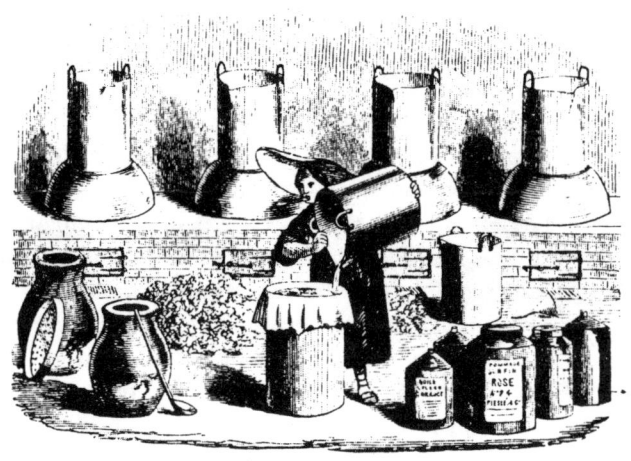

*Mittels Mazeration gehen Parfümöle in fette Öle wie Oliven- und Mandelöl über,
oder in warmen Schweine- oder Rinderschmalz. Das Ergebnis war eine kosmetische
parfümierte Pomade. Das Verfahren war den alten Ägyptern bekannt und wurde
bis in die zwanziger Jahre ausgeübt.
Abb.: Charles Piesse, Die Kunst der Parfümerie, 1891.*

man es sich abkühlen. Der nächste Schritt ist genau der gleiche wie bei der
Solventextraktion; man plaziert es in eine Schlagmaschine mit Methylalko-
hol, wo es mehrere Tage geschlagen wird. Das ätherische Öl der Blüten geht
in den Alkohol über, und das Fett wird durch Abkühlen ausgeschieden.
Dieses Stadium heißt *extrait*, und viele Parfümeure lassen es hierbei be-
wenden. Andere ziehen die halbfeste reine Enfleurage vor, die erzielt wird,
wenn man den Alkohol unter einem Vakuum herausdestilliert. Es entsteht
ein dunkles, halbfestes Erzeugnis. Eine weitere Verarbeitungsmöglichkeit
besteht darin, daß man nochmals die Blüten nimmt, die aus den Rahmen
gekippt wurden, und sie nach der Methode der Solventextraktion mit Hexan behandelt. Die Blüten enthalten noch etwas Duft, der nicht in das Fett
übergegangen ist und den man so noch verwenden kann, obschon das Parfüm nicht so fein ist wie bei der reinen Enfleurage. Wird es zu synthetischen Jasmin-Mischungen gegeben, so gibt es diesen eine Weichheit und
Fülle, die sie allein nicht haben.
    Man könnte auch daheim versuchen, Enfleurage zu vollziehen. Schwie-
rig ist lediglich, das ätherische Öl zu extrahieren, denn die meisten Küchen-

43

chemiker können sich ohne Sondererlaubnis keinen reinen Äthylalkohol beschaffen. Aber man kann eine prächtige Handcreme herstellen, indem man Tuberosen- und Jasminblüten (die leicht zu kultivieren sind) in ein Glas mit großer Öffnung gibt. Man bestreicht zuerst die Innenwände mit einer warmen, flüssigen Mischung aus Schweine- und Rinderfett. Nur ungesalzene Fette dürfen verwendet werden. Die Blüten kleben dann am Fett, das entlang der Glasoberfläche erstarrt, wenn man es an einen kühlen Ort stellt. Man verschließt das Glas und stellt es, wenn nötig, in den Kühlschrank. Am Anfang scheint der schwere Schweineschmalzgeruch so stark, daß man fürchtet, nichts könnte ihn vertreiben. Aber nach kurzer Zeit tritt eine bemerkenswerte Verwandlung ein, und das Fett verströmt einen herrlichen Duft. Wenn die Blüten zu welken anfangen, entfernt man sie und füllt das Glas mit neuen Blüten auf. Nach einem Monat schabt man die Pomade aus dem Glas und bewahrt sie im Kühlschrank auf, eine Creme mit starkem Blütenduft, die die Haut weich macht.

Die oben beschriebene, umständliche Methode wurde von französischen Fachleuten im frühen neunzehnten Jahrhundert vervollkommnet. Heute, in einer industriellen Gesellschaft, sind diese kunstvollen Techniken nicht mehr rentabel. Aber in Grasse wird die Enfleurage mit bestimmten Pflanzen noch immer praktiziert.

Die Mazeration ist eine weitere Methode, die auf das Alte Ägypten zurückgeht, doch wurde sie um 1920 von der Parfümindustrie aufgegeben. Auch hier wurden tierische Fette gebraucht. Pflanzenmaterial wurde in Doppelkocher eingetaucht, die mit etwa gleichviel 50 bis 70°C heißem Schweine- und Rinderfett gefüllt waren; dann wurde das Gemisch mit langen Holzkellen etwa zwei Stunden umgerührt. Am liebsten wurden dabei Orangenblüten verwendet, aber auch Rosen wurden bei dieser hohen Wärme behandelt. Beide Blüten bewahren ihren Duft auch bei großer Wärme. Ein *scourtin* oder Preßbeutel, wie ihn Weinbauern verwenden, entfernte die duftenden Öle von den Blüten; um die Jahrhundertwende herum kam die Zentrifuge auf. Der von der Mazeration erzeugte Duft war sehr angenehm und eignete sich für die Herstellung von Kosmetika und Seifen. Wollte man fettfreie Öle, so konnte man genau wie bei der Enfleurage vorgehen.

Heute sind die großen, mit Kupfer ausgeschlagenen Wannen, die in Grasse im *Bain-Marie* stehen, Erinnerungsstücke der Parfümerie-Industrie. Touristen ziehen an ihnen vorüber, aber es stehen keine Frauen mehr an den heißen Kesseln und rühren mit großen Kellen. Die Mazeration war den Ägyptern nützlich, wenn sie den feinen Duft von Weihrauch, Gummi-myrrhe und Kiefernharz genießen wollten, ohne sie als Räucherwerk zu verbrennen. Ehe die Isolation des Alkohols aus dem Wein vervollkommnet wurde, waren diese Fette die besten Lösemittel für solche Essenzen.

Auspressen

Die Destillation macht die meisten natürlichen ätherischen Öle dem Men-schen dienlich; Solventextraktion und Enfleurage isolieren zarte Blütenöle, die durch hohe Hitze Schaden nähmen, aber es gibt nur eine einzige Tech-nik, die die Öle aus der Schale der Zitrusfrüchte herauslocken kann: Aus-pressen. Nur in diesem Fall gleicht das Gewinnen ätherischer Öle dem Pressen fetter Öle wie Oliven-, Erdnus- und Sesamöl. Da Dampf den mei-sten Schalenölen schadet, sind fast alle Zitrusöle – Orange, Grapefruit, Zi-trone – nicht der Destillation zu verdanken, sondern dem Kaltpressen. Die Öle liegen in Duftdrüsen, die über die ganze äußere Schale der Frucht ver-teilt sind, aber unter der farbigen Schale (der Flavedo) befindet sich eine weiße, schwammige Schicht (die Albedo). Wenn die Schale mit einem kal-ten Wasserstrahl ausgepreßt wird, steigt das Öl nicht einfach an die Ober-fläche, sondern ist in einer wolldeckenähnlichen Emulsion aus Albedo samt ihrem Pektin und ihrer Zellulose, dem Wasser und dem ätherischen Öl ein-geschlossen. Dieser Brei wird gesiebt und mit 16 000 bis 18 000 Umdrehun-gen pro Minute zentrifugiert. Wachse der Frucht werden entfernt, indem man das Öl abkühlt, bis das Wachs auf den Boden der Wannen sinkt. Bei – 25° C braucht Orangenöl fünf Tage, um sein Wachs auszuscheiden, bei – 5° C hingegen drei Wochen. Das Öl wird nochmals gefiltert, ehe es in Fla-schen abgefüllt und gelagert wird.

Die Orange stammt aus China. Sie wurde von Arabern nach dem Westen gebracht. Sizilien und Spanien, die lange von den Arabern beherrscht wur-den, legten die ersten Zitruspflanzungen an, und dort benutzte man auch zuerst das duftende Öl. Sizilianisches Öl ist wegen des trockenen Klimas eines der exquisitesten Duftöle, aber die Früchte sind weniger saftig als sol-che aus feuchteren Gegenden.

Ehe es in Sizilien moderne Pressen gab, entzog man das Öl mit der tradi-tionellen Schwamm-Methode. Ein scharfkantiger Löffel entfernte aus der Orangenhälfte das Fruchtfleisch. Die Schalen wurden in Wasser gelegt und dann zwischen einem stumpfen Gegenstand und einem Schwamm ausge-preßt. Wenn der Schwamm gesättigt war, wurde er vom Arbeiter in einen

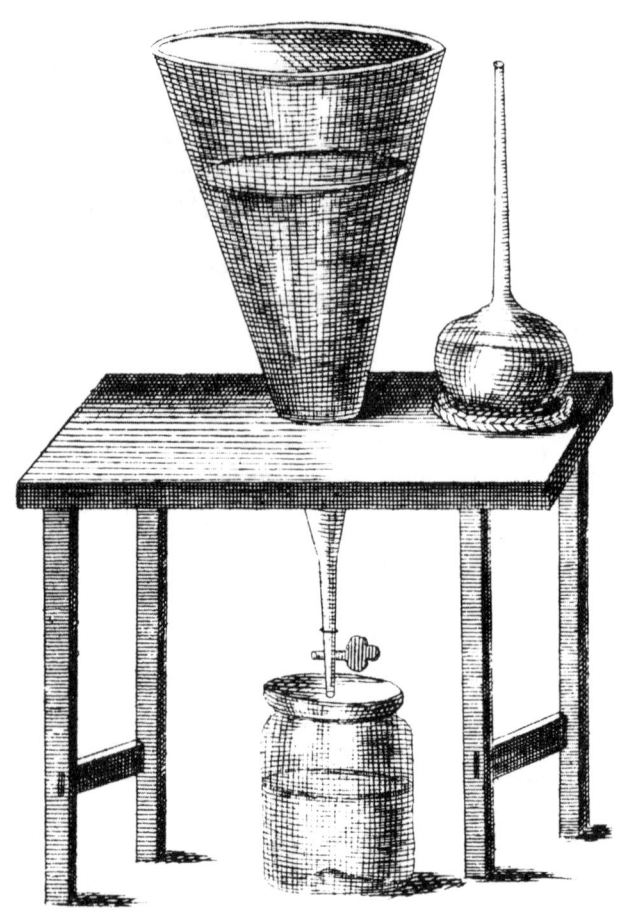

Die meisten Zitrusöle werden aus Fruchtschalen kaltgepreßt, zum Beispiel Orangen, Zitronen und Grapefruits, aber das Öl muss gefiltert werden, um Schalenteilchen, die noch vorhanden sind, zu entfernen. Das heutige Verfahren ist dem abgebildeten Verfahren immer noch ähnlich.
Abb.: Poncelet, La Chymie du Goût et de l'Odorat, *1766 (Sammlung Florence Wall).*

vor ihm befindlichen Behälter ausgedrückt. Die Schwammsubstanz diente als Filter; sie hielt allfällige Albedostückchen zurück. Absolute Reinlichkeit war vonnöten, um jede Verunreinigung des Öls zu vermeiden. So entstand ein Qualitätsöl. Aber das Verfahren ist ausgestorben, weil maschinelle Auspressung kostengünstiger ist. Heute preßt eine Maschine die Schalen aus, die vorgängig von der Frucht abgezogen wurden. Das Öl wird dann durch Wollfilter gepreßt. In Sizilien nennt man das die *sfumatrice*-Methode, und das Öl ist beinahe so fein wie das von der alten Schwamm-Methode erzeugte.

Es gibt eine andere Methode, wobei die ganze Frucht in eine Maschine geladen wird, die sie schält und die Öle herauspreßt, aber nicht zu den tieferen Schichten vordringt, wo die sauren Säfte sind. Diese *pellatrice*-Methode eignet sich gut für Sizilien, denn in trockenen Klimas schützen die Zitrusbäume ihre Früchte vor dem Vertrocknen mit einer besonders dicken Albedo-Schicht. Eine *pellatrice* ist offensichtlich besser geeignet für dicke Schalen, aber die Maschine läßt sich auch auf die papierdünnen Schalen der Früchte aus Florida einstellen. Indessen sind die meisten amerikanischen Zitrusöle gepreßt, nicht eingeschnitten. Es werden verschiedene Verfahren befolgt: Schraubenpressen, Walzenaufziehpressen oder Ausquetschbehälter, die die Frucht eng umfassen. Am Schluß wird zentrifugiert, gleichgültig, mit welcher Methode das Öl entzogen wurde. – Limonen sind die Ausnahme von der Regel, daß Zitrusfrüchte kaltgepreßt werden müßten. Westindisches Limonenöl läßt sich destillieren und ist einer der wichtigsten Geschmäcke in kohlensäurehaltigen Getränken wie Coca Cola, Pepsi Cola und Seven-Up; auch in After-shave-Lotionen ist es oft enthalten.

Das uralte Verfahren *écuelle* (von lateinisch *scutella*, Schüssel) wurde in Südfrankreich entwickelt und wurde dort wie auch in Westindien verwendet. Eine flache Schüssel, die in der Mitte ein Abflußrohr hat, ist mit Nägeln bestückt, die in Schale und Frucht einstechen. Die *écuelle*-Methode ist heute nur noch historisch, denn der Arbeitsaufwand steht in keinem Verhältnis zu der geringen Ölmenge, die gewonnen wird.

Wir haben die Quellen und Eigenschaften der Stoffe, die Aromen verursachen oder enthalten, kennengelernt. Nun wollen wir die andere Hälfte der Gleichung ansehen: die Beschaffenheit des Apparats, der die ätherischen Öle wahrnimmt, ob sie nun in Alkohol, in Puder oder in Kosmetika präsentiert werden. Wir wollen denjenigen unserer Sinne erforschen, von dem man am wenigsten weiß: den Geruchssinn.

2. Die Bedeutung des Geruchssinns

Wie die Nase funktioniert

*M*an hat den Geruchssinn den «Supersinn», den «mystischen Sinn» und den «vergessenen Sinn» genannt. «Supersinn», weil Geruchseindrücke sehr lange Zeit mit überraschender Lebendigkeit erhalten bleiben. Wie Vladimir Nabokov in *Mary* bemerkt: «Nichts bringt Vergangenes so vollkommen zurück wie ein Geruch.»[1] Die Nase registriert es als Eindrücke, auch wenn sie bloß die winzigsten Spuren ätherischer Öle im riesigen Umfang der Luft entdeckt. «Mystischer Sinn», weil er unsichtbar arbeitet und weil die Gehirnzonen, in denen geruchliche Erinnerungen aufbewahrt werden, mit den tiefsten Gefühlsbewegungen verbunden sind.

Und doch wurde dieser Sinn von unserer Kultur vergessen. Wie wichtig uns das Auge ist, geht klar aus der Kunstgeschichte hervor, und welche Rolle das Ohr spielt, aus dem Studium der großen Komponisten. Die Grundstoffe und die Kunst der Parfümerie sollten aber auch erforscht werden, damit mehr über den Geruchssinn bekannt wird. Unsere Kultur scheut puritanisch vor diesem Thema zurück, und das zeigt sich unter anderem darin, daß kaum Forschungsbeiträge auf diesem Gebiet erhältlich sind, und sogar die Tatsache, daß wir Blumen auf ihr Aussehen hin züchten, nicht auf ihren Duft. Der Ursprung ist in den Keimtheorien des puritanischen neunzehnten Jahrhunderts zu suchen. Kindern wurde ein Abscheu vor ihren Körperfunktionen beigebracht; Gerüche waren «tierisch», und selbst das Stillen an der Brust, bei dem für Mutter und Kind ein angenehmer Duft entsteht, wurde hastig über Bord geworfen zugunsten steriler und geruchloser Gummischnuller und Glasflaschen. In einer solchen Umgebung hatten Düfte einfach keine Chance.

49

Aber was in unserer jüngeren Vergangenheit galt, hat nicht immer gegolten. Museen sind mit dufttragenden Gegenständen aus den großen alten Zivilisationen gefüllt: Weihrauchgefäße, Flaschen, Salbentöpfchen, Phiolen und Schalen für Liebestränke. Und nicht alle Mitglieder der heutigen Gesellschaft könnten leben, wenn sie den Geruchssinn nicht voll gebrauchen würden. Das schönste Lob dieses Sinnes sprach Helen Keller aus:

> Der Geruch ist ein mächtiger Zauberer, der uns über Tausende von Meilen trägt und durch alle Jahre, die wir gelebt haben. Die Düfte von Obst senden mich zu unserem Heim im Süden, zu meinen Kinderspielen im Pfirsichgarten. Andere Gerüche, die ich plötzlich und flüchtig wahrnehme, lassen mein Herz sich freudevoll weiten oder sich in erinnertem Kummer zusammenziehen. Wenn ich nur an Geruch denke, ist meine Nase mit Düften erfüllt, die süße Gedanken an verflossene Sommer und an fern reifende Felder wachrufen.[2]

Heutzutage zieht sich unsere Kultur vom Puritanismus zurück und widmet den Düften wieder mehr Aufmerksamkeit. Forscher wie John Amoore vom United States Department of Agriculture, Dr. Robert I. Henkin vom Center for Molecular Nutrition and Sensory Disfunction, und die Physiologen und Chemiker R. W. Moncrieff und R. H. Wright haben eine menschliche Fähigkeit entdeckt, die an außersinnliche Wahrnehmung grenzt, und zwar in dem großen Informationsvermittler und -bewahrer, dem Geruchssinn, unserem chemischen Tastsinn. Wir wollen hier einige ihrer Forschungsergebnisse näher anschauen.

Als Joan Rivers gefragt wurde, wie sie Männer am liebsten wahrnehme, antwortete sie, «mit der Nase»[3]. Wie funktioniert die Nase bei Mann und Frau? Menschliche Nasen sind, im Gegensatz zu tierischen, von der übrigen Gesichtsstruktur abgesetzt. Die herausragende Nase taucht in die Gasmeere ein, die wir bewohnen, und zieht die Luft durch die Nüstern. Sowohl Individuen wie ganze Rassen haben recht verschieden geformte Nasen, aber diese Unterschiede machen für die Geruchswahrnehmung nichts aus, denn diese Wahrnehmung vollzieht sich im Innern. Etwa zwanzig Kubikmeter atmosphärischer Luft passieren täglich unsere Lungen, aber nur zwei Prozent davon werden zu unseren zwei Riechflächen hinaufgeleitet. Doch das genügt für die Prüfung unserer Atemluft. Diese Flächen befinden sich im oberen Teil unserer Nase, haben eine gelbliche Färbung und sind mit Schleim überzogen. In jeder registrieren fünf Millionen Zellen die ankommenden Reize und geben die Informationen an das Gehirn weiter. Ein verblüffend komplexes Informationssystem ist in den knapp zehn Zentimetern, die zwischen Empfangsanlage und Gehirn liegen, hineinkomprimiert.

Diese Zellen haben eine im Nervensystem besondere Eigenschaft: Sie sind die einzigen Nervenzellen, die sich regenerieren können; außerdem kann, im Gegensatz zu den übrigen Sinnesorganen, jede neurale Einheit Impulse sowohl empfangen wie sie zum Gehirn senden. Jede Rezeptorzelle hat sechs bis zwölf Filamente oder Cilia, die mit kräftigen Bewegungen die Luft durchkämmen, die über sie geleitet wird – eine menschliche Ausbildung von Insektenfühlern. Dieser Zellenbereich, der in die umgebende Luft hineinstößt und sie erforscht, ist einem anderen Teil angeschlossen, der mit dem Gehirn verbunden ist. Der betreffende Gehirnbereich gehört zum limbischen System, das mit Gefühlen, Sexualität und Ernährung befaßt ist. Zwei rundliche Organe übermitteln die Information an die Amygdala im Limbusbereich des Gehirns; werden letztere beschädigt, so kann das Erinnerungsvermögen oder die Nahrungsaufnahme oder die Sexualität beeinträchtigt werden. Die Nervenfasern des olfaktorischen Systems führen direkt zu diesem Gehirnbereich, ohne zuerst wie andere Sinne die Schaltzentrale, den Thalamus, passieren zu müssen. Und das ist der Grund, weshalb Geruchserinnerungen so blitzschnell auftauchen. Der Geruchssinn umgeht, anders als Gesicht oder Gehör, das denkende Hirn, die Hirnrinde.

Was genau geschieht in der empfindlichen Übergangsstelle zwischen einem Geruch und dessen Wahrnehmung? Es gibt zwei Haupttheorien zur Erklärung, wie das Hirn Gerüche entschlüsseln kann. John Amoore fand, daß die Form von Molekül und Rezeptor wie Schloß und Schlüssel zueinander passen. Er postulierte verschiedenförmige Öffnungen am Nervenende bei den Rezeptoren: runde, stabförmige, schlüssellochähnliche und keilförmige. Seine Theorie erklärt einleuchtend die verschiedenen Gerüche, die von den verschiedenen chiralen Formen ein und desselben Moleküls ausgehen. «Chiralität» geht auf das griechische Wort für Hand *(cheiros)* zurück und bezeichnet diejenigen Moleküle, die zwar dieselbe Anzahl von Kohlenstoff haben, aber verschiedene Formen: «linkshändige» *(laevo-)* oder «rechtshändige» *(dextro-)*. Sie erinnern sich, daß sich gewisse natürliche Öle auf einer Ebene polarisierten Lichts ablenken lassen, und zwar gewöhnlich nach links; sie zeigen so ihre «optische Aktivität». Ähnlich hat unsere Hand fünf Finger, aber sie können nicht deckungsgleich übereinander gelegt werden, außer wenn man eine umdreht, und so die Finger übereinander liegen. Von verschiedenen chiralen Molekülformen gehen oft, nicht immer, verschiedene Gerüche aus, was Amoores Theorie bestätigen würde, wonach der Bau der Moleküle auf die Geruchswahrnehmung Einfluß hat.

R.H. Wright von British Columbia hingegen erklärt die Geruchswahrnehmung mit Schwingungsfrequenzen der Moleküle oder mit einer möglichen Verbindung von Eigenschaften, worunter auch die Form fiele; sie ergäben einen Schlüssel, sie könnten beliebig kombiniert werden, genau wie die sechsundzwanzig Buchstaben des Alphabets zu Tausenden von Wörtern. Sein Standpunkt ist, daß die bloße Form die verblüffend präzise Wahrnehmung in einem Universum von Gerüchen nicht zu erklären vermag: zum Beispiel, wie eine Seidenraupe ihre Gefährtin erkenne oder ein Parfümeur Jasminduft aus einer ganz bestimmten Gegend. Wenn sich diese Theorie bewahrheitet, sind wir noch sehr weit von der Entschlüsselung dieses Codes entfernt, obschon sowohl Amoore wie Wright auf Grund ihrer Hypothesen erfolgreich gewisse Reaktionen voraussagen konnten.

In seinem Buch *The Chemical Senses* hat der schottische Chemiker zweiundsechzig Thesen über die Beziehung zwischen chemischen Gerüchen und der sie empfangenden Nase aufgestellt. Einer der wichtigsten Faktoren wäre die Chiralität. Andere wären:

> Verbindungen von verschiedenen chemischen Zusammensetzungen können trotzdem denselben Geruch haben.
>
> Kein einziges der atomaren Grundelemente hat für sich allein und unter normalen Bedingungen einen Geruch, vielleicht aber als Teil eines Moleküls.
>
> Fruchtige, süße Gerüche charakterisieren die Ester.
>
> Ketone riechen im allgemeinen angenehm.
>
> Laktone haben süße, esterähnliche Gerüche.
>
> Stickstoffverbindungen wie diejenigen, die im Urin enthalten sind, riechen häufig nach «Tieren», ein Geruch, der im allgemeinen bei stickstofflosen Verbindungen nicht angetroffen wird.
>
> Viele Nitrile haben einen Bittermandelgeruch.
>
> Ist eine Verbindung flüchtig und chemisch reaktiv, wie die Aldehyde, so ergibt sich oft ein starker Geruch.
>
> Manche Substanzen ändern ihren Geruch, wenn sie verdünnt werden. Indol zum Beispiel ist ein angenehmes Ingredienz von Parfüms aus weißen Blüten, aber in größerer Konzentration riecht es faulig.

Wir neigen dazu, Geschmack für etwas zu halten, das von der Zunge wahrgenommen wird und das mit Geruch nichts zu tun hat. Doch dem ist nicht so. Die Zunge nimmt lediglich vier Geschmacksnoten wahr: salzig, sauer, süß und bitter. Alle anderen «Geschmäcke» sind in Wirklichkeit Düfte ätherischer Öle, die sich in Essen und Trinken befinden und die von hinten, auf von Essen und Schlucken heraufgepumpter Luft, über die Sensoren getragen werden. Das französische Wort für Geschmack lautet *arôme*, was die Physiologie eines Geschmacks exakt wiedergibt.

Obschon Zunge und Nase zusammenarbeiten, trägt der Geruchssinn mehr zum Erkennen der Nahrung bei. Damit die Zunge Äthylalkohol wahrnäme, wäre eine sechzigtausendfache Menge dessen nötig, was die Nase erkennen kann. Alle Geschmäcke, einschließlich die unserer Kräuter und Gewürze, sind in Wirklichkeit Parfüms, die wir mit dem Mund essen. Diese ätherischen Öle regen das Gehirn an und bringen die Produktion von Verdauungszentren in Gang, und die meisten davon sind Karminativa, die gegen Blähungen im Darm wirken. Aber der Geruchssinn, der sie identifiziert, ist derselbe, der ein Parfüm wittert, und die Geschichte des Gewürzhandels ist auch diejenige des Parfüms. Sämtliche Gewürze lassen sich in einer Parfümmischung verwenden, wenn ihre ätherischen Öle aus dem Pflanzengewebe extrahiert sind. Umgekehrt verwendet man Jasminextrakt und Iriswurzel in Speisen und Getränken.

Wenn wir einen Geruch wahrnehmen sollen, braucht unsere Nase flüchtiges Material, das heißt gewöhnlich, daß sein Dampfdruck hoch sein sollte (wie es bei den meisten ätherischen Ölen der Fall ist). Das trifft aber nicht immer zu: Wasser hat einen hohen Dampfdruck, und Moschus ist wenig flüchtig. Die Stoffe müssen auf der schleimigen Oberfläche, in der die Rezeptoren sitzen, löslich sein.

Wenn Sie einen Parfümduft deutlicher wahrnehmen wollen, schnüffeln Sie – so erzeugen Sie kleine Luftwirbel, die emporschweben und über die Geruchsflächen streichen. Um die Wahrnehmung eines Geschmacks zu verstärken, atmen Sie aus – das läßt die Luft aus der Gegenrichtung über die Rezeptoren fließen.

«Maskierung» ist die Fähigkeit eines Sinneseindrucks, einen anderen zu dominieren und zu übertönen. Forscher haben festgestellt, daß Kiefern- und Zedernöl unangenehme Gerüche am wirksamsten vertreiben. Manche Sinneseindrücke können einander neutralisieren, etwa Karbolsäure und Verwesungsgeruch, oder das Antiseptikum Iodoform und die pflanzliche Ausdünstung Perubalsam. Manche Gase betäuben die Nase, eine milde Wirkung dieser Art geht sogar von Veilchenduft aus. Formaldehyd betäubt und reizt gleichzeitig die Rezeptoren der Nase.

Geruchsforscher nennen die Unfähigkeit eines Menschen, einen bestimmten Geruch wahrzunehmen, Anosmie. Eine der verbreitetsten Anosmien gilt dem Geruch des Urins. Viele Leute haben begrenzte Anosmien, und Parfümeure müssen herausfinden, ob auch sie selbst «blinde Flecken» haben. Eine «Phantosmie» ist so etwas wie eine Geruchshalluzination – die Wahrnehmung eines Geruchs, wenn nichts in der Umgebung ihn verursachen kann – das kann eine Gehirnschädigung anzeigen. Das Riechsystem gehört nicht zu den verwickeltsten Sinnessystemen des Menschen, aber wie bei jeder Erforschung der Nerven bleibt auch diese langwierig und mühsam.

Warum das Riechen entstand und was es für uns ausmacht

Entwicklungsgeschichtlich gesehen, entstand der Geruchssinn früh, als die Vorgänger des Menschen noch im Meer lebten; seine Funktion entspricht einer flüssigen Umgebung. Der Geruchssinn war das erste «Frühwarnsystem», das einem Fisch die Gegenwart eines Räubers anzeigte oder ihn zu einem Weibchen führte. Lachse werden in ihrem komplizierten Reproduktionszyklus noch immer von olfaktorischen Anhaltspunkten geleitet. Das in Fischen hochentwickelte Geruchssystem hatten auch viele Reptilien und Insekten. Als die Vorhut der Evolution die flüssige Schicht verließ, um in einer andern, dem Luftmantel, zu leben, entwickelte sich der Geruchssinn beschleunigt. Unter den Insekten riechen Nachtfalter am besten, aber auch Bienen, Wespen und Ameisen riechen ausgezeichnet. Der große Schwammspinner ist unbeliebt, aber sein Geruchssinn ist sensationell: Geruchsstimuli von 0,000 000 000 000 004 Gramm genügen, um zwei dieser Falter aufeinander aufmerksam zu machen.

Als die Vorläufer des Menschen den festen Boden zugunsten eines Lebens in den Bäumen aufgaben, ging der Geruchssinn zurück. Primaten geht der scharfe Geruchssinn ab, der Bären und Hunde auszeichnet, die nahe an der Erde leben. Das Leben im Baum förderte die Entwicklung der Hand, und Auge und Ohr wurden zu Warnern auf Distanz. Als der Proto-Mensch auf die Erde zurückkehrte, war sein Geruchssinn etwa wie heute: nicht ganz so scharf wie bei manchen Tieren, aber schärfer als bei manch anderen. Die Empfindsamkeit der männlichen Seidenraupe gegenüber der weiblichen ist nur das Achtfache unserer Empfindsamkeit gegenüber Moschus.

Geruch und Sexualität

Die Geruchssprache wurde bei Tieren eingehend erforscht. Dabei entdeckte man, daß unter den höheren Tieren auch der Mensch diese Sprachen spricht. «Pheromon» ist die Bezeichnung der Duftsignale, die Insekten einander senden. Diese Bezeichnung wurde 1959 aus zwei griechischen Wörtern, *pherein*, mitsichtragen, und *hormon*, Erregung, geschaffen. Hormone werden innerhalb des Körpers ausgeschüttet, Pheromone werden an die Umgebung abgegeben, nicht wahllos, sondern zur richtigen Zeit und am richtigen Ort, auf ein Weibchen oder Männchen derselben Spezies zielend.

Die Wirkung eines Pheromons zwischen Insekten ist zwingend. Unter Nachtfaltern sind Pheromone absolut unwiderstehliche sexuelle Signale. Einmal benannte man sogar ein Parfüm für Frauen «Pheromon». Aber das Pheromonprinzip, das in Insekten wilde Leidenschaft weckt, funktioniert bei Menschen nicht unbedingt gleich. Weder Menschen noch Affen zeigen die gleiche widerstandslose, automatische Reaktion auf Duftsignale des anderen Geschlechts, obwohl jedes Geschlecht einen charakteristischen Geruch verströmt, den das andere wahrnimmt. Bis jetzt fand man bei den höheren Tieren keine eindeutige Beziehung zwischen sexuellen Gerüchen und sexueller Betätigung. Bei Affen stellte man fest, daß einfach ein angenehmer Geruch, ohne Beziehung zum charakteristischen Affengeruch, sexuelle Betätigung anregte. Der Mensch hat sich so stark entwickelt, daß die meisten unserer Reaktionen auf Duftreize erlernt sind und also nicht die automatische Leidenschaft erzeugen wie die sexuellen Ausstrahlungen der Insekten zu bestimmten Jahreszeiten.

Immerhin, die Verbindung zwischen Sexualität und Duft ist sicherlich vorhanden, wenn auch in unterschiedlicher Stärke. Männer und Kinder vor der Pubertät können Exaltolid, eine in Moschus und Zibet vorkommende, chemisch dem Testosteron gleichende Substanz, nur schwer wahrnehmen. Aber Frauen reagieren besonders stark auf diesen Duft kurz vor dem Eisprung – etwa tausendmal stärker als am Anfang des menstruellen Zyklus. Die sexuell anregende Wirkung moschusähnlicher Parfüms wurde in den siebziger Jahren kommerziell genutzt, als Werbeagenturen mit Parfümerie-Kunden von diesen Forschungsergebnissen Wind bekamen. Im allgemeinen haben Frauen einen eher besseren Geruchssinn als Männer. Zweifellos ist das das Erbe einer Zeit, als das Überleben der Art von ihrer Wahl eines gesunden Partners abhing: Geruch läßt gute Schlüsse auf die Gesundheit zu.

Nicht nur beeinflussen Hormone unsere Geruchsempfindungen, sondern der Geruchssinn beeinflußt unsere Fähigkeit, Hormone zu erzeugen. Ein Viertel der Menschen, die ihren Geruchssinn verloren haben, leiden an verminderter Libido. Dr. Robert Henkin von der Medical School an der Georgetown University berichtet, daß Frauen mit Menstruationsschwierigkeiten sich eher erholen, wenn ihr Geruchssinn intakt ist. Diejenigen, deren Geruchswahrnehmung unvollständig ist, zeigen viel weniger Besserung.

Die Macht des Geruchssinns wurde auch in Frauenhäusern beobachtet. Man entdeckte, daß in solchen die Menstruationszyklen zur Synchronisierung tendieren und daß sie oft länger sind als gewöhnlich. Aber wenn Frauen mehr als dreimal wöchentlich männliche Düfte rochen, verschwand die Synchronisierung, und die Periode kehrte zu den normalen achtundzwanzig Tagen zurück. Männer beobachteten verminderten Bartwuchs – ein sekundäres Geschlechtsmerkmal, dem wenig Bedeutung beigemessen wird –, wenn sie von Frauen geruchlich isoliert waren, im Vergleich zu Zeiten mit geruchlichem Kontakt. Das französische Pensionatssyndrom, von dem um die Jahrhundertwende in der medizinischen Fachliteratur berichtet wurde, zeigte, daß Frauen, die von Männern getrennt lebten, später als normal pubertierten.

Jedes Individuum hat auf seiner Haut einen ihm eigenen Geruch. Es gibt Unterschiede zwischen den Rassen und den zwei Geschlechtern. Forscher fanden heraus, daß einer der charakteristischsten menschlichen Gerüche dem angenehmen Hefeduft beim Brotbacken gleicht. Die meisten Frauen bezeichnen den kennzeichnenden Geruch des Mannes als «moschusähnlich», und Männer nennen den weiblichen Geruch «süß». Männer beschreiben den weiblichen Geruch während des Eisprungs als den betörendsten. Es gibt deutliche Unterschiede in Volumen und Intensität der abgegebenen Gerüche, wie es auch Unterschiede gibt in unserem Riechvermögen (es ist schwächer am Morgen und empfindlicher am Abend). Selbst vorpubertäre Kinder sind imstande, zwischen von Männern und von Frauen getragenen Kleidern zu unterscheiden.

Säugetiere, einschließlich des Menschen, verströmen von Geruch getragene Informationen durch ihre apokrinen Drüsen. Das sind umgewandelte Talgdrüsen, die Haar und Haut weich erhalten. Ein weiterer Geruchsproduzent ist die exokrine Drüse, die Schweißdrüse. In Wirklichkeit ist Schweiß geruchlos wie Wasser. Schweißgeruch entsteht durch einen sekundären Vorgang, hervorgerufen durch die Hautflora (Bakterien). Die apokrinen Drüsen sind klein bei der Geburt, aber sie entwickeln sich in der Pubertät. Es sitzen viele apokrine Drüsen auf dem Gesicht, in der Achselhöhle (außer bei Chinesen und Koreanern), auf der Brust und in der Genitalgegend. Der Forschungspsychologe Michael J. Russell von der University of California glaubt, daß die apokrinen Drüsen vor einer Paarung einen charakteristischen Geruch verbreiten, der vom ganzen Körper, besonders aber vom Gesicht ausgeht. Daher das sinnliche Vergnügen, ein Gesicht zu küssen und zu streicheln.

Das Geruchsgeschehen läuft beim Geschlechtsakt des Menschen wie folgt ab: Die Frau verbreitet in ihrer Fruchtbarkeitszeit einen sehr starken, angenehmen Duft. Dieser entlockt dem Mann einen Duft, der in der Stärke seiner Erregung entspricht und nun wiederum auf die Frau als Aphrodisiakum wirkt. 1886 erklärte der theoretische Psychologe Auguste Galopin, «die reinste Ehe, die ein Mann und eine Frau schließen können, sei die auf Geruch beruhende». Das ist wohl etwas extrem, aber die Verbindung zur Sexualität ist nachgewiesen, und Parfümeure haben versucht, einige dieser sexuellen Düfte nachzuahmen, zum Beispiel mit Andron von Jovan. Dieser Duft benutzt eine Substanz, die vom europäischen Wildeber stammt und die wie männlicher Schweiß riecht. Die Verbindung von Geruch und Sexualität mag noch unklar sein, aber sie existiert zweifelsfrei. Dr. Henkin spekuliert sogar, man könnte einen ganz speziellen Dampf entwickeln, der den Eisprung verhindert.

Geruch im Alltag

Der Geruchssinn ist früh vorhanden. Säuglinge erkennen wenige Tage nach der Geburt die Brust ihrer Mutter, und das Riechvermögen bleibt uns erhalten, wenn Gesicht und Gehör schon lange nachgelassen haben.

Der Geruchssinn kann lebensrettend sein. Da die Geruchsrezeptoren als treue Wächter über die von uns eingeatmete Luft amten, prüfen sie diese andauernd auf toxische Dämpfe, auf Gaslecks, auf Brandgeruch oder auf den Verwesungsgeruch von verdorbenem Fleisch oder Fisch. Die hedonische (vergnügliche) Reaktion, wie die Forscher sie nennen, verhilft dem Speichel zum Fluß und spornt Verdauungssäfte an; sie unterstützen also den Stoffwechsel durchs ganze Leben, angefangen von der ersten duftenden Mahlzeit des Säuglings an der Brust seiner Mutter. Das Riechvermögen überprüft auch unsere Speisenwahl. Kaufleute haben entdeckt, daß uns unsere Nase, bewußt oder unbewußt, beim Einkaufen beeinflußt. Dr. Donald

Laird vom Colgate College überreichte Kundinnen drei identische Pakete von Nylonstrümpfen. Eines hatte noch seinen eigenen chemischen Duft, eines war mit Obstdüften versehen worden und ein drittes mit Blumendüften. Weniger als zehn Prozent der Kundinnen wählten das unparfümierte Paket; sie sagten, die nach Blumen duftenden Strümpfe seien weicher, obschon alle drei identisch waren – außer ihrem Duft. Heute befaßt sich die amerikanische Parfümindustrie noch zu zwanzig Prozent mit eigentlichem Parfüm; achtzig Prozent ihres Einkommens stammt von parfümierten Waren: Plastik, Stoff und Kleider, Gummireifen, Innenräume von Autos, Tabak, Reinigungsmittel, Medikamente. Im überquellenden Reich der Seifen anerkennen die Forscher die Schlüsselrolle des Dufts bei der Wahl des Käufers.

Bei unserer traditionellen Gleichgültigkeit gegenüber Geruch ermutigen nur wenige Eltern ihre Kinder, die Welt um sie herum auch mit der Nase zu erforschen. Es ist kein Wunder, daß Kinder ab etwa zehn Jahren – dem ersten Alter der Anpassung an die Kultur – deutlich weniger Riechvermögen zeigen als vorher. Eine weitere Verminderung ergibt sich mit achtzehn Jahren, eine zweite «Reife»-Schwelle, die unsere Gesellschaft gesetzt hat. Erziehern ist es klar, daß audiovisuelle Ausrüstung nicht nur ein Geschenk ist, das faule Studenten zur Arbeit ermuntert, sondern ein deutlicher Weg zur Entwicklung der Intelligenz. Das Wissen über bestimmte Dinge läßt sich nur auditiv oder visuell übermitteln. Aber wo bleibt die Nase? Apotheker werden routinemäßig gelehrt, Materialien vom Geruch her zu identifizieren, und das sollten alle Anfänger in den Naturwissenschaften lernen müssen. Die Übung kann Wunder bewirken; bewußte Konfrontation mit vielfachen Reizen kann ein riesiges Geruchsvokabular schaffen.

Da die limbische Gehirngegend in der menschlichen Spezies sehr früh entwickelt war und mit ursprünglichen Gefühlen verbunden ist, sind Geruchserinnerungen, die in dieser Gegend gespeichert sind, oft scharf und intensiv. Visuelle und auditive Eindrücke zerfallen nach wenigen Tagen, denn sie gehören zum «Kurzzeitgedächtnis», aber man hat entdeckt, daß Gerüche fast nie dem Kurzzeitgedächtis unterliegen. Drei Monate, nachdem Versuchspersonen einer Reihe von Gerüchen ausgesetzt worden waren, konnten sie noch immer siebzig Prozent davon identifizieren. Man gab auch Kindern zusammen mit einer Liste von Wörtern Geruchsinformationen, und es zeigte sich, daß sie die Wörter viel leichter memorierten und behielten, als wenn sie keine Geruchshinweise hatten.

Unser Geruchssinn ist eine bewegliche und elastische Fähigkeit, er springt mühelos von einer Wahrnehmung zur andern. Die meisten Leute glauben, nichts mehr riechen zu können, wenn sie fünf oder sechs Düfte identifizieren mußten, sind aber sicher, daß sie in kurzer Zeit eine große Anzahl von Dingen sehen und hören können. Ein Parfümeur arbeitet volltags und nimmt dabei konstant Unterschiede von Düften wahr.

«Anpassung» ist eine Kunst des Geruchssinns, sich vor möglicherweise selbstzerstörerischen Situationen zu schützen. Ein Geruch wird zuerst wahrgenommen, aber wird, wenn er beharrlich bleibt, bald aus dem Bewußtsein wegzensuriert. Ein Parfümeur muß gewöhnlich einen neuen Duft schaffen, obwohl er von einer Fabrik mit vielerlei Gerüchen umgeben ist. Dieser «Hintergrundslärm» wird von ihm bald nach seiner Ankunft in der Fabrik verdrängt, so daß er sich auf neue Duftmischungen konzentrieren kann.

Das Fehlen des Geruchssinns bei Menschen, die ohne solchen geboren werden, stört diese nicht besonders, wird aber als enormer, deprimierender Verlust empfunden von Leuten, die ihn hatten und später verloren. Geruchsverlust kann auf einem Mangel an Zink beruhen, aber auch die Folge einer Tumorentfernung aus dem Hirn sein. Manchmal läßt sich der Geruch durch Zinktherapie wiederherstellen; Placebos haben auch schon gewirkt, und es kommen Spontanheilungen vor. In einem Artikel im *New Yorker* beschreibt ein Patient, wie er Speisen ohne Aromen empfand:

> Natürlich mußte ich essen – ich wollte nicht sterben. Aber die meisten Speisen schmeckten wie Pappkarton. Ich konnte etwas kalte Milch trinken. Ich konnte ein wenig kalte Pellkartoffeln essen. Ich konnte weiße Trauben essen. Ich konnte etwas Vanilleeis essen. All das schmeckte nicht gut, aber auch nicht schlecht. Ich hatte gar keinen Geschmack. So lebte ich davon. Kein Kaffee – um Himmels willen nicht. Selbst einer Banane näherte ich mich nicht.[4]

Ohne das Aroma der Nahrung gab es keine Freude am Essen und Trinken mehr.

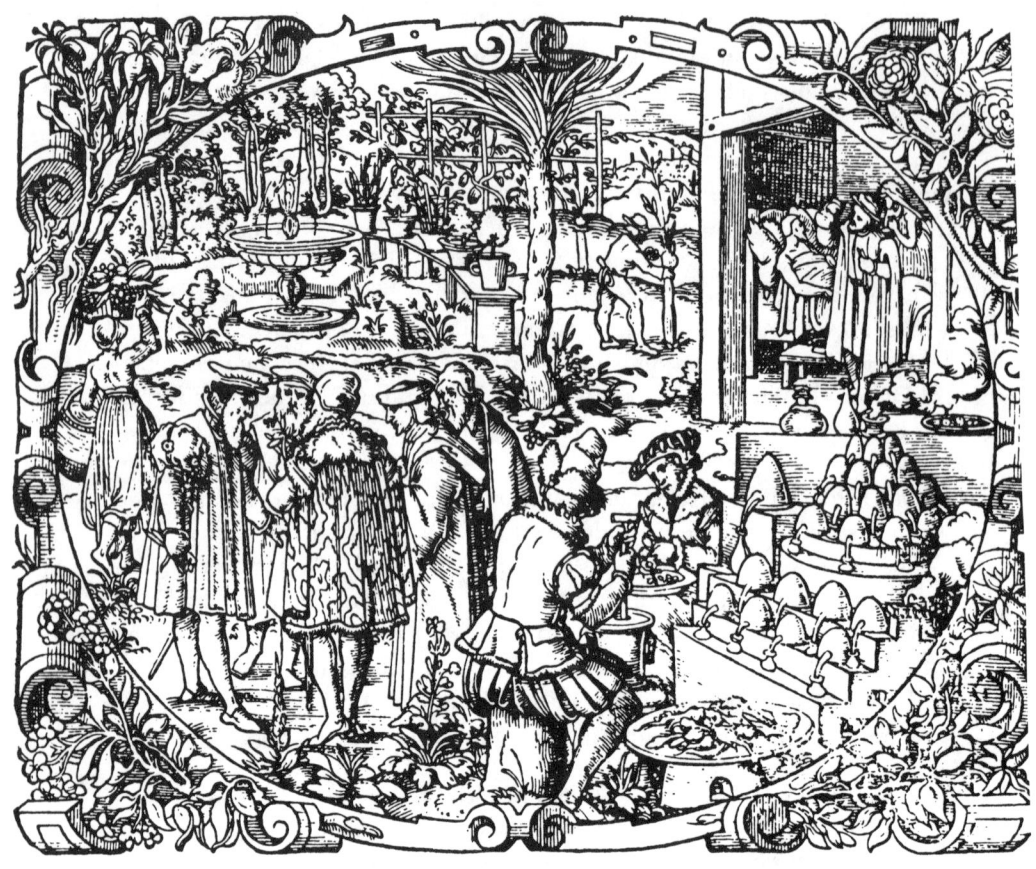

Die Parfümerie war der Heilkunst und Medizin seit jeher eng verbunden. Auf dem berühmten Titelblatt von Adam Lonitzers Kreuterbuch von 1533 sehen wir, wie Pflanzen, die ätherische Öle enthalten, geerntet, gemahlen und destilliert werden und wie Apotheker sie in der Praxis verwendeten.
Abb.: Sammlung seltener Bücher, New York Botanical Garden.

Geruch und Heilung

Das Fehlen von Düften kann verheerend wirken. Andererseits können sie auch heilen. Ganz neue Therapeutika sind in Frankreich entwickelt worden für die *Aromatherapie*. Auch in Italien wurde in diesem Bereich geforscht. Neu ist eigentlich nur, daß die moderne Wissenschaft die Wirkung ätherischer Öle auf das Nervensystem untersucht. Die alten Chinesen verbrauchten eine Menge von Gewürzen aus dem Südsee-Archipel (Nan Hai, das moderne Indonesien). Diese Importe liefen unter der Bezeichnung «aromatische Medikamente» *(hsiang yao)*. Dieser Handel blühte schon im neunten Jahrhundert. Im vierzehnten Jahrhundert beschrieb ein persischer Anhänger des großen Hafiz die Wirkung von Parfüms wie folgt:

> Ich habe keine Lust zum Versemachen,
> doch zünd ich meinen Parfümbrenner an
> mit Myrrhe, Jasmin und Weihrauch,
> so knospen sie plötzlich in meinem Herzen
> wie Blumen im Garten.[5]

Erstmals wurde in der modernen wissenschaftlichen Literatur auf die heilenden und bedrückenden Eigenschaften von Aromatika 1875 hingewiesen. In *The Medical Press and Circular* in England erschien ein Beitrag, in dem W.S. Watson hervorhob, welch aufmunternde Wirkung Düfte auf Geisteskranke hätten, und in Fällen von nervösem Magen und schlechter Verdauung eine Behandlung mit Rosenöl empfahl.[6] Gerüche haben einen nachweisbaren Einfluß auf Gefühle; das läßt sich durch Messung der Elektrizität auf der Haut feststellen. Bergamotte, Zitrone und Lavendel verleihen Mut und Entschlossenheit; Vanille und Rose beruhigen die Nerven.

Wie Professor Paolo Rovesti in seinem Buch *In Search of Perfumes Lost* betont, ist unser Zeitalter von Angst und Depression gekennzeichnet, und

> die Möglichkeit, zur Heilung dieser zwei sehr verbreiteten Psychoneurosen beizutragen, ist deshalb von hohem Interesse, besonders auch weil die Aromatherapie bei korrekten Dosen und richtiger Anwendung dem Organismus nicht schaden kann und keine der bei chemischen Mitteln beobachteten Störungen hervorruft. Seit Urzeiten wurden gewisse aromatische Pflanzen zum Räuchern verwendet, um zu beruhigen und Krämpfe zu lösen in Fällen von Erethismus (Reizbarkeit) und starker nervöser Spannung, und umgekehrt als Anreger bei Ohnmachtsanfällen und depressiven Zuständen.[7]

Wir haben alle erlebt, wie ein guter Duft unsere Muskeln spannen, uns heiter stimmen, unsere Interessen und Ideen neu beleben kann. Rousseau schrieb, «der Geruch ist der Sinn der Fantasie», und wenn die Fantasie genährt wird, sind Nerven und Hormonproduktion, die zu guter Gesundheit führen, nicht weit zurück.

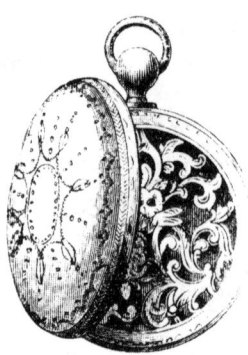

Vinaigrettes sind wie Taschenuhren aussehende Medaillons, die im achtzehnten und neunzehnten Jahrhundert, mit aromatischen Stärkungsmitteln gefüllt, getragen wurden. Man roch daran, wenn man eine Schwäche fühlte, wie ja später hierfür Riechsalz gebraucht wurde: ein frühes Beispiel von Aromatherapie.

Das Vokabular des Parfümeurs

Die Nase des kreativen Parfümeurs ist physiologisch nicht anders als gewöhnliche Nasen; ihr Vorteil ist nur, daß sie bewußt trainiert wurde bis zu einem Unterscheidungsvermögen, das den besten bisher erfundenen Chromatographen übertrifft. Für seine Arbeit benötigt der Parfümeur eine spezielle Sprache, um die Welt der Düfte zu beschreiben und sie zu manipulieren.

Amoore entdeckte Formen, die zu verschiedenen Duftarten gehören: kampferähnlich, moschusartig, blumig, minzig und ätherähnlich. Später stellte er noch die Kategorien faulig, sandelholzähnlich, wässerig und urinartig auf. Linné hatte die Duftgruppen ziegenartig, aromatisch, knoblauchartig, süßduftend, ambrosisch, brechreizerregend postuliert. Aber keine dieser Aufstellungen konnte den Parfümeur befriedigen. Eine große Menge von Dufttypen war entwickelt worden, und wir werden später eine repräsentative Liste zeigen. Die hier genannten wollen wir «Akkorde» nennen, denn für gewöhnlich stellen sie ineinander verwobene Einzeldüfte dar, so wie in der Musik ein Akkord aus mehreren Tönen besteht. Die folgenden Ausdrücke bezeichnen die hauptsächlichen «Kontinente» in der Welt der Düfte:

1. Blumige Düfte	5. Chypretypen
2. Grüne Düfte	6. Aldehyddüfte
3. Zitrusdüfte	7. Leder/Tier
4. Orientalische Mischungen	

Schauen wir diese Kategorien näher an, so können wir bei den blumigen Düften sowohl den Duft einer einzigen Blume wie auch Bouquets finden. Einzelne Blumen wären so schwere, indolische Typen wie Jasmin, Hyazinthe, Flieder, Tuberose, Geißblatt und Gardenie, dann der frischere Duft des Maiglöckchens *(muguet)* und der Orangenblüte, der einzigartige Veilchenduft; die Nelke und die Rose. Blütenbouquets sind mehrere kombinierte Blütendüfte.

Grüne Düfte riechen nach zerquetschten grünen Blättern. Hierher gehören Kiefer, Minze und Kräuter. Lavendel ist ein Verbindungsglied zwischen Kräuter- und Blütenduft. Kampfer, mit seinem starken, reinen Geruch, gehört zu den grünen Düften.

Zitrusdüfte sind die vertrauten Gerüche der Schalen von Orangen, Zitronen, Mandarinen und Grapefruit, ferner diejenigen exotischerer Familien wie Bergamotte, Neroli und Petitgrain.

Orientalische Mischungen sind schwere Parfüms, in denen tierische Gerüche vorherrschen, und teilen sich in drei wichtige Untergruppen: a) Gewürze, b) Weihrauchharze, c) Holz (Sandelholz, Zeder, Patschuli). Der Endeffekt solcher Kombinationen ist intensiv und berauschend. Youth Dew, Opium, Tabu und Shalimar sind bekannte orientalische Mischungen.

Chypre ist die französische Bezeichnung der Insel Zypern, auf der Venus, die Göttin der Liebe, geboren wurde. Als Parfüm leitet es sich von Cotys Chypre, das 1917 geschaffen wurde, ab. Diese Gruppe besteht aus Gummi, Ladanum und Eichenmoos, die eine süße, honigähnliche Note beitragen, Bergamotte, einem frischen Zitrusgeruch, und einem weichen Sandelholz-Hintergrund. Das Resultat ist ein weicher, warmer, süßer Duft, und Miss Dior, Femme und Crêpe de Chine sind klassische Parfüms des Chypre-Typs.

Aldehydische oder «moderne» Parfüms duften zuallererst nach Aldehyd, auf welches die menschliche Empfindung so stark reagiert. Die meisten Leute kennen den durchdringenden Geruch von Formaldehyd, aber es gibt noch andere Aldehyde, die ebenso stark, aber angenehmer riechen. Chanel No. 5 ist ein sehr berühmtes Aldehyd-Parfüm; es war auch eines der ersten. Je Reviens, Arpège und Chamade enthalten auch Aldehyde.

Ledergeruch wird vom tierischen Protein der Häute verursacht wie auch von der Birkenrinde und anderen Aromatika, die beim Gerben verwendet werden. Es wird kein Lederextrakt verwendet, wenn man den Duft der feinen Handschuhe nachahmt, die spanische und russische Handschuhmacher herstellten. Auch das tierische Element in Leder läßt sich vollkommen durch die Verwendung von Zibet rekonstruieren, wenn man ein «Leder»-Parfüm schaffen will. Tierdüfte enthalten keine Aromatika wie Birkengerblauge oder Rosenöl, aber sie sind ähnlich warm, schwer und langandauernd. Moschus, Ambra und Zibet sind Tierdüfte, aus sehr großen Molekülen bestehend, die nur langsam verdunsten.

Das sind die allgemeingültigen Ausdrücke der Parfümeriesprache; sie werden von jedem verstanden, der in dieser Branche arbeitet. Aber es gibt weitere Bezeichnungen, die andere Parfümeure hinzufügen würden: maritim, moosig (ähnlich dem weichen Duft des Eichenmooses, das uns den Waldboden in Erinnerung ruft), alkoholisch, vanilleähnlich, metallisch, fischig, schweflig, verbrannt, spermienartig, anisähnlich, ammoniakähnlich, wächsern, verwesend, fäkal. Manchmal wird noch eine weitere, große Kategorie dazugenommen, nämlich Fougère, benannt nach dem französischen Wort für Farn, eine Mischung aus Lavendel- und grünen Düften sowie warmer «Ambra». Houbigants Fougère Royale ist das klassische Fougère. Der Name ist etwas rätselhaft, denn nur wenige Farne haben einen Geruch, und höchstens vom Typ gedämpftes Grün.

Alle genannten Kategorien lassen sich kombinieren; es gibt aldehydische Blütendüfte und grüne Chypredüfte. Diese Liste von Bezeichnungen mag überwältigend scheinen, aber was wahrhaft überwältigend ist, sind das Universum der Düfte und der Reichtum an Kunstwerken, die die Parfümeure über die Jahre geschaffen haben. Jede Kategorie trägt dazu bei, die Vielfalt ein wenig zu ordnen und mehrere Düfte einer Kategorie zuzuteilen. Diese Ausdrücke sind nützlich, aber kein Dogma. Genau wie ein Maler eine Farbe «Umbra» nennt und ein anderer «rostbraun»; dennoch wissen beide recht genau, was der andere meint; der allgemeine Farbton ist klar.

64

Mit «Ton» eines Parfüms beschreibt man, ob ein bestimmter Geruch «scharf» oder durchdringend ist, oder mild oder «mittel» oder «tief», das heißt gedämpft, warm und schwer.

Die Tenazität oder Haftfestigkeit eines Dufts zeigt seine Fähigkeit an, lange und ohne allzuviel Abschwächung vorzuhalten. Fixative mit hohem Molekülgewicht verlängern die Tenazität der Grundstoffe, die an und für sich eher flüchtig sind.

Hoher Dampfdruck und niedriges Molekulargewicht können einem Grundstoff starken Auftrieb und großes Verbreitungsvermögen verleihen. Grüne und aldehydische Stoffe haben diesen «Zinken».

Ist eine Anzahl verschiedener chemischer Grundstoffe zu einem Parfüm vereinigt worden, so sollte das Enderzeugnis «Volumen» haben, wie man von einem Wein «Körper» verlangt. Eine ungünstige Mischung nennt man «dünn».

Um das zeitliche Element eines Duftes zu bezeichnen, brauchen die Parfümeure folgende Ausdrücke: Kopfnote (in der Sprache des französischen Handels *note de tête*), Herznote *(note de cœur)* und Basisnote *(note de base)*. Dies bezieht sich auf die Dauer der Verflüchtigung, oder auf die Zeit, die der Schnupperer braucht, um den Duft vollständig wahrzunehmen. Die erste Mikrosekunde der Wahrnehmung ist wichtig und kann zum sofortigen Kauf eines Parfüms verleiten, aber dieses anfängliche «Ah!» muß durch zustimmende Reaktionen in den folgenden Minuten oder gar Stunden bestätigt werden. Die Kunst des Parfümeurs ähnelt der des Musikers, dessen Kompositionen sich mit fortschreitender Zeit entfalten und an Vielfalt und Interesse gewinnen sollten.

Ein Parfümeur gleicht auch einem Maler. Er mischt viele verschiedene Düfte wie der Maler Farben. Er kann ein «gegenständliches» Parfüm schaffen, das den Duft einer Blüte, eines feinen Tabaks, Leders oder einer Büchse orientalischen Tees nachahmt. Aber es gibt auch «abstrakte» Parfüms, reine Duft-Arabesken, die nichts vorstellen als sich selber. Doch auch gegenständliche Kunst ist niemals bloße Imitation; der Künstler bringt sich selber mit ein. Als Beispiel eines gegenständlichen Parfüms beschreibt Edmond Roudnitska seine Schöpfung Diorissimo (Christian Dior): «Dies ist der reine Duft von Maiglöckchen, zusammen mit dem Duft des Waldes, in dem es wächst, und der undefinierbaren Atmosphäre des Frühlings.» Sein Dior-Dior, Chanel No. 5 und Arpège sind abstrakte Parfüms.

Geruch und Parfüm in der Literatur

Anspielungen auf Düfte sind vor allem in der französischen Literatur auffallend häufig. Charles Baudelaire (1821–1867) war der erste, der die Kraft von Düften, die Fantasie anzuregen, erkannte. Von sich selbst schrieb er:

> Comme d'autres esprits voguent sur la musique,
> le mien, o mon amour, nage sur ton parfum.[8]

> Wie der Geist anderer auf der Musik schaukelt,
> schwimmt meiner, oh Geliebte, auf deinem Duft.

Baudelaire wußte, wie Duft die Erinnerungen wachrufen kann. Längst vergessene Bilder entstehen vor uns, wenn wir einen Duft «berauscht und mit langsamer Genußfreude» einatmen *(Le Parfum)*. In einem schönen Bild beginnen die Erinnerungen bei der Berührung von einem Duft zu beben wie Raupen in ihren Kokons, bis sie ausgeschlüpft sind und sich emporschwingen wie Schmetterlinge, mit blauen, rosa und goldgefleckten Flügeln *(Le Flacon)*.

Im Gedicht *Parfum Exotique* weckt der Duft keine Erinnerungen, sondern schafft neue Bilder. Der Dichter atmet den Duft seiner Geliebten ein und wird zu einem exotischen Hafen entrückt, wo er Masten und Segel von Schiffen erblickt, Seemannslieder hört und die Tamarinden in der Hitze riecht.

Der Geruch wurde also die Kraft, die den Anker von der bekannten Welt löst und eine neue Welt fantastischer Möglichkeiten eröffnet.

Ein Bewunderer Baudelaires, Joris-Karl Huysmans (1848–1907) fand einen andern Aspekt des Geruchs in seinem Roman *Gegen den Strich*.

> Der hochsensible Held, Des Essentes, wurde ein hochbegabter Experte in der Wissenschaft der Gerüche. Er war überzeugt, daß der Geruchssinn Freuden bot, die denjenigen von Auge und Ohr ebenbürtig waren. Jeder Sinn konnte neue Eindrücke empfangen, sowohl von sich aus als durch Übung, und konnte sich von den anderen trennen, sie koordinieren und ein eigentliches Kunstwerk schaffen. Nichts Abnormales lag tatsächlich darin, daß eine Kunst flüssige Riechstoffe voneinander schied, so wie andere Leute Tonwellen benutzten, um sie in verschiedenen Tonfärbungen aufs Ohr wirken zu lassen.[9]

Mit solchen aromatischen Stanzen wurde er befähigt, «in eine unendlich große Landschaft zu entfliehen».

Auch Marcel Proust schenkte aromatischen Eindrücken große Beachtung. In seinem berühmten Werk *Auf der Suche nach der verlorenen Zeit* beschreibt er die tiefe Bewegung, die er empfand, als er den Geruch eines Madeleine-Gebäcks wahrnahm. Diese Empfindung, die auf eine Sensibilität traf, die sich ihr öffnen konnte,

> ließ die Wechselfälle meines Lebens unwichtig erscheinen, meine Unglücksfälle harmlos, die Kürze meines Lebens illusorisch, und Liebe erfüllte mich mit ihrer kostbaren Essenz, das heißt, die Essenz war nicht *in* mir, sie *war* ich. Ich erschien nicht mehr mittelmäßig, verwundbar und sterblich. Woher war diese mächtige Freude gekommen? Ich spürte, daß sie mit der Vorstellung von Tee und Kuchen zusammenhing, aber weiter ging als diese, und daß sie nicht aus derselben Natur stammte. Woher war sie gekommen? Was bedeutete sie? Wie konnte ich sie festhalten? [10]

Proust versuchte, diese mystische Erfahrung zu wiederholen, mit stets weniger Erfolg; er trank Tee und aß Madeleines wieder und wieder, um die Kraft herbeizulocken, die bis dahin in seinem Geist verschlossen gewesen war.

François Mauriac schrieb 1925 einen autobiografischen Roman, *La Robe Prétexte*, und gebrauchte viele Geruchserinnerungen, um das Leben eines Jungen zwischen vierzehn und sechzehn lebendig werden zu lassen. Ein Geruch belebt die Vergangenheit, aber, weil er ein konditionierter Reflex ist, die Vergangenheit samt allen Begleitumständen. So rief für Mauriac der Geruch eines Steins in den ersten heißen Sommertagen auch die Erinnerung wach an lange schriftliche Prüfungen im Juni und das Stillsitzen nachher, wenn die feierliche Verteilung von Preisen vor sich ging.

Der Dichter Czeslaw Milosz beschrieb die Erfahrung, einen Wäscheschrank zu öffnen, als «mit dem stummen Tumult der Erinnerung erfüllt». Für die moderne Dichterin Colette Wartz bedeutete die gleiche, duftgeschwängerte Erfahrung:

Ordonnance. Harmonie.	Ordnung. Harmonie.
Piles de draps de l'armoire.	Laken im Schrank gestapelt
Lavande dans le linge.	Lavendel im Leinen [11]

Obschon sie viel feiner sind als Drogen, die man für «trips» nimmt, können Gerüche Einladungen zu Reisen nach den Reichen der Fantasie sein, die, wie Baudelaire sagt, «am wahrhaftigsten wirklich» sind. Das haben die großen Dichter Frankreichs bezeugt.

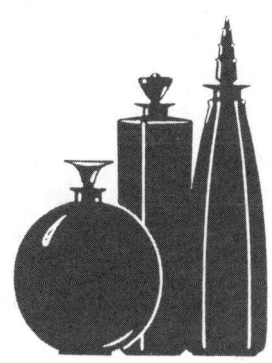

Teil II

Die Geschichte der Aromatika

3. Der Nahe Osten

Der fruchtbare Halbmond

*D*ie Geschichte des Parfüms beginnt vor mehr als viertausend Jahren, als im alten Nahen Osten städtisches Leben möglich wurde. Die ersten «Parfüms» waren die Aromatika, die man als Weihrauch für die Götter verbrannte. Sie nahmen wenig Platz ein, erfüllten aber die ganzen Tempel mit Duft, und man glaubte, ihr Rauch ziehe gute Einflüsse an und vertreibe böse Geister.

Für die Mesopotamier war der kostbarste Weihrauch die duftende Libanonzeder *(Cedrus Libani)*. Sie mußte aus den «üppigen Wäldern von Marduk» importiert und zu den Stadtstaaten des Euphrat- und Tigris-Tals transportiert werden. Das Wort «Libanon» kommt vom akkadischen Wort *lubbunu*, Weihrauch.

Die emporsteigenden Rauchspiralen sahen einem gasförmigen Stufenturm nicht unähnlich; sie zogen himmlische Wesen zum Opfernden «wie Fliegen». Die Toten, in ihrer schattengleichen Totenwelt von den Lebenden nicht länger erreichbar, konnten von dem Weihrauch, den ihre Kinder für sie abbrannten, leben. Weihrauch wurde auch zum Exorzieren gebraucht, zur Heilung der Kranken, und rituell nach jedem Geschlechtsverkehr.

Neben dem aus dem Libanon eingeführten Zedernholz verwendeten die Babylonier auch Kiefern, Zypressen, Tannenharz und Myrte (noch heute in mittelöstlichen Gärten gerne gesehen), *asu* genannt. Die Myrte war Shamash, dem Sonnengott, besonders heilig. Die drei Koniferen haben natürlich einen frischen, attraktiven Duft. Ähnlich duftet auch Myrte, obwohl sie keine Konifere ist. Auch der uns vom Gin her vertraute Geschmack und Duft von Wacholderbeeren wurde eingesetzt, ebenso Galbanumharz, ein starker grüner Duft, der heute oft für «grüne» Parfüms verwendet wird, wie etwa für Vent vert. Und schließlich alle Teile des Kalmus *(Acorus cala-mus)*, der scharf zimtähnlich riecht.

Es wurde lange darüber gestritten, ob die Liste der Aromatika auch die Königin der Blumen, die Rose, enthalten konnte. Assyrische medizinische Tafeln brauchen das Wort *kasi sar*, und der Assyriologe und Botaniker R. C. Thompson glaubte, es handle sich um eine Vorfahrin der modernen Rose. Andere glaubten, es gehe um *Sinapsis nigra*, eine Senfart – aber der Text erwähnt Dornen, wie man sie bei keiner Senfpflanze findet. Man würde erwarten, Weihrauch und Myrrhe seien verwendet worden, aber diese Zivilisationen waren so alt, daß die betreffenden Harze noch nicht aus ihrem fernen Heimatland, dem Jemen, importiert werden konnten. Zur Zeit der Perser dann hatte man die 1300 km lange Reise vollbracht, und beide Aromatika erschienen in persischen Städten. Wir werden sehen, daß Alexander der Große sie und manch anderes aus dem persischen Leben übernahm.

Wir wissen auch, daß im sechsten Jahrhundert Sandelholz in den Nahen Osten gebracht wurde, recht spät für Mesopotamien. Die Mesopotamier haben das Verdienst, die Juden in ihren großen Weihrauchkult eingeführt zu haben, der aufblühte, als die Juden auf Betreiben von Nebukadnezar (604–562 v. Chr.) aus der babylonischen Gefangenschaft heimkehrten. Die biblischen Texte erwähnen zwar, daß Moses reichlich Weihrauch brannte, aber die Bibelspezialisten sind der Ansicht, dies sei zur Zeit der Nieder-schrift wahr gewesen, aber nicht im hebräischen Kult zur Zeit des Moses selber (ca. 1250 v. Chr.).

Selbst die königlichen Gebäude waren in dieser Zeit aromatisch. Sargon II (722–705 v. Chr.) verwendete Zedernholz für seinen Palast in Khorsabad, und auch Sanherib (705–681 v. Chr.) ließ die Tore seines Palasts daraus fertigen, so daß sie beim Öffnen und Schließen einen angenehmen Duft verströmten. Das Schönste an duftender Architektur war der Palast von Nebukadnezar mit seinen hängenden Gärten, eines der Weltwunder. Dieser König, der in Zusammenhang mit der babylonischen Gefangen-schaft erwähnt wird, legte eine Serie von asphaltierten Terrassen an für seine Frau Amytes, die nach den Lilien und anderen Duftpflanzen Mediens Heimweh hatte. Medien lag hoch in den Hügeln und war ganz anders als das flache Babylon.

Glas war stets ein wichtiges Material, um Parfüm aufzubewahren, und in Mesopotamien, nicht, wie man oft glaubt, in Ägypten, lag der Ursprung der Glastechnik. Aromatika wurden für Körpersalben und Schönheits-

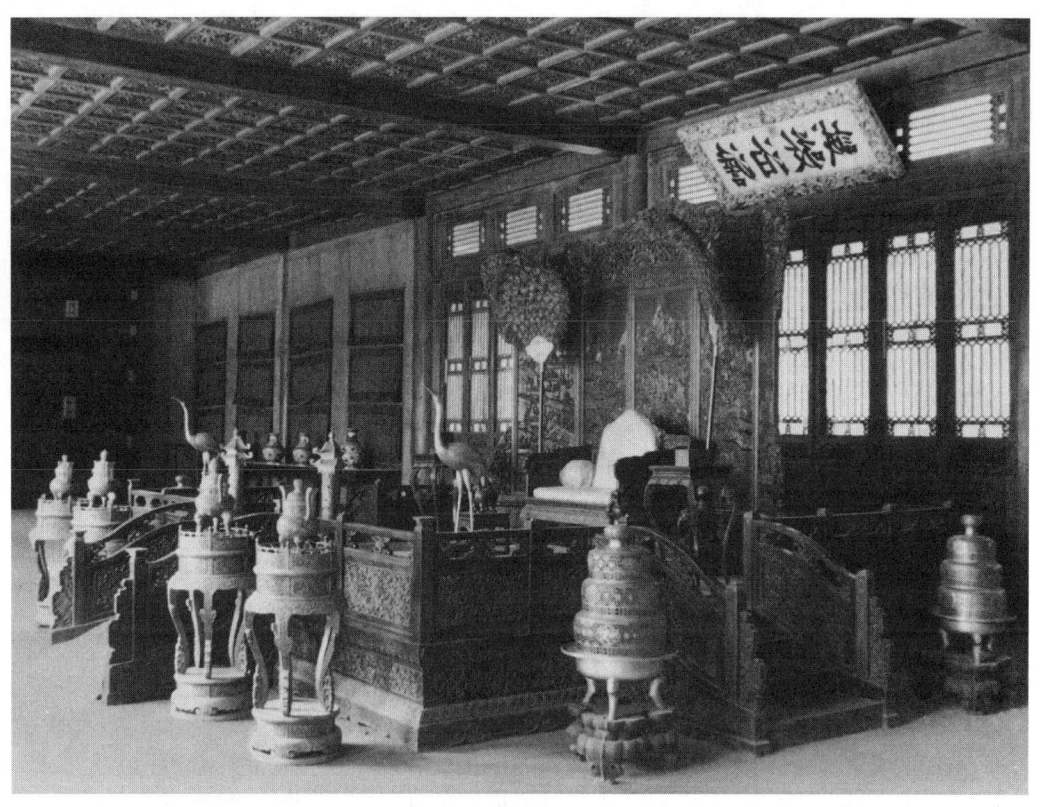

Duftende Gebäude: der Nanmu-Saal im kaiserlichen Sommerpalast der Manchu-Kaiser in Ch'eng-te (Jehol). Das duftende Holz des nanmu (Machilus nanmu), aus dem Balken und Täfer dieses Saales bestanden, wurde weder lackiert noch bemalt, damit die zedernähnliche Ausdünstung des Holzes wahrnehmbar blieb. Der Saal war einer der prunkvollsten Räume des riesigen Gebäudekomplexes, den der Kaiser K'ang-hsi 1703 in der südlichen Mandschurei erbauen liess. Duftholz war auch für Bauten in Babylon, den Tempel Salomos und indische Buddhistenheiligtümer verwendet worden.

pflege benutzt. Die Rezepte, die bis auf Ur im dritten Jahrhundert vor Christus zurückreichen, zeigen, daß die Kräuterkundigen ihre Medizinalharze gewichtsmäßig maßen und die Salben volumenmäßig. Wieder wird das Messen oft nur den Ägyptern zugeschrieben, aber hier sind wir im Nahen Osten, der es vorher entdeckt hatte.

Weniger gut belegt ist die Behauptung, die Destillation gehe auf akkadische Zeiten zurück. Keilschrift-Tafeln – aus dem dreizehnten und dem ganzen zwölften Jahrhundert stammend –, die die Herstellung von Parfüm behandeln, beschreiben Gefäße mit Ringen oder Leisten um die Mitte. Diese Leisten mögen dazu gedient haben, ein Destillat aufzufangen, das sich zuoberst in dem eiförmigen Gefäß niedergeschlagen hatte, ähnlich wie das im Aludel *(Itriz)* der späteren arabischen Alchimie geschah. Wenn das Destillat kondensierte, wischte man die Rillen im Gefäß aus und wrang den Rückstand in einen Topf. Aber wir sind nicht sicher, daß wir die Texte und Scherben richtig interpretiert haben. Das Verfahren scheint nie üblich geworden zu sein, höchstens lokal. Die klassische griechische und römische Welt scheint die Destillation nicht gekannt zu haben. Erst in der Spätantike entdeckten und beschrieben Alchimisten aus Alexandria dieses Prinzip. Als es in Kleinasien bekannt wurde, haben möglicherweise Enklaven von Technikern Geräte wie diese Destillierapparate, die man direkt auf die seltsamen eiförmigen Kochtöpfe der Salbenmacher zurückführen könnte, aufbewahrt.

Ägypten

Die Stadtstaaten, die aus den steinzeitlichen Dörfern überall in Mesopotamien entstanden, führten dauernd Raubzüge gegeneinander. Außerdem überfielen oft die wilden Bewohner der umliegenden Berggegenden die Städte der Ebenen. Ägypten hingegen wurde von solchen Kriegen verschont, weil der Zugang zum Niltal leicht verteidigt werden konnte und die menschenfeindliche Wüste im Osten und Westen Gegner fernhielt. So überrascht nicht, daß Leben *(ankh)* das Leitmotiv dieser Kultur war und daß ihre Geschichte eine Eleganz und Leichtigkeit hat, die man in Mesopotamien vermißt.

In Ägypten geht das Interesse für Weihrauch fast so weit zurück wie das der Sumerer. 2800 v. Chr. sandte König Isesi eine Expedition zum Land Pwenet (dem Punt der Bibel, heute Eritrea), nach Gummiharzen. Weitere Expeditionen wurden 2100 und 2000 v. Chr. unternommen, aber das Wort *'ntyw*, Weihrauch, erscheint in noch älteren Texten. Aber es war die Pharaonin, Hatschepsut, Königin des Neuen Reiches (1558–1085 v. Chr.), die den Weihrauch in der Kultur verankerte. Ihre Expedition um der kostbaren Ware willen wurde für alle Zeiten in eleganten Flachreliefs an den Mauern

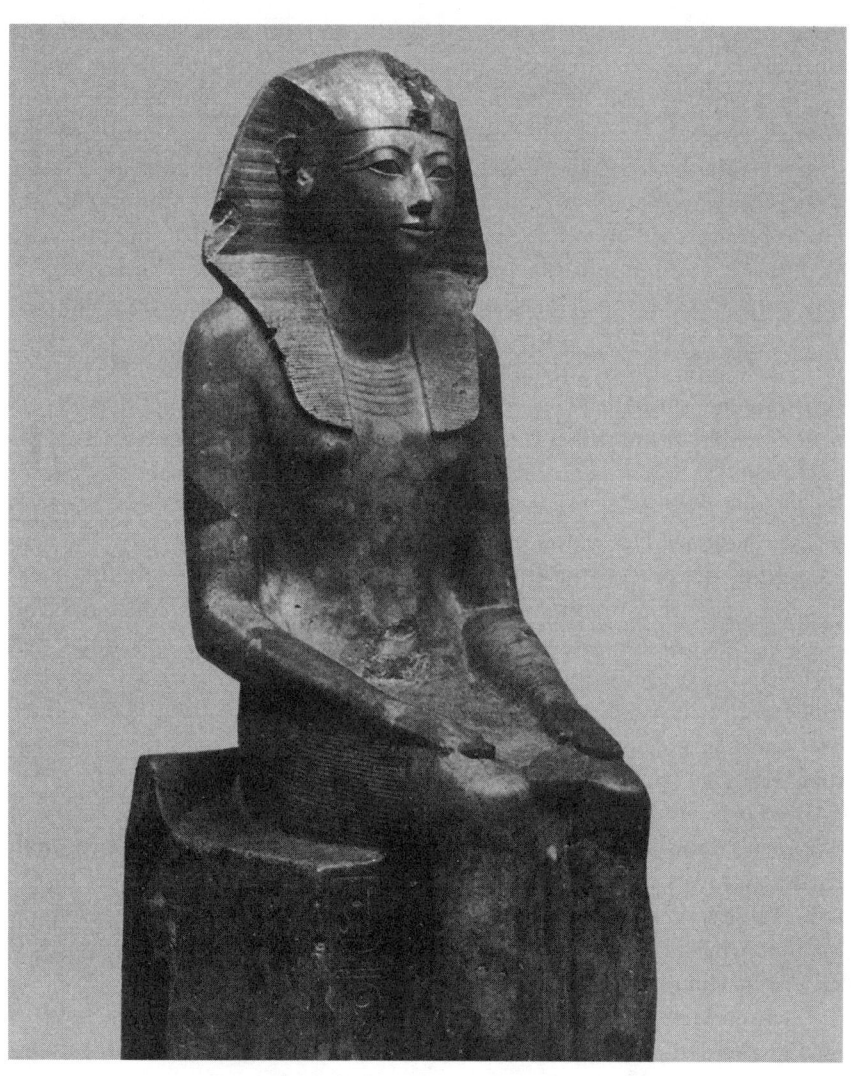

Marmorstatue der Königin Hatschepsut, aus einer Kapelle ihres Tempels in Deir el-Bahari in Theben. Diese Pharaonin entsandte eine Expedition nach Somalia (das in der Bibel Punt heißt). Sie sollte Weihrauchharz für den Gottesdienst und junge Bäume, die vor ihren großen Tempeln in Theben wachsen sollten, zurück-bringen. Die Löcher für die Wurzelballen wurden von den Archäologen gefunden, obwohl die Weihrauchbäume längst verschwunden waren.
Abb.: Metropolitan Museum of Art.

ihres Tempels in Deir el-Bahari bei Theben festgehalten. Diese mächtige Herrscherin, die sich mit dem Kopfschmuck eines Königs und mit einer Löwenmähne darstellen ließ, legte entlang den großen Zufahrten zu ihrem Tempel einen botanischen Garten an. Ihre Pflanzen stammten auch aus Pwenet. «Ich habe sie zu Wasser und zu Lande angeführt, um die Wasser unzugänglicher Kanäle zu erforschen, und ich erreichte die Weihrauch-Terrassen», prahlte sie über ihre Expedition.[1] Große Mengen von Bäumen und Weihrauch wurden zurückgebracht, um ihren Balsam im Garten Amen-Ras, des Schutzpatrons des Volkes, zu verströmen. (Heute noch ziert das Bild eines dieser Weihrauchbäume, mit für den Transport eingebundenen Wurzeln, die Frank-Meyer-Medaille für botanische Forschung, den Nobelpreis für Pflanzenerforscher.)

Was waren das wirklich für Pflanzen, die in dieser berühmten Fahrt geholt wurden? Wir wissen, daß es sich um eine nordafrikanische Art zweier Balsamgewächse *(Burseraceae)* handelte: *Boswellia papyfera* und *Commiphora erythraea*. Das waren nicht der Weihrauch und die Myrrhe, die dem Jesuskind überbracht und die von den Römern reichlich verwendet wurden. Jene gehörten zu einer Art, die auf der andern Seite der Meerenge von Aden gedieh und die den Ägyptern des neuen Reichs, die sich scheuten, den Golf von Aden zu überqueren, nicht bekannt war. Ihr Weihrauch war auch nicht so delikat wie die arabische Myrrhe der späteren Antike. Diese Pflanzen wachsen immer noch in der sengenden Luft Eritreas, Ostäthiopiens und Somalias.

Die Harze dieser zwei Balsamgewächse dienten von Natur aus dazu. den Saft des Baumes oder Strauches zu schützen, damit er in diesem extremen Klima nicht austrocknete. Das Harz versiegelt jede Verletzung durch Insekten, Säugetiere oder Harzsammler; ursprünglich ist es dick, aber viskos. Später verhärtet es sich zu einer kandiszuckerähnlichen Substanz und läßt sich leicht abkratzen und über große Strecken transportieren.

In ihren langen, komplizierten Gottesdiensten verbrauchten die Ägypter eine große Menge solcher ostafrikanischen Harze. Lange Rauchfaßträger trugen den Göttern den Weihrauch entgegen, damit sie ihn leichter einatmen konnten. Es wurde stets geräuchert, ehe der Schrein geöffnet wurde, dann auch bei der Krönung des Pharao und bei Nationalfeiern. Man glaubte, die Seelen der Toten stiegen auf Weihrauchwolken empor, und Weihrauch wurde verbrannt, um böse Geister von den Leichen fernzuhalten.

Dieser Typ Myrrhe wurde auch mit fettem Öl wie Olivenöl oder *Balanites aegyptica* (Balanosöl) zu einer Salbe verarbeitet. Priester salbten

jeden Morgen die Statuen der Götter und Göttinen mit diesem Myrrhen-
präparat *(molt)*, damit sie aufwachten und gestärkt würden für einen
weiteren Tag flehender Menschen. Diese aromatische Zeremonie hieß
«Öffnen der Augen und des Mundes», der Morgenkaffee der ägyptischen
Gottheiten.

Aromatika spielten eine große Rolle bei der Beschäftigung mit dem Leben in der nächsten Welt. Prachtvolle Alabasterkrüge und Ebenholztruhen
(vom ägyptischen Wort *hebon*) enthielten diese Salben, die die Haut des
Verstorbenen in der nächsten Welt wieder geschmeidig machen sollten.
Zum Einbalsamieren entfernte man die Eingeweide, wusch die Leiche
dann mit Natron (Natriumsalze vom Wadi el Natrum, achtzig Kilometer
nordwestlich von Kairo) und stopfte die Hohlräume mit Myrrhe und
Eichenmoos aus. Die Eichenmoosart, die verwendet wurde, *(Pseudevernia
furfuracea)* wächst in Ägypten nicht, sondern wurde importiert, diesmal
aus Griechenland. Eichenmoos (sowohl *Pseudevernia furfuracea* als auch
das häufiger vorkommende *Evernia prunastri)* wird in der modernen Parfümerie viel verwendet. Es hat einen exquisiten, weichen, süßen Duft, der
lange vorhält. Es enthält Usninsäure, ein Antibiotikum, das die Mumifizie-
rung bestens förderte. Auch Fichtenharz, eine weitere Substanz mit antimi-

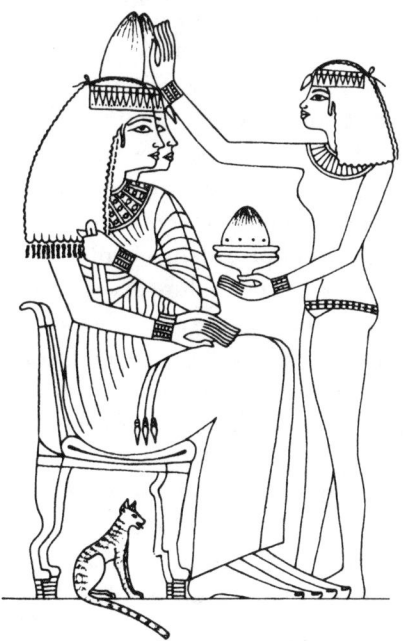

Die Dienerin streicht etwas mehr
duftendes Fett an den parfümierten
Salbkegel, den aristokratische
Ägypterinnen trugen.
Thebanisches Mauergemälde.

77

krobischen Eigenschaften, gehörte zur aufwendigen Verpackung des Leichnams für die Lieferung in die Ewigkeit. Das ganze Verfahren dauerte ungefähr dreißig Tage.

Zur Zeit des Neuen Reiches fing man an, die Essenzen, die man im Dienst der Götter und der Toten verwendet hatte, auch der Kunst der Sterblichen dienstbar zu machen.

Während Ägyptens Goldenem Zeitalter wurde der menschliche Körper zu etwas Achtenswertem, das mit Parfüm gesalbt wurde, und die großen Götter schienen nicht eifersüchtig zu werden. Ursprünglich hatten viele dieser Kosmetika magischen Charakter; sie sollten bösen Zauber abwenden, der von den Sternen, dem Mond oder verwunschenen Orten ausging. Sie dienten auch der Gesundheit: etwa das Mascara, das die Augen vor den blendenden Strahlen der Sonne Afrikas schützen sollte. Aber obwohl Magie und Medizin bis heute mit den kosmetischen Künsten verbunden sind, wurden Schönheitslotionen bald um ihrer selbst willen geschätzt. Ein Rezept versprach, «einen alten Mann in einen Jüngling zu verwandeln», ein anderes, «Runzeln zu vertreiben», Versprechen, die wir bis heute in kosmetischer Reklame finden. Andere versprachen bescheidener, die Haut weich zu machen oder das Haar zu färben.

Die meisten Kosmetika waren mit Duft versehen: Afrikanischer Weihrauch und Myrrhe, Lilien, Libanonzedern, Mastixharz *(von Pistacia lentiscus)*, Bittermandeln, Terebinthe aus Israel, Minzen und andere Kräuter. Sie verliehen ihren Duft einer Basis von Pflanzenölen: Olive, Saflor, Leinsamen, Rizinus, Mandel, Radieschensamen, Kopfsalatsamen und Balanos. (Balanos stammte von einem Baum, der die Namen von Priestern und Pharaonen auf seinen Blättern tragen sollte, die der Gott der Weisheit, Thot, auf sie geschrieben hatte.) Balanosöl, der «Balsam» Gileads (*Jeremias* 8, 22), wurde hergestellt, indem man die Früchte zerstampfte; dann wurden sie gekocht und gefiltert zu einem Öl, das Heilkräfte haben sollte. Etwas Aromatika wurden in solch fetten Ölen mitgekocht. Die Ägypter kannten aber auch die Neigung tierischer Fette, den Duft von darauf gelegten Aromatika einzusaugen. So wurde die Enfleurage von frühen Priester-Gelehrten in Ägypten entdeckt. Die Salbkegel auf dem Kopf, aus solchem Fett bestehend, werden seit dem Neuen Reich in vielen Darstellungen gezeigt.

Sowohl Schweine- wie Rinderfett wurden für die Enfleurage und die Mazeration gebraucht. Mit Parfüm gesättigt, werden sie flüssig in der Hitze, aber sie verfestigen sich wieder zu formbarer Masse bei Raumtemperatur. Wenn am Nil die Hitze des Tages wuchs, begannen die Salbkegel zu schmelzen und den Körper mit pflegender Creme zu salben, und dabei verbreitete sich ihr Duft. Die Ägypter liebten solche Düfte um ihrer selbst willen und nutzten sie nicht, um Körpergeruch zu verdecken, denn Baden war für sie eine wichtige und häufige Sache. Die Priester wuschen sich bis zu dreimal täglich. Behaarung war für sie unrein und abstoßend, und sie rasierten regelmäßig Gesicht, Brust, Achselhöhlen und Scham. Die Seife war noch nicht erfunden, und so benutzten sie Salben, um das Rasieren leichter zu machen.

Diese große Auswahl an Bade- und Rasierölen, Hautcremes, Haarfarben, Mascara und parfümierten Salben wurden in kunstvoll gefertigten Behältern aus Alabaster, Glas, Ton und Fayence aufbewahrt. Die ägyptische *garniture de toilette* ist unwiderstehlich. Jedes Stück ist so schön gemacht, daß man es unbedingt in die Hände nehmen, streicheln und benutzen möchte. Am häufigsten wurde Alabaster verwendet; Glas wurde in Westasien entdeckt und war in der Achtzehnten Dynastie (1558 v. Chr.) nach Ägypten gelangt.

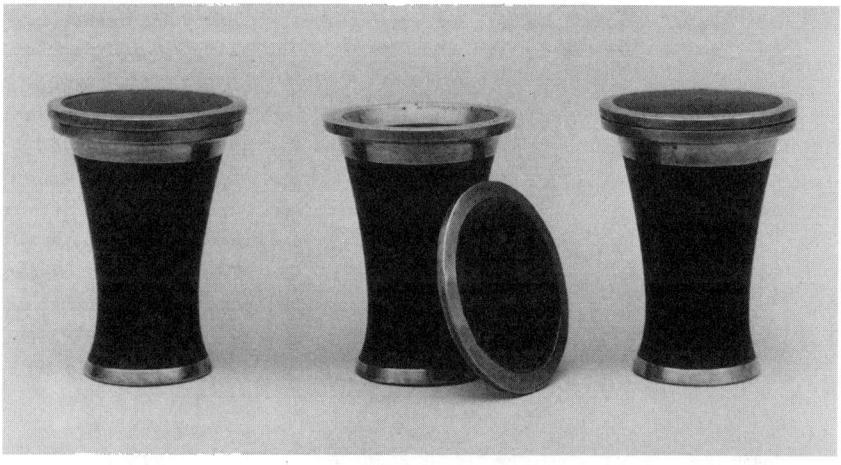

Eine formschöne garniture de toilette *aus der Zwölften Dynastie, gefertigt aus Goldringen auf Obsidian. Dieser feingekörnte Stein wird in Ägypten selber nicht gefunden; er wurde importiert, vielleicht sogar aus dem fernen Afghanistan. Die ägyptische Kultur war hochreligiös – Weihrauch und Salben wurden allen Göttern des Pantheons verabreicht –; aber die alten Ägypter zögerten nicht, dem menschlichen Leben dieselbe Aufmerksamkeit und denselben Genuß zu schenken. Abb.: Metropolitan Museum of Art.*

Zuerst war Glas kostbarer als Edelsteine. Wahrscheinlich hatten syrische Gefangene das Verfahren der Glasherstellung nach Chem, dem Schwarzen Land des Nils, gebracht. Ägyptische Handwerker lernten, einen Kern aus Dünger und Lehm zu formen und das geschmolzene Glas wie flüssigen Zucker darüber zu ziehen. War die ganze Form bedeckt, wurden die Seiten geglättet, und der Behälter wurde in einem Glühofen nochmals erhitzt, damit es zäh werde. Dann wurde der Kern herausgekratzt, das Gefäß wurde gereinigt und dann in die «Laboratorien» des Tempels geschickt, in denen parfümierte Öle hergestellt wurden.

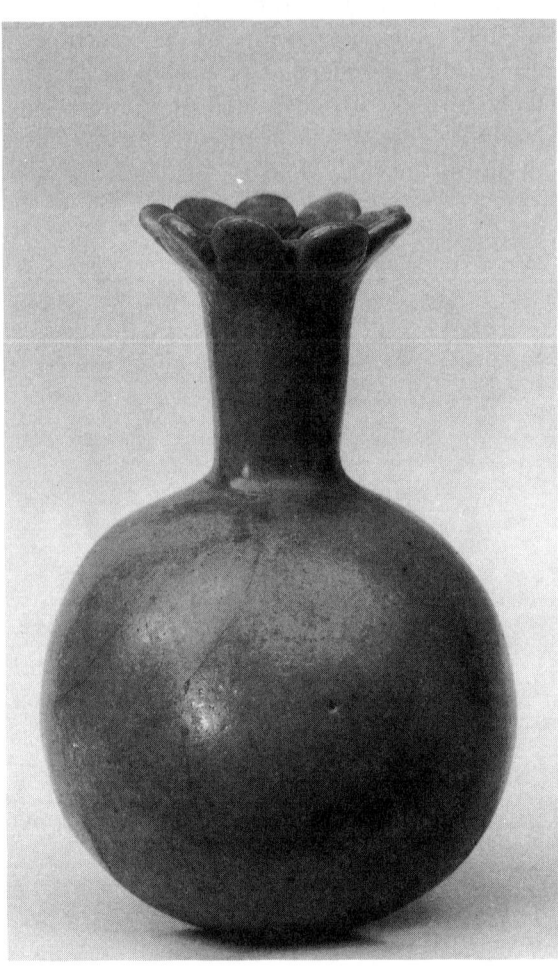

Ägyptisches Kosmetika-Gefäß aus undurchsichtigem gelben Glas, in Form eines Granatapfels, Zwanzigste Dynastie. Die Form erinnert fast ebenso stark an eine Opiummohn-Kapsel, und wie man weiß, exportierte Zypern viele solcher Kapseln mit Rohopium, die, wenn ihr Inhalt aufgebraucht war, als Parfümdosen verwendet wurden. Opium wurde in Zypern in Zusammenhang mit den Riten der Fruchtbarkeitsgöttin gebraucht, und opiumhaltige Erzeugnisse wurden ins ganze östliche Mittelmeer geliefert. Abb.: Metropolitan Museum of Art.

Die Ägypter konnten auch das schöne *millefiori*-Glas herstellen, indem sie verschieden gefärbte Stränge von Glas zu einem Kabel zusammendrehten. Dieses wurde nachher zerschnitten, und jedes Stück wurde auf den Wänden der Form zusammengesetzt, der Effekt war der von tausend funkelnden Blüten. Diese Technik wurde Jahrhunderte später wieder von den venezianischen Glasmachern in Murano angewendet; sie wurde auch für Flakons benutzt. Die Glaskunst scheint nach der Zwanzigsten Dynastie (1200–1085 v. Chr.) einen Niedergang erlebt zu haben, aber sie gelangte zu unerwartetem Glanz nach der Gründung von Alexandria 332 v. Chr. Die Römer, Araber und später die Italiener profitierten von dieser Überlieferung.

Ein weiteres Behältnis für duftende Salben, das man nur in Ägypten kannte, war der Parfümlöffel. Das war eine Kreuzung zwischen Spachtel und Löffel, tief genug, um etwas Salbe zu halten, und weit genug, um wie eine Palette gehandhabt zu werden. Eleganz und Fantasie zeigen sich in der Gestalt der Parfümlöffel; es gab Wasserlilienknospen, Muscheln, Blätter, Fische und Enten, von Blumen umrankte Gartenteiche und natürlich das allgegenwärtige *ankh*, das Symbol des Lebens. Diese Gegenstände gehören zu den schönsten künstlerischen Leistungen Ägyptens. Jeder einzelne ließ die Schöne, die davor saß, wohl in angenehme Tagträume entschweben.

Die Ägypter liebten Gärten, und die wichtigste Blume darin war die duftende *Nymphaea coerulea (sarpat)*, die blaue Seerose, sie wird oft fälschlich als «Lotus» bezeichnet. – Der Lotus ist aber eine ganz andere Art, *Nelumbo nucifera*, eine ostasiatische Blume, die in der indischen Religion eine große Rolle spielt. Der echte Lotus wurde erst spät durch die Perser nach Ägypten gebracht und hieß *neheb*. – Es war die blaue Seerose, die die Herzen der Ägypter eroberte mit ihrem süßen Duft und ihrer Verbindung mit Ra, dem Sonnengott. Der Fruchtknoten mit seinen gestreiften hellgelben Narben, umgeben von der blauen Blütenkrone, glich Ra, der im blauen Himmel erstrahlte. Die blaue Seerose blühte von Dezember bis März, sie erhob sich ein wenig aus dem Wasser, um sich zu öffnen, und schloß ihre Blüte am Mittag, ohne wieder ins Wasser zu tauchen. In der späten ägyptischen Mystik bedeutete sie die Auferstehung Osiris' dank den Bemühungen der Isis.

Die Blume wurde in den langen, rechteckigen Gartenteichen an den auffälligsten Stellen gepflanzt. Die Blüten wurden aus dem Teich vornehmer Gastgeber gepflückt und während Banketten und Festlichkeiten wie Sträußchen unter die Nase gehalten. Wir wissen heute, daß der chemische Aufbau dieser Pflanze die narkotischen und halluzinogenen Substanzen

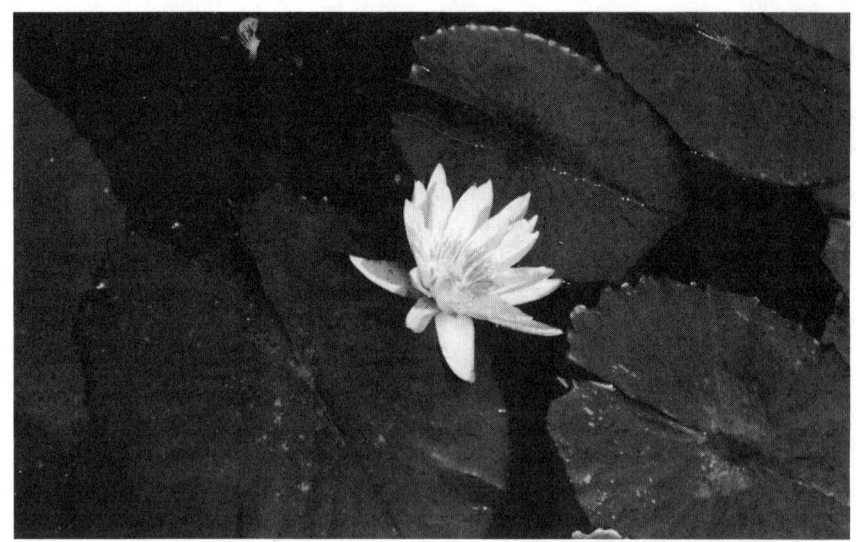

Der ägyptische «Lotus» war in Wirklichkeit eine Seerose (Nymphaea caerulea *oder* Nymphaea lotus), *aber wie der echte ostasiatische heilige Lotus* (Nelumbo nucifera) *war sie eine hocharomatische Wasserpflanze mit vielfachem Symbolgehalt. Die goldene Scheibe in der blauen Blütenkrone vertrat Ra im Himmelsgewölbe. Die Blume wurde in jedem Garten gepflanzt, und an Banketten hielt man eine Blüte in der Hand.*

Nupharin, Nupharidin und Nuciferin enthält[2] und daß, wenn das bloße Einatmen für mystische Verzückung nicht genügte, ein Seerosentrank bereitet wurde, indem man die Blüten in Wein tauchte – das war das Lieblingsgetränk der Ägypter. Hier finden wir das erste Beispiel einer Verbindung des Einatmens von Parfüm und von Halluzinogenen. Marihuana *(Cannabis sativa)* mag im alten Nahen Osten zuerst als Weihrauch gebraucht worden sein, und sehr wahrscheinlich wurden von den Indianern Tabakblätter, die auch oft halluzinogene Substanzen enthalten, als ritueller Weihrauch angezündet.

Die ägyptische Liebe zu duftenden Pflanzen erstreckte sich auch auf die weiße Seerose *(sushin)*, *Nymphaea lotus.* Diese Blume blüht in der Nacht und verbreitet einen pikanten, aber weniger berauschenden Duft als ihre blaue Schwester. Lilien *(Lilium candidum)* wurden auch verwendet. Die Ägypter brauchten die Blätter von Henna *(Lawsonia inermis)* als Färbemittel für die Haare und für die Fußsohlen, und die duftenden Blüten für Parfümöle. Das *Hohelied* Salomos zeugt von der Wertschätzung von Henna:

> Mein Freund ist mir ein Büschel Myrrhen,
> das zwischen meinen Brüsten hängt
> Mein Freund ist mir eine Traube von Zyperblumen (Henna)
> in den Weingärten von En-Gedi. (1, 13–14)

Die Zistrose *(Cistus ladaniferus, C. creticus)* wurde aus Kreta nach Ägypten eingeführt. Die Blätter geben ein Harz ab, das erfreulich nach Honig duftet. Dieser ehrwürdige Handelsartikel wird in der modernen Parfümerie noch immer benutzt wegen seiner Weichheit und Beständigkeit. Zistrosenblätter wurden allein oder in Mischungen mit eigenen Namen verwendet. Plinius (23–79 n.Chr.) überlieferte die Namen zweier Parfüms. Das eine hieß «Mendes» nach einer für Parfüms berühmten Stadt. Das andere war «Kyphi», der Duft, der «Göttern willkommen war», bestehend aus Zypresse *(Cyperus longus)*, Wacholder, Weihrauchharzen, Hennablüten, Minzen, Kalmus und aromatischen, aus Indien importierten Gräsern. Die Mischung wurde mit Honig gestreckt – tatsächlich ein berauschendes Gebräu.

Griechen und Römer, wie Dioskurides und Plinius, hatten gewaltigen Respekt vor den Heil- und Parfümeriekünsten der Ägypter. Im Gegensatz zu den Griechen und Römern, die später nach Ägypten kamen, empfand dort die intellektuelle Klasse – hauptsächlich Priester – das Hantieren mit Tierfetten, Färbetrögen, Kräutern und Chemikalien nicht als abstoßend. Griechen und Römer überließen diese schmutzige Arbeit lieber ihren Frauen und Sklaven. Die Ägypter hingegen bewahrten ihre Entdeckungen in den Tempelbibliotheken auf, so daß zur Zeit des Hellenismus eine bedeutende Menge von Forschungsergebnissen vorlag. Ägypten behielt seinen Vorsprung in der Chemie bis tief in die islamische Zeit hinein.

Der Handel mit Gebrauchsgegenständen hatte schon vor Hatschepsuts Zeit begonnen und war konstant geblieben. Als 332 v.Chr. Alexandria gegründet wurde, wurden Waren aus Afrika, Südarabien und Indien ausgeladen, teils für den Konsum an Ort und Stelle und teils für die Neuverfrachtung nach Kreta, Griechenland, Italien und Kleinasien. Ein paar Einzelheiten bedürfen der Klärung. Der «Zimt» (von hebräisch *kinamon),* der oft in ägyptischen Texten erwähnt wird, war nicht der Zimt, den wir heute kennen. Plinius erwähnt als seinen Ursprung das Land der Äthiopier[5];

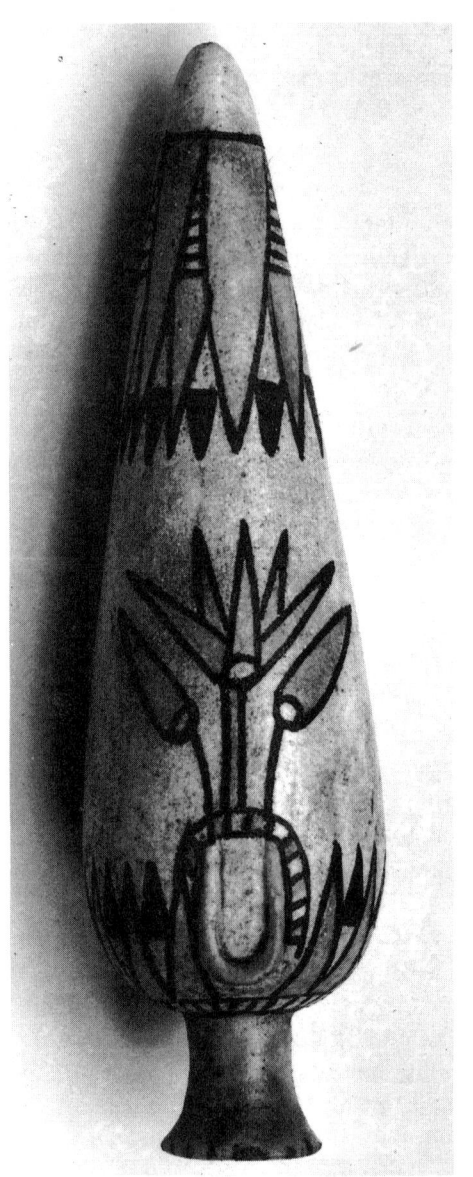

Die ägyptische Seerose (Nymphaea caerulea) *war* die *Gartenblume Ägyptens – wie die Rose heutzutage unseren Gärten Duft und Farbe verleiht. In Wein getaucht, gab die Blume auch milde bewußtseins-verändende Alkaloide ab. Eine Parfümflasche mit dem Seerosen-muster.*
Abb.: Metropolitan Museum of Art.

wahrscheinlich war es eine aromatische Rinde afrikanischen Ursprungs (vielleicht *amyris kataf*), die erst in der Spätantike durch den feineren Ceylonzimt ersetzt wurde. Damals waren indische Produkte in Alexandria nichts Ungewöhnliches mehr.

Auch «Kassie» gibt zu Mißverständnissen Anlaß. Die meisten Bücher sprechen von «Kassie», die in ägyptischen Salben verwendet worden sei. Das war, wie bei Zimt und bei afrikanischem Weihrauch und Myrrhe, auf Verdrängung eines Produkts zurückzuführen, wobei das neue den alten Namen führte. Heute bezieht sich «Kassie» ausschließlich auf chinesisches *kuei pi (Cinnamon cassia)*, eine chinesische Variante des ceylonesischen Zimts, die oft zu Colagetränken gegeben wird. Kassie wächst nur in China und Indochina, und wir finden keine Hinweise darauf, daß die Spitze Indochinas vor dem zweiten Jahrhundert v. Chr. in westlicher Richtung umschifft wurde, und auch dieses Datum ist früh. Kassie (hebräisch *ketziah*) wird auch in der Bibel zusammen mit Zimt genannt. Wahrscheinlich war es Costuswurzel *(Saussurea lappa)*, ein starkes Kraut aus Indien.

Andere Importe, die in Alexandrien gelöscht wurden, waren Narde *(Nardostachys jatamansi)*, die duftenden Gräser von *Andropogon* und *Cymbopogon*, Ingwer, Pfeffer und Sandelholz. Der Grund, weshalb soviele Aromatika aus Indien gebracht wurden, liegt darin, daß die ägyptischen Händler das Geheimnis der Monsune entdeckt hatten, die sie bei warmem Wetter Indien entgegentrieben und bei kaltem wieder heim, als reisten sie auf einem Fließband. Ein anderer Faktor war die Domestikation des Kamels. Im fünften Jahrhundert v. Chr. hatte dieses Tier begonnen, den Esel als arabisches Lasttier zu verdrängen, so daß der dreitausend Kilometer lange Treck nach Arabien möglich wurde. Da das Rote Meer dafür berüchtigt war, daß es kaum Wind hatte, war der Transport über Land wichtig, wenn die Gewürze Arabiens den Markt erreichen sollten. Alexandrien war zwischen dem Mareotis-See und dem Mittelmeer erbaut worden; vor ihm lag die Leuchtturminsel Pharos, und diese günstige Lage ließ es zu einem Zentrum des Gewürzhandels werden, bis um 1600 n. Chr. das Rote Meer und die arabischen Landrouten endgültig durch die Meerroute um das Kap ersetzt wurden.

Heute ist Ägypten einer der größten Produzenten von Pflanzen mit ätherischen Ölen, die an die Parfümerie-Industrien der ganzen Welt gehen. Genügend Arbeitskräfte, günstiges Klima und lange Zuchterfahrung tragen dazu bei, und wenn noch Tradition eine Rolle spielt, so kann man sich kein besseres Heimatland für Parfüms denken als das Schwarze Land des Nils.

Israel und die Parfüms der Bibel

Die Bibel berichtet über die Zeiten, da im Nahen Osten das Denken und die Zivilisation Form annahmen. Obschon nur wenige unter uns das Ägyptische Totenbuch oder die medizinischen Papyri regelmäßig lesen, sind uns Moses, Salomo, Judith und Jesus Christus vertraut. Unter den Heiligen Schriften ist keine so mit Duft durchtränkt wie das *Hohelied* Salomos. Jeder zweite Vers beschreibt Düfte in einer sinnlichen Fülle, wie sie in der Literatur bis zu Baudelaire und den Symbolisten unerreicht blieb.

> Wer ist sie,
> die da aus der Steppe heraufsteigt
> in Säulen von Rauch,
> umwölkt von Myrrhe und Weihrauch,
> von allen Wohlgerüchen der Händler?
>
> (3,6)
>
> Ein Lustgarten sproßt aus dir,
> Granatbäume mit köstlichen Früchten,
> Hennadolden, Nardenblüten,
> Narde, Krokus, Gewürzrohr und Zimt,
> alle Weihrauchbäume,
> Myrrhe und Aloe,
> allerbester Balsam.
> Die Quelle des Gartens bist du,
> ein Brunnen lebendigen Wassers,
> Wasser vom Libanon.
> Nordwind, erwache! Südwind, herbei!
> Durchweht meinen Garten,
> laßt strömen die Balsamdüfte!
>
> (4,13–16)

Dieses Buch wurde vermutlich um 300 oder 400 Jahre vor unserer Zeitrechnung geschrieben und Salomo wohl nur aus symbolischen Gründen zugeschrieben. Das kurze, aber intensive Gedicht ist ein Dialog zwischen Geliebtem und Geliebter, die vom Geruch und dem Parfüm des geliebten Körpers berauscht und von einem Garten voll blühender Lilien und Hyazinthen, von den Libanonzedern umfächelt sind. Es ist gleichzeitig eine komplizierte Allegorie zwischen der Seele und dem Göttlichen, zwischen Israel und Jahwe. Duft durchzieht das ganze Gedicht als unsichtbare, aber unerbittliche Kraft.

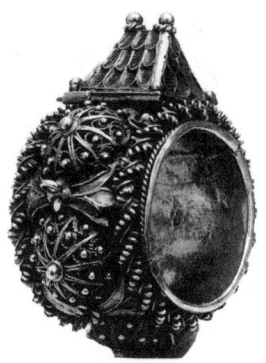

Jüdischer Verlobungsring mit Scharnieren für die Füllung mit Myrtenblättern, aus Venedig, sechzehntes Jahrhundert. Die Myrte (das hebräische hadas) *wurde mit Königin Esther* (Hadassah *auf hebräisch) verknüpft und wurde im Nahen Osten stets geschätzt wegen ihres duftenden, glänzendgrünen Laubs. Ringe mit Hohlräumen für ein paar Körner Moschus, Ambra oder ein Gewürz wurden im Nahen Osten und in Indien lange getragen. Abb.: Metropolitan Museum of Art.*

Ist uns einmal das späte Datum klar, so können wir die so hinreißend beschriebenen Aromatika genau identifizieren. Die Lilien waren wahrscheinlich unsere heutigen Madonnenlilien oder eine nah verwandte Art. Die *hyacinthus orientalis,* unsere vertraute Gartenhyazinthe, war hebräisch unter demselben Namen bekannt *(shoshanah)* und stellt die biblischen Lilien auf dem Felde dar. Safran wird zwar heute nicht mehr als Parfüm verwendet; es ist unser *Crocus sativus* (hebräisch *karkom* und griechisch *krokos).* Das arabische Wort ist *kurkum.* «Safran» leitet sich vom arabischen *zafran* ab, was «gelb» bedeutet; die Staubfäden dieser Blumen wurden nicht nur um des Aromas willen, sondern auch als Färbemittel gebraucht. Heutzutage ist dieser Krokus nur Gewürz. «Aloe» war wohl Aloeholz *(Aquilaria agallocha),* ein indisches Produkt, das zu jener Zeit nach Westasien exportiert wurde: einige Gelehrte glauben allerdings, daß es sich um Sandelholz handelt. Aloeholz wird heute noch destilliert, um ihm seine wunderbar weiche und süße Essenz zu entziehen, die in Ostasien sehr geschätzt wird, doch für die westliche Parfümherstellung beschränkte Bedeutung hat. Die «Aloe» des *Hohenlieds* ist nicht die *aloe vera,* die als Hautsalbe verwendet wird. Die Verwirrung rührt daher, daß beide Pflanzen ähnlich bitter sind und Aloe genannt werden.

Die Narde in dem Gedicht war ebenfalls ein indisches Erzeugnis, das in hellenistischen Zeiten nach dem Westen ausgeführt wurde. *Nardostachys jatamansi*, ein Mitglied der Baldrianfamilie, ist mit dem uns vertrauten *Valeriana officinalis* verwandt, das oft als Schlafmittel genommen wird. Narde riecht allerdings stärker und angenehmer als Baldrian. Heute benutzen Inderinnen noch immer Narde, um ihr Haar wohlriechend zu machen. «Sehr kostbare» Narde wählte aber Maria Magdalena, um die Füße Jesu zu salben, und die Leute machten ihr Vorwürfe, nicht aber Jesus.

Viele Leute glauben, daß sich König Salomo in die Königin von Saba, einem Königreich in Südarabien, in dem der Weihrauch und die Myrrhe der hellenistischen Zeit hervorgebracht wurden, verliebte. Das kann jedoch nicht sein, denn zu Salomos Lebzeiten (von 970 bis etwa 931 v.Chr.) hatte sich der Handel mit diesem Räucherwerk noch nicht entwickelt. Saba war wahrscheinlich das Zentrum eines nordarabischen Stammes, der Sabäer, die östlich und westlich der arabischen Halbinsel Handel trieben. Die Handelswege vom Süden her bestanden noch nicht. Sie mag einen der «Balsame» vertrieben haben, die in der Bibel erwähnt werden. In jener Gegend gab es *Pistacia lentiscus* oder die damit verwandte *Pistacia terebinthus var. palaestina*, die biblische Terebinthe. Das Harz beider Bäume ist beißend aromatisch.

Salomo gebrauchte die Libanonzedern, um den Tempel zu errichten. Die Bäume wurden im Libanon gefällt, in Schiffen nach Jaffa und hierauf hinauf nach Jerusalem gebracht. Phönizische Handwerker wurden für den Bau angestellt, weil sie das Holz gut kannten. Nach der Zerstörung des Tempels und der Deportation nach Babylon 586 v.Chr., wurde 535 v.Chr. mit Hilfe der Perser ein neuer Tempel angefangen. Wieder wurde die duftende Zeder vom Libanon gewählt, und ebenso bei der Restauration vom Jahr 20 v.Chr., als der Tempel entstand, in dem Jesus Christus lehrte.

Zur Zeit Christi wurden im Tempel echter Weihrauch und echte Myrrhe aus Arabien verbrannt, Galbanum und «Onycha». Mit dem letzteren ist Ladanum gemeint, das einen weichen, warmen, honigartigen, vollen, moschusähnlichen Duft verströmte, der beruhigend und balsamisch einzuatmen war. Das Harz wird von den Blättern der Zistrose ausgeschieden, *Cistus creticus, C. ladaniferus* und andere Zistusarten. Die Blüten sehen ähnlich wie Heckenrosen aus und könnten durchaus die biblische «Rose von Sharon» (*Hoheslied* 2,1) gewesen sein.

Ein Heer anderer Beschreibungen von Duft findet sich in der Heiligen Schrift. «Bdellim» ist einfach eine Art Myrrhe; der Ysop bezeichnet die

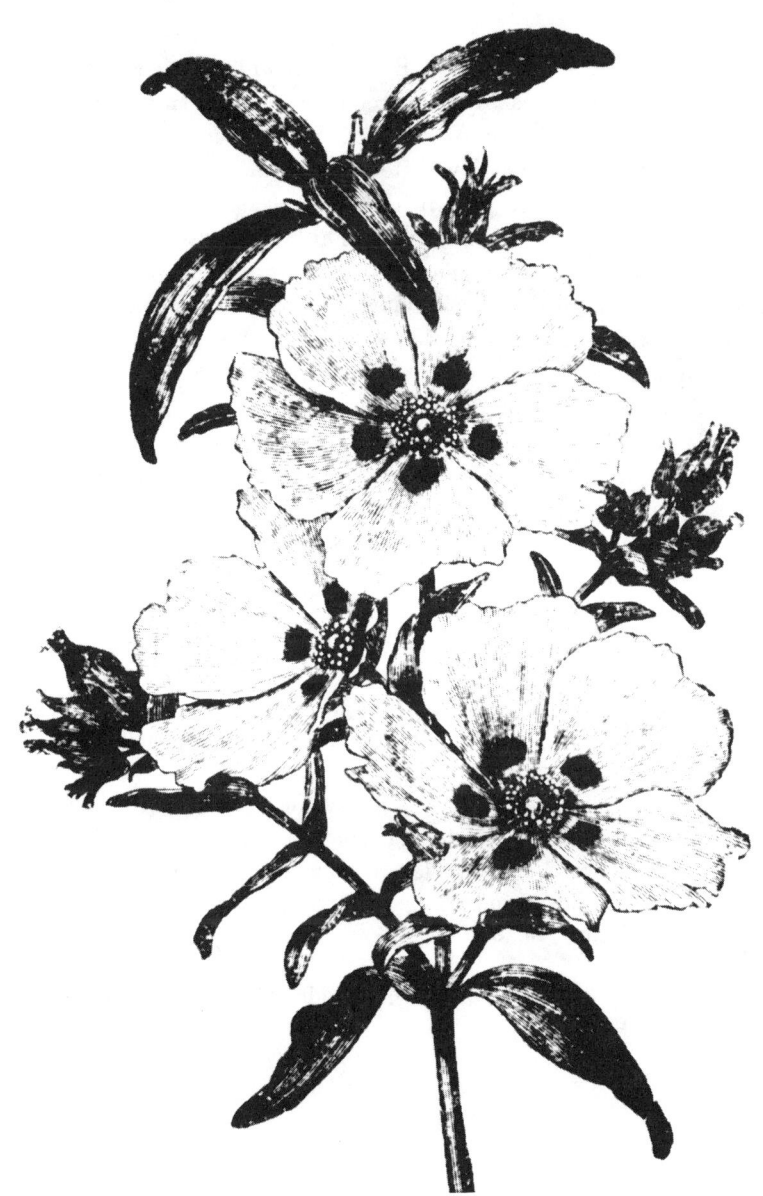

Ladanum ist ein klebriges Harz, das aus den Blättern von Cistus ladaniferus, *einer im Nahen Osten heimischen Pflanze, austritt. Das Harz hat einen weichen, honigartigen Duft und ist seit der klassischen Antike beliebt. Wahrscheinlich stellt diese Pflanze die wahre «Rose von Sharon» der Bibel dar.*

Marjorana syriaca, noch heute ein Bestandteil von Za'atar, einem beliebten Gewürz des Nahen Ostens. Myrte wurde verwendet, um am ursprünglichen Laubhüttenfest Laubhütten zu machen, und Oliven- und Myrtenzweige (*Nehemia* 8, 15) wurden bei den Festen eingesetzt, die man nach der Rückkehr aus dem babylonischen Exil feierte. Eines der Israel gegebenen Versprechen war: «Es sollen Zypressen statt Dornen wachsen und Myrten statt Nesseln.» (*Jesaja* 55, 13) Wie jeder weiß, der einmal im Myrtenhof der Alhambra oder in einem arabischen Garten stand, in dem diese schönen immergrünen Pflanzen wachsen, war dies ein starker Trost. Myrten haben einen kieferähnlichen, frischen, fast Eau-de-Cologne-artigen Duft, wenn man an den Blättern reibt; er verbreitet sich, wenn es heiß ist, durch den ganzen Garten. Das hebräische Wort für Myrte war *hadas*, und man brachte es spielerisch mit Hadassah, dem Namen der Königin Esther, in Verbindung.

Myrtenblüten, -früchte, -rinde und -wurzeln enthalten alle Drüsen mit ätherischem Öl. Bis vor kurzem wurden sie in Dufttäschchen in den Basaren von Jerusalem und Damaskus verkauft. Die Türken gebrauchten Myrte, um dem Leder beim Gerben Duft zu verleihen. Die moderne Parfümerie verwendet dampfdestilliertes Myrtenöl.

Auch in der Bibel finden wir den ersten Hinweis darauf, daß Parfüm als Waffe gebraucht wurde, und zwar in der Geschichte von Judit. Sie

> legte das Bußgewand ab und zog ihre Witwenkleider aus, wusch sich und salbte sich mit kostbarem Balsam, flocht ihr Haar und setzte sich einen Kopfputz auf, zog ihre schönen Kleider an und tat Schuhe an ihre Füße, schmückte sich mit Armbändern und Spangen, Ohrringen und Fingerringen und legte all ihren Schmuck an. (*Judit* 10, 3–4)

So gestärkt fand sie Zugang zum Zelt des Holofernes, wo sie ihn verführte und erschlug.

Parfüm wurde als tödliche Waffe gebraucht?!

90

4. Die klassische Welt und ihr Vermächtnis

Griechenland

*I*m Vergleich mit den bisher besprochenen Kulturen war die griechische jung. Aber die Verbindung zwischen Griechenland und den älteren Kulturen läßt sich auf den Inseln Kreta und Zypern finden. Vor allem Kreta hatte eine elegante Kultur, die von 2600 bis 1250 v. Chr. dauerte, als es von Stämmen überfallen wurde. Phönizische Schiffe aus Tyrus und Sidon brachten kretische Rhytongefäße nach Ägypten und ägyptische Luxuswaren nach Kreta und Zypern. Einige dieser Rhyta enthielten aromatische Öle, die Kretas berühmte Athleten salben sollten, welche über die Hörner des heiligen Stiers sprangen. Andere Gefäße enthielten Opium – das einzige damals bekannte Schmerzmittel –, das auf den beiden Inseln kultiviert und ins ganze östliche Mittelmeergebiet ausgeführt wurde. Man kann kaum feststellen, ob ein Rhyton für Parfüm oder für Opium oder für beides verwendet wurde.

Unter den Blumen, welche diese vorklassische Kultur bevorzugte, nahm die Lilie den Vorrang ein. Auf einer Stele, die ungefähr aus dem Jahr 2000 v. Chr. stammt, lesen wir:

> Die Lilie, die hier wiedergegeben ist, ist das duftende Symbol
> Sekas, die in ihrem Leben nur Wohlgeruch verbreitete. [1]

Wir haben auch klare Beweise dafür gefunden, daß die Kreter die Rose kannten: In einem Fresko aus Knossos figuriert eine natürliche Hybride aus *Rosa phoenicia* und *Rosa gallica*. Das Fresko, das sich im Palast von Minos befindet, datiert von 1719 v. Chr.

Nach der Blüte der minoischen Zivilisation trat eine Pause ein, ehe sich die griechische Kultur auf dem Festland entwickelte. Die dorischen Stämme, die eingedrungen waren, legten wenig Wert auf Annehmlichkeiten der Zivilisation. Aber schon im siebten Jahrhundert trieben Athen und Korinth lebhaften Handel mit Duftölen in eleganten, äußerst kunstvollen Keramikgefäßen. Olivenöl, Mandelöl, Rizinusöl, Sesamöl und Leinsamenöl wurden als Träger der Düfte verwendet, die auf Lilien, Majoran, Thymian, Salbei, Rosen, Anis und Iriswurzel beruhten. Manche Parfümbehälter waren rund, andere wie Weingefäße geformt, wieder andere flach und rund wie moderne Puderdosen, aber alle waren fantasievoll geschmückt – elegante Damen in drapierten Gewändern, Vögel, stolze Löwen oder Satyre mit gewaltig großen Phalli. Parfüm wurde von Männern und Frauen großzügig verwendet, obwohl Solon, der Gesetzgeber, es im sechsten Jahrhundert verbot. Für ihn gehörten solche Salben zum luxuriösen Lebensstil von Persien, dem Erbfeind Griechenlands.

Im sechsten Jahrhundert begann in ganz Griechenland das Abbrennen von Weihrauch auf den öffentlichen Altären. Vorher hatte man den Göttern Brandopfer von Tieren dargebracht.

Nach der «Orientalisierung» Griechenlands unter Alexander dem Großen verbreitete sich die Verwendung von Salben für das persönliche Wohlbefinden und von Weihrauch in den Tempeln noch viel stärker. Der junge Eroberer sandte selbst seinem griechischen Mitschüler Theophrast von Athen Samen und Stecklinge persischer Pflanzen. Theophrast hatte den ersten botanischen Garten geschaffen. Um die Herkunft arabischen Weihrauchs abzuklären, schickte Alexander seinen Stellvertreter Anaxikrates auf Forschungsreise nach den heutigen Ländern Jemen und Oman. Sein Bericht ist in den Schriften des Theophrast erhalten:

> Die Weihrauch- und Myrrhenbäume wachsen zum Teil in den Bergen, zum Teil auf Privatland am Fuß der Berge, so daß einige angebaut werden und andere nicht; die Berge, sagen sie, seien hoch, waldbedeckt und dem Schnee ausgesetzt, und von ihnen kommen Flüsse in die Ebene. Der Weihrauchbaum soll nicht hoch sein, nur etwa fünf Ellen, und stark verzweigt... Der Myrrhenbaum soll noch viel kleiner und buschiger sein. [2]

Anaxikrates beschrieb korrekt *Boswellia carteri*, aus dem noch heute das Olibanum gewonnen wird, das in der modernen Parfümerie so wichtig ist für die Herstellung orientalischer Mischungen. *Commiphora myrrha*, der Hauptlieferant feinster Myrrhe, wurde ebenfalls korrekt beschrieben.

Die erste Abhandlung über Parfüm war die Studie *Über Gerüche* von Theophrast. Er erstellte nicht nur ein ausführliches Inventar aller griechischen und importierten Duftstoffe, sondern behandelte auch die Methoden, mit welchen sie vom Parfümeur am kunstvollsten gemischt werden konnten. Er ging auf die verschiedenen Eigenschaften der Trägeröle ein; wie man Parfüms in Wein geben konnte, die Verwendung getrockneter Blüten und Kräuter, die Haltbarkeit parfümierter Erzeugnisse und die Eignung verschiedener Parfüms für bestimmte Seelenzustände und Gesundheitsstörungen bei Männern und Frauen. Theophrast untersuchte auch unsere Fähigkeit, Düfte wahrzunehmen, und wies auf die Ähnlichkeit zwischen Geruchs- und Geschmackssinn hin.

Alexander der Große benützte gegen Ende seines Lebens großzügig Aromatika, und nach seinem Tod wurde er auf einem gewaltigen Scheiterhaufen mit kostbaren Harzen kremiert. Seine Nachfolger verbrannten Weihrauch, um ihre Anhänger zu beeindrucken. 278 v. Chr. veranstaltete Ptolemäus II einen Festzug in Alexandria, in welchem Frauen, als Siegesgöttinnen verkleidet, drei Meter hohe Weihrauchgefäße trugen, und nach ihnen kamen Jünglinge in purpurroten Gewändern, die Weihrauch und Safran auf Schalen trugen.

Kleopatra (69–30 v. Chr.) war die letzte und schönste Vertreterin der von Alexander im Osten errichteten Dynastien. Sie stammte von den Ptolemäern ab und erfüllte sowohl das ägyptische wie das griechische Schönheitsideal. Das Schiff, auf dem sie Antonius empfing, hatte parfümierte Segel; Weihrauchgefäße umstanden ihren Thron, und sie war in das durchsichtigste Gewand gekleidet, das man sich vorstellen konnte, und hatte sich mit den feinsten Wohlgerüchen gesalbt. Ihr Traum, und der ihres Liebhabers, war es, den Osten zu einigen als Gegengewicht gegen die zunehmende Macht der Römer. Dieser Traum wurde nicht verwirklicht, aber Kleopatra, die sich als die lebende Venus gab, wurde in der klassischen Welt zum Inbegriff der Schönheit.

Rom

Obschon die Römer das östliche Mittelmeer übernahmen, blieben die griechischen Bräuche erhalten und beeinflußten Rom. Die frühe römische Kultur war rauh, aber die Etrusker (achtes bis zweites Jahrhundert v. Chr.) übten einen zivilisierenden Einfluß auf Rom aus. Die Etrusker verwende-

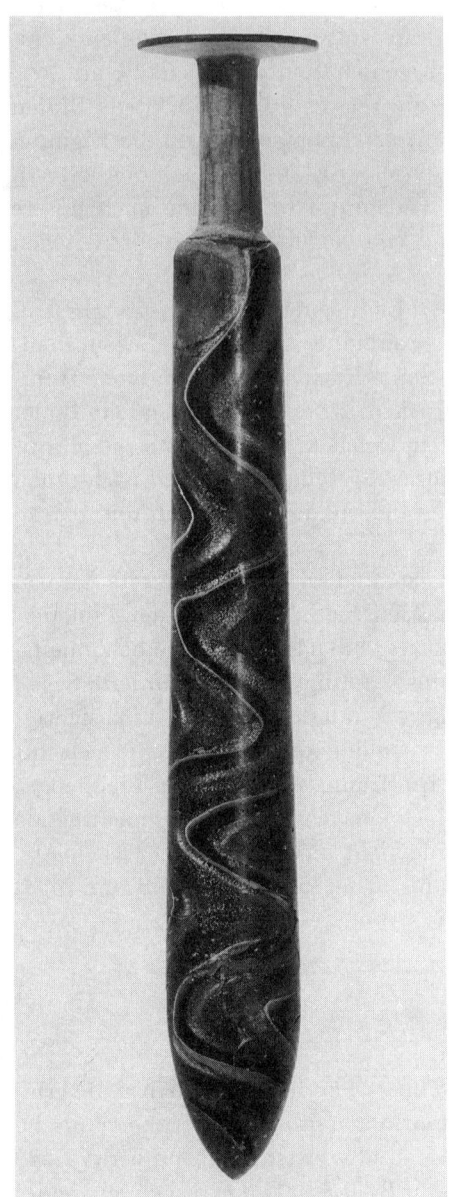

Römische Parfümflasche des ersten
Jahrhunderts unserer Zeitrechnung.
Diese elegante Flasche aus Onyx-
glas ruhte entweder auf einem Drei-
bein oder konnte im Laden des
Parfümeurs auf einem Brett mit
zylindrischen Löchern eingesteckt
werden. Nach der republikanischen
Periode wurden die Römer zu
begeisterten Parfümverbrauchern; es
kam sogar zu fiskalischen Schwierigkeiten wegen ihres enormen Ver-
brauchs von Weihrauch und Myrrhe.
Die römischen unguenta exotica
waren Aromatika auf Olivenölbasis
und wurden in Zusammenhang mit
dem Baderitual gebraucht.
Abb.: Metropolitan Museum of Art
(Schenkung von J. Pierpont Morgan,
1917).

ten die Myrte, Ginster *(Cistus junceus)*, Ladanum und Kiefer zusätzlich zu importierten Weihrauchharzen. Sie bewahrten ihre Essenzen in schönen dufthaltigen Broschen und anderem ausgehöhltem Schmuck auf. Als die römischen Kontakte mit den Etruskern wie auch mit den Phöniziern und Griechen zunahmen, griff die Verwendung von Parfüms um sich. Im zweiten Jahrhundert v. Chr. erwähnt Plautus die Einfuhr arabischen Weihrauchs zur Verwendung in Tempeln. Während der republikanischen Zeit war der Gebrauch von Parfüm beschränkt und maßvoll, aber später, zur Zeit des Imperiums, nahm eigentlicher Mißbrauch überhand. Nach dem Tod Alexanders des Großen war Parfüm in der hellenischen Welt sehr beliebt gewesen, aber die Römer gingen über alle bekannten Grenzen hinaus.

Männer und Frauen badeten wortwörtlich in Parfüm; Sklavinnen, *cosmetae* genannt, bereiteten Düfte für Frauen vor, die ihr Haar mit Taubendreck und ihre Gesichter mit Bleiweiß bleichten. Seide wurde aus dem fernen China herbeigebracht für Käufer, die für Selbstverschönerung jeden Preis bezahlten. Wir können ziemlich genau abschätzen, daß im ersten Jahrhundert n. Chr. zwischen 2500 und 3000 Tonnen Weihrauch und zwischen 450 und 600 Tonnen Myrrhe aus Südarabien verbraucht wurden[3]. Der Geschmack und die Zurückhaltung, die Theophrast gekennzeichnet hatten, waren verschwunden. Plinius verurteilte den Parfümmißbrauch seiner Zeitgenossen. An einem von Neros Festen wurde ein Gast in einem Rosenregen erstickt.

Römische Parfüms wiesen eine Anzahl von Komponenten auf: Rosen, Kalmus, Iris (die Wurzeln der *Iris germanica, var. pallida*, mit ihrem Veilchenduft, die heute noch verwendet werden), Narzisse (ursprünglich aus Anatolien und Persien), Safran, Mastixharz, Eichenmoos – alle aus Italien oder dem östlichen Mittelmeer. Das weitgespannte Handelsnetz ermöglichte auch die Einfuhr von Pfeffer, ostindischem Zimt, Kardamom, Muskat und Ingwer, Costus, Narde, Aloeholz und duftenden Gräsern aus Indien. Arabische Gummiharze ergänzten das Arsenal des Parfümeurs, wie es im Buch XII der *Historia naturalis* von Plinius beschrieben wird.

Von allen Blumen liebten die Römer am meisten die Rose. Sie schmückten sich damit bei Banketten, dekorierten ihre Häuser damit, und bei einer Siegesfeier bestreuten sie damit die Straßen. Nero verbrauchte für eine Feier für vier Millionen Sesterzen Rosen, und ein Rosalienfest wurde zu Ehren dieser Blume geschaffen. Es gab weitläufige Rosenplantagen auf der kampanischen Ebene, aber der Bedarf nach Rosen war so groß, daß man auch in Ägypten Rosen kultivierte.

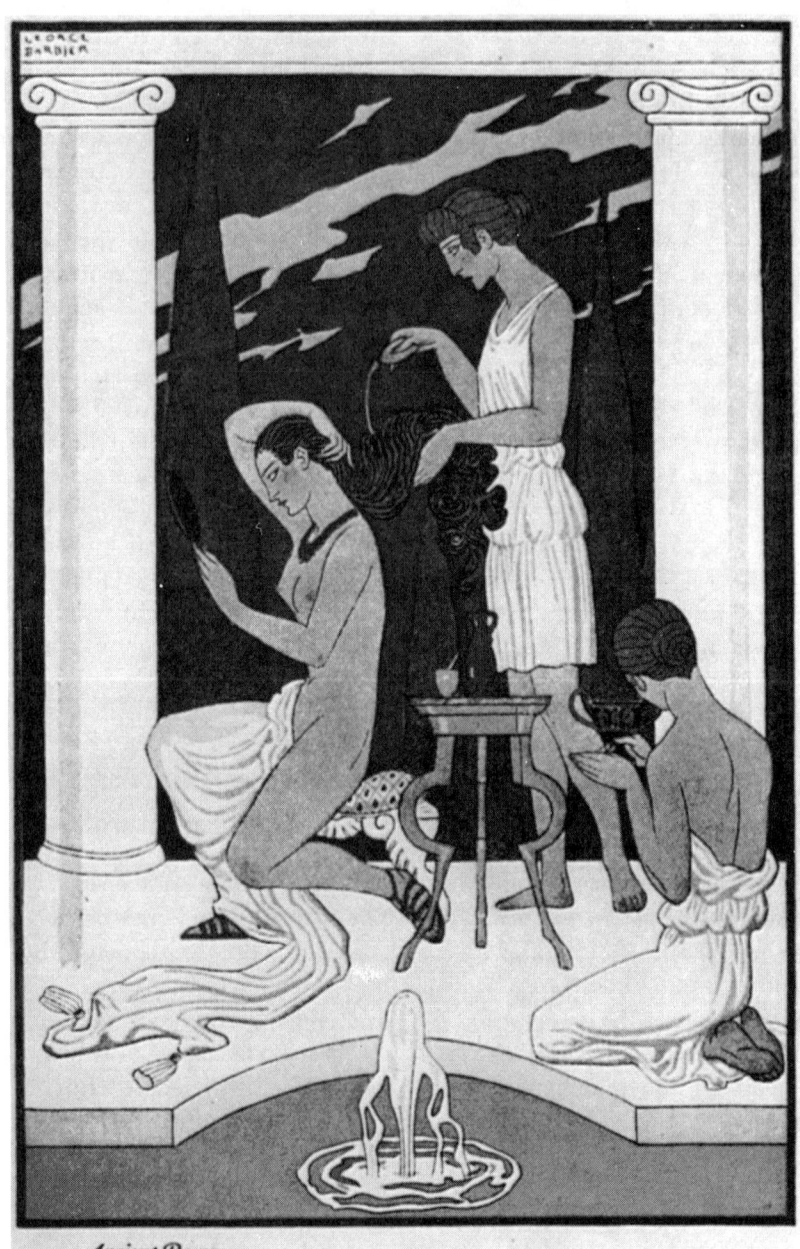

So stellt sich der Künstler George Barbier die soins de beauté *im alten Rom vor.
Gebadet wurde täglich, und nachher ließ man sich stets mit parfümierten Kosmetika salben.*

Weihrauch, das beliebteste aller
Gummiharze, wird vom Stamm
der Boswellia carteri *und ähn-*
lichen Arten ausgeschwitzt.
Das Land, in dem diese Pflanze
wuchs, wurde von den Römern
Arabia Felix, *Gesegnetes Ara-*
bien, genannt: das heutige
Oman und Jemen.

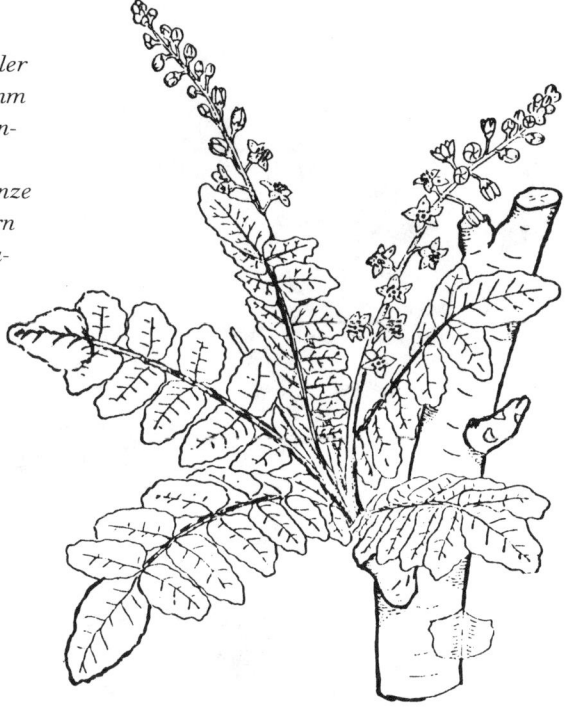

Die Parfümmacher, *aromatarii,* verkauften Pomaden in *buccheri* aus rotem Ton und Wein in *amphorae.* Diese Produkte fanden vor allem Anwendung in den berühmten römischen Bädern. Die Römer waren äußerst rein-
lich, liebten an sich Parfüms und brauchten keine Körpergerüche damit zu
verdecken. Der Brauch des Gemeinschaftsbades um der Gesellschaft und
Entspannung willen wurde von den Arabern übernommen, die die Römer
in Syrien, Ägypten und Mesopotamien ablösten.

Wenn auch die Römer zur Zeit des römischen Weltreichs mit Parfüm
übertrieben, so gingen daraus doch große Leistungen hervor. Der große
Parfümverbrauch führte zur Öffnung schwieriger Handelswege nach Arabien, Indien und sogar China; der Bedarf an Parfümflaschen förderte unerwartet die Herstellung von Glas, und das Interesse für Sinnlichkeit fand in-
telligenten Ausdruck in den Schriften des Plinius und der großen Ärzte
Galen und Celsus.

Zwar lenkte das Christentum später die Römer wirksam von der Sinnlichkeit ab. Aber es war dennoch der politische und wirtschaftliche Zusam-
menbruch des Imperiums, der die größte Parfümseligkeit der Geschichte
der Aromatika zu einem abrupten Ende brachte.

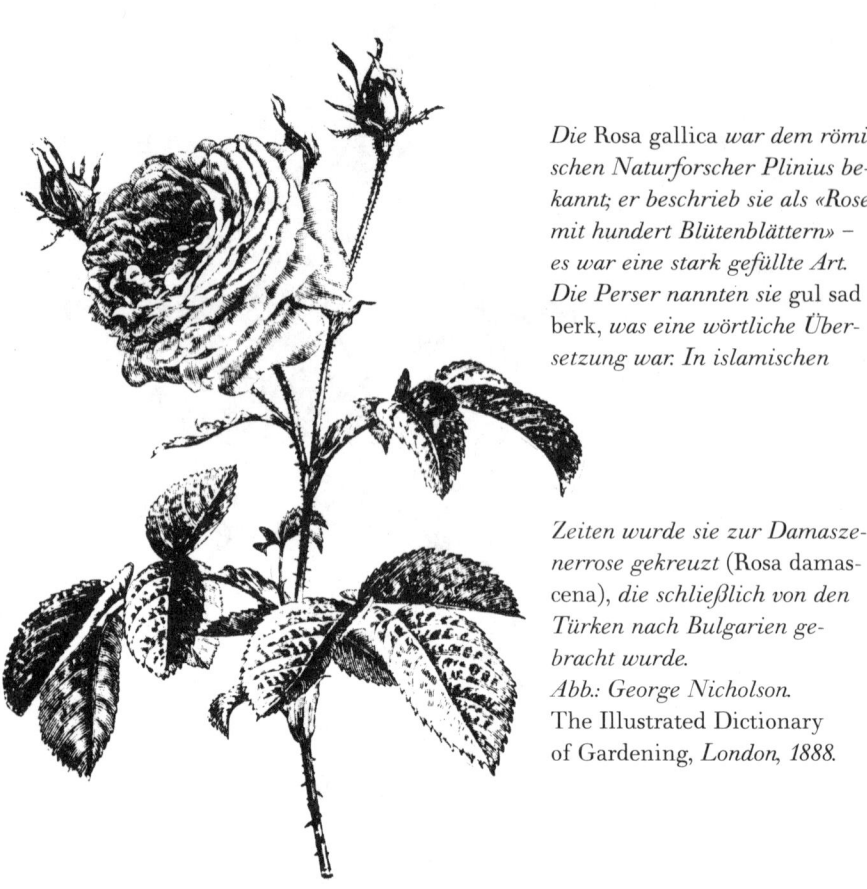

Die Rosa gallica *war dem römischen Naturforscher Plinius bekannt; er beschrieb sie als «Rose mit hundert Blütenblättern» – es war eine stark gefüllte Art. Die Perser nannten sie* gul sad berk, *was eine wörtliche Übersetzung war. In islamischen*

Zeiten wurde sie zur Damaszenerrose gekreuzt (Rosa damascena), *die schließlich von den Türken nach Bulgarien gebracht wurde.*
Abb.: George Nicholson.
The Illustrated Dictionary
of Gardening, *London, 1888.*

Ehe wir die römische Zeit ganz verlassen, müssen wir von einer «Untergrund-Bewegung» sprechen, die außerhalb des offiziellen Lebens verlief und zwei der wichtigsten Faktoren in der Parfümherstellung betraf: den Aufstieg der Alchimie und die Verwendung des Destilliergeräts. Im zweiten Jahrhundert n. Chr. war Alexandria zum Schnittpunkt aller großen Kulturen der Antike geworden: der ägyptischen, der römischen, der griechischen, der jüdischen, der syrischen und der persischen.

Unter diesen Gruppen hatte eine große intellektuelle Gärung eingesetzt. Die Römer hatten den Glauben an ihre Götter verloren; deren Schwächen waren zum Thema der Satiriker geworden, staatliche Kulte waren formell und leer. Vom ersten Jahrhundert an bis und mit dem vierten setzte eine religiöse Wiederbelebung ein, die sich intensiv mit *soteria*, persönlicher Errettung, befaßte. Das Christentum, der Gnostizismus, die Geheimlehren und der Stoizismus suchten Befreiung von den Grenzen, die die klassische Welt gesetzt hatte. Die Alchimie entstand aus dieser Unruhe.[4]

Die Philosophie der Alchimisten beruhte auf der Überzeugung, daß sich der Funke der Göttlichkeit in der Materie entdecken lasse. Sie erhitzten pflanzliche und mineralische Substanzen in Wasserbädern und Destillierapparaten in der Hoffnung, ihnen den ewigen göttlichen Geist *(pneuma)* entlocken zu können. Die ätherischen Öle, die aus einer Mischung von Wasser und Pflanzen stammten, waren ein Beispiel für diesen Geist. Ätherische Öle, die den Alchimisten ewige Substanzen zu sein schienen, und der Alkohol waren Erzeugnisse des Destillierapparats; das war ihr Beitrag zur Wissenschaft der Chemie. Die Aufzeichnungen der Alchimisten geben an, daß die Erfinderin des ersten echten Destillierapparates Maria die Jüdin (Maria Prophetissima) gewesen sei – fast nichts ist über sie bekannt.

Die Alchimie wurzelt tief in der ägyptischen Handwerkertradition. Der Begriff «Tinktur» stammt aus der Färberei; der Ofen war der *phournos* des Bäckers, und Metallurgie, Schmuckherstellung, Glas- und Keramikkunst gehörten zu den Wissensgebieten dieser Chemiker. In einem alchimistischen Text des zweiten Jahrhunderts, dessen Verfasser unbekannt ist – in *Die Goldmacherkunst der Kleopatra* – finden wir zweifelsfrei das Diagramm eines Destillierapparates, und viele Hinweise deuten darauf hin, daß die Grundlagen der Destillation bekannt waren.

Die Maxime der Alchimisten war, «Körperliches zu sublimieren und Geistiges zu verkörperlichen»[5]. Im Destillierapparat erhoben sich Dämpfe aus der Mischung von Pflanzenmaterial und Wasser und kondensierten an der Innenoberfläche des Helms. Dann rieselten sie langsam das Ausflußrohr entlang und sammelten sich in einer Flasche. Die Öle in der Pflanze («körperlich») waren sublimiert, dann kondensiert («verkörperlicht») und gesammelt.

Zuerst waren Parfümöle fast ausschließlich das Resultat der Destillierung von pflanzlichem Material, aber später, als der Kondensator verbessert wurde (im Mittelalter), wurde aus dem Verfahren auch Alkohol gewonnen. In Alexandria beschäftigten sich Generationen mit den Anwendungen der Destilliertechnik: während der spätrömischen, christlichen und byzantinischen Zeit. Darunter finden wir Hermes Trismegistos (woher der Ausdruck «hermetisch versiegelt» kommt), den Perser Ostanes, Kleopatra (nicht die Königin), Isis, Zosimus und seine Gefährtin Theosebeia, Christianus und Theodorus, Verfasser des *Corpus Hermeticum*, der Sammlung

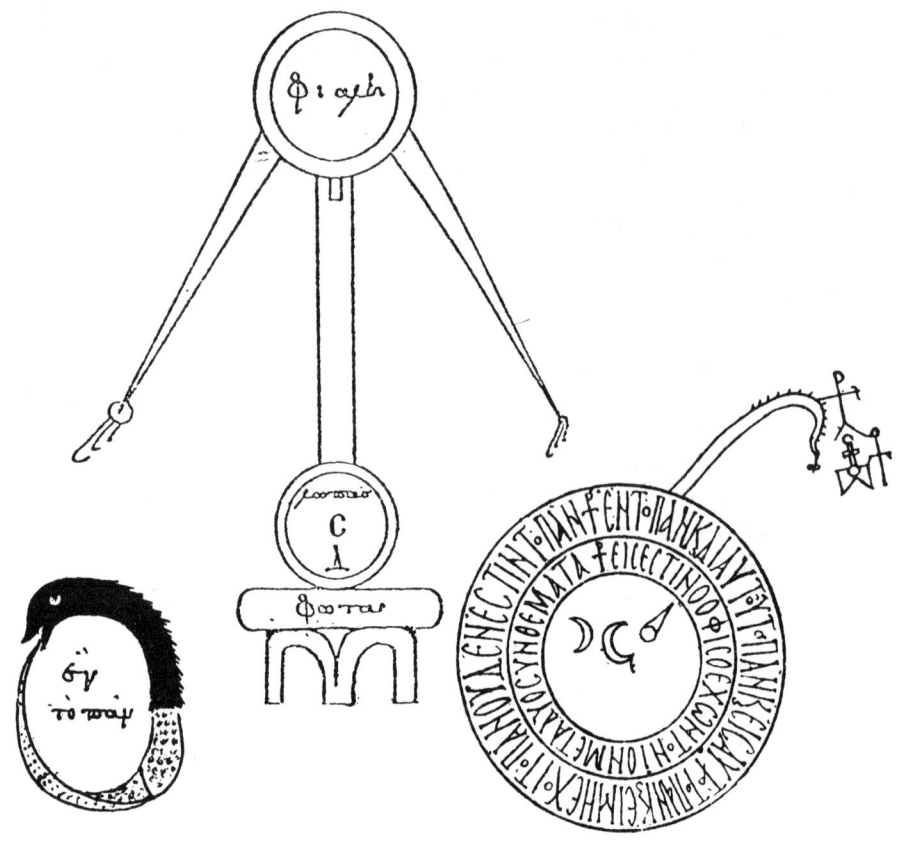

Die erste Darstellung eines Destillierapparates, aus Die Goldmacherkunst der Kleopatra, *einem aus Alexandria stammenden Text des ersten oder zweiten Jahrhunderts. In diesem Text wird die Erfindung des wichtigsten Werkzeugs des Parfümeurs einer Maria Prophetissima oder Maria der Jüdin zugeschrieben. Das Gerät ist zwar ungewöhnlich, denn es besitzt zwei Ausflußröhren statt des üblichen Schwanenhalses, aber es ist eindeutig ein echter Destillierapparat; die Wärmequelle ist zuunterst, es ist ein Gefäß für die Grundsubstanz da, ein Kondensierhelm (griechisch* Phiale) *und die zwei Rohre, durch die das Kondensat herauskommt. Unten im Bild beißt sich die kosmische Schlange in den Schwanz; sie umschlingt den alchimistischen Glaubenssatz «Alles ist eins». Der Kreis daneben verkündet «Zur Einheit streben alle Phänomena».*

der Schriften dieser inspirierten Chemiker. Diese Sammlung war angelegt worden, nachdem Alexandria im siebten Jahrhundert an die Araber gefallen war – der Islam vernichtete den wissenschaftlichen Geist nicht, wenn er ihn antraf.

Die arabische Welt

Wir aus dem Westen sind so sehr an die Vorstellung vom «dunklen Mittelalter» gewöhnt, daß es uns schwer fällt zu begreifen, daß viele der «verloren»gegebenen Künste und Wissenschaften im Osten nie verloren waren. Byzanz behielt die Sprache, Kultur und Institutionen Konstantins des Großen bis 1453 n. Chr. Aber das eigentliche «fehlende Glied», das die Antike und die moderne Welt verbindet, ist der Islam, der die Gelehrsamkeit und Technologie der griechisch-römischen Welt auf sich zog und sie über einen großen Teil Asiens, Nordafrika und Südeuropa verbreitete. Die Rolle des Islams wird unterschätzt, weil wir annehmen, daß der Rest der Welt, wenn Europa durch ein dunkles Zeitalter ging, es wohl auch tat, – eine Folge unserer Verachtung für die arabische Kultur, die noch aus den Zeiten der Kreuzzüge stammt. Wer Parfümerie und Apothekerkunst studiert, kann es sich nicht leisten, die islamische Kultur beiseitezulassen. Wir müssen uns vergegenwärtigen, daß die Techniker der Renaissance nicht einfach römisches Wissen und römische Methoden ausgruben, sondern vom Beitrag profitierten, den die islamische Welt im dazwischenliegenden Jahrtausend geleistet hatte.

Sehr erstaunlich ist, wie schnell sich der Islam über das östliche und südliche Mittelmeer verbreitete. 732, ein Jahrhundert nach dem Tod Mohammeds, waren Völker von Marokko bis Turkestan in einer gemeinsamen Religion und Sprache und einem gemeinsamen Handelsnetz miteinander verbunden. Der Islam lehrte, die Menschen seien Brüder, was das Geben und Nehmen des Handels sehr erleichterte. Er berücksichtigte auch die Bedürfnisse des Handels, denn der Prophet stammte selber aus einem kaufmännischen Milieu. Mekka war einer der wichtigsten Rastorte der Karawanen aus den Weihrauchländern in Südarabien. Dem Los des Bauern widerfuhr nicht immer Gerechtigkeit, dem Los des Kaufmanns aber stets. Im Gegensatz zum Christentum war der Islam verhältnismäßig tolerant gegenüber den Annehmlichkeiten des Lebens. Von Mohammed heißt es, er habe vor allem Frauen, Kinder und Parfüm geliebt.

Alexandria war die größte Stadt Ägyptens; ihre Kultur ging sowohl auf ägyptisches als auch auf hellenisches Gut zurück. Es bewachte den Weg nach Nordafrika, und von seinem Hafen kamen unzählige Luxuswaren und das Korn, das das neue Rom in Byzanz nährte. Aus diesen Gründen befahl Omar, einer der ersten Kalifen, Amir-ibn-al-As, diese große Stadt zu erobern. Amir reiste vom Jordan aus westwärts und griff Alexandria mit einem Heer von zwanzigtausend Reitern an. Am 8. November 641 hatte er es erobert und mit dem koptischen Bischof einen Frieden ausgehandelt, um das Leben der Bewohner zu schonen. Es gab keine allgemeine Verbrennung der Bibliotheken, wie oft berichtet wird, und die Christen und Juden mußten sich nicht zum Islam bekennen, nur eine Kopfsteuer bezahlen. Amir schuf die Grundlagen für ein Handelswachstum, indem er den alten Pharaonenkanal, der das Niltal und das Rote Meer verband, ausräumte, eine Arbeit, die seit den Zeiten des Kaisers Trajan unterblieben war. Vordergründig wurde das getan, um die Pilgerfahrt nach Mekka zu erleichtern, aber auch für den Handel war es günstig.

Die arabischen Streitmächte eroberten auch Damaskus in Syrien. Kurz darauf begannen nestorianische Christen mit der Arbeit, die Werke des klassischen Griechenlands und Roms ins Arabische zu übersetzen. Viele der Annehmlichkeiten des römischen Lebens wurden einfach ins moslemische Leben übernommen, besonders das Bad, die *thermae*, die zu *hamman* wurden. 750 wurde eine neue, geplante Stadt, Bagdad, «Stadt der Gärten», zum Zentrum der islamischen Kultur. Dieses Zentrum der städtischen Abbasiden-Dynastie lag zwischen dem «Westmeer», dem Mittelmeer, und dem «Ostmeer», dem Indischen Ozean; es war ein Magnet für die Handelswaren aus Marokko und dem Fernen Osten.

Arabische Leistungen

Die Schriften von Dioskurides, Galen, Plinius und Zosimus wurden für die aufblühende arabische Welt in Edessa in Syrien und in Misibis im Irak übersetzt. Als diese medizinischen, botanischen und alchimistischen Klassiker zugänglich waren, dauerte es nicht lange, bis sie das rein islamische Wissen befeuerten. Ar-Razi (ca. 850 bis ca. 924), ein Kräuterkundiger und Arzt, war einer der größten Alchimisten der arabischen Welt. Ein weiterer war Jabir ibn Hayyan, im Westen als Geber bekannt, der eine Enzyklopädie allen Wissens hinterließ, die *summa perfectionis*, worin mehrere Kapitel über die Destillation enthalten sind. Sowohl die Destillation mit Wasser als auch die trockene Destillation werden behandelt. Man weiß nicht sicher, ob der Name Jabir derjenige eines Mannes ist, oder, was wahrscheinlicher ist, eine Gruppe von in Bagdad arbeitenden Alchimisten und Naturwissenschaftlern repräsentiert.

Yakub al-Kindi (803–870) hinterließ ein Werk mit dem Titel *Das Buch der Parfümherstellung und der Destillation (Kitah Kimiya' al-'Itr wa'l-Tas'idat)*, darin behandelte er die Destillation von Moschus und von verschiedenen Arten von Balsam; er beschrieb auch die Herstellung von Rosenwasser.

Ibn-Sina (980–1037) war ein Philosoph, dessen Experimente ihn zum «Prinzen der Apotheker» machten. Rosenwasser setzte er zur Heilung von Darmkrankheiten ein. Dieser Gelehrte, den der Westen unter dem Namen Avicenna kennt, verlangte eine rationale Betrachtung der alchimistischen Verwandlungen: «Was die Behauptungen der Alchimisten angeht, so ist doch klar, daß es nicht in ihrer Macht lag, echte Verwandlungen der Arten zu bewirken. Die Grundnatur bleibt unverändert.»[6] Das Öl, das in der Pflanze gewesen war, erschien im Kondenser; die Hitze hatte kein neues Wesen geschaffen, wie manche glaubten.

Ein Spanier, ibn-al'Awwam von Sevilla, hinterließ im zwölften Jahrhundert eine *Abhandlung über die Landwirtschaft (al-Filahah)*, die die Bedürfnisse von über fünfhundert Pflanzenarten erklärte und Anweisungen zum Pfropfen und Düngen gab. Er studierte die Rosenzucht und stellte fest, daß in Spanien weiße Rosen vierzig bis fünfzig Petalen hatten, rote aber einhundert; er erwähnte auch die Vorgänger von *Rosa alba* und *Rosa damascena*. Ein weiterer Spanier, 'Abdullah ibn-al-Baytar († 1248), bereiste die ganze islamische Welt und hinterließ eine *Materia medica* mit vierzehnhundert Artikeln, die ein Inventar der nützlichen Eigenschaften des Pflanzenreichtums enthielt, der durch ein drei Kontinente umspannendes Handelsnetz zugänglich geworden war.

Die Araber bereicherten nicht nur die Literatur, sondern ihre Techniker führten praktische Verbesserungen der Destillation ein. Der «Mohrenkopf»-Kühler auf dem Destillierapparat glich immer noch einem Turban. Er war mit kaltem Wasser gefüllt; das war ein erster Versuch, die Luftkühlung durch Wasserkühlung zu ersetzen. Wahrscheinlich stammte das Verfahren aus China, aber der Westen hatte es durch die Araber kennengelernt. Wiegen wurde wichtig, und die Apothekerkunst wurde als Kunst des «mizan», der Waage, bekannt. Die Araber bereicherten die Labortechnik mit der Filtrierung (vom Filz, *feltre*, der Zentralasier, die vom Islam allmählich erfaßt wurden). Man machte Destillationsversuche mit anorganischen Verbindungen wie Zinnober (Quecksilbersulfid), Rauschrot (Arsensulfide), Naphta und anderen Petrolbestandteilen. Die Glasgefäße wurden verbessert, einschließlich der Bestandteile, die der Hitze der Destillation standhalten mußten. Eine weitere, sehr bedeutende Erfindung war die Herstellung wirklicher Seife. Bis zum achten Jahrhundert hatten die Araber gelernt, Wasser durch eine Mischung von Holzasche und Ätzkalk zu leiten, und lösten somit das Problem, Natron für die Herstellung fester Seifen zu kaustifizieren.

Es gab ein sehr wichtiges industrielles Verfahren, das sich diesen Technikern entzog: das war die Gewinnung von Äthylalkohol aus Wein. Die Siedepunkte der ätherischen Öle sind viel höher als derjenige von Wasser, und die Kühlung der Dämpfe ist nicht von so entscheidender Bedeutung wie diejenige von Alkoholdämpfen. Die Protochemiker des Islams versuchten alles Mögliche, um über diesen schwierigen Punkt hinwegzukommen, aber sie brachten es niemals fertig, eine größere Menge von Alkohol zu gewinnen, weil sie kein taugliches Kühlsystem entwickelt hatten.

Die Errichtung von Handelswegen über Tausende von Kilometern war eine weitere praktische Leistung der arabischen Welt. Produzentenländer wie etwa Indien, die mit der alten griechisch-römischen Welt nur magere Verbindungen gehabt hatten, wurden in den stetigen Handel mit den Mittelmeerländern einbezogen. Andere Gegenden, zum Beispiel die Inseln, die heute Indonesien heißen, und die Ostküste Chinas, die nie Kontakt mit der Mittelmeergegend gehabt hatten, wurden bald in diese Kaufmanns-Zivilisation eingebunden. Nebengewinne solcher Verbindungen waren die Übernahme des Zahlensystems und der Zahlzeichen der Hindus – es war dem umständlichen römischen System weit überlegen –, der Gebrauch von Papier und Papiergeld, und der Kompaß, eine weitere chinesische Neuerung, die die Araber benutzten und an andere Kulturen weitergaben.

Arabische Händler erreichten Indien um 700 herum und errichteten in den größeren Städten der Westküste Handelssitze. Bald drangen sie in den malaiischen Archipel vor, wo Muskatnuß, Muskatblüte und Gewürznelken angebaut wurden. Im Jahr 800 hatten Händler aus Persien Kanton erreicht, und in den darauffolgenden Jahren wurden sie so zahlreich, daß für sie Moscheen errichtet werden mußten. Über Land verband die Seidenstraße Persien mit Ch'ang-an, heute Sian, und chinesischer Muskat, chinesische Seide wanderten nach Westen.

Gegen Norden drang der arabische Handel in die Steppe vor, und im Westen wurden Sizilien, Spanien und der Maghreb (Nordafrika) angeschlossen. Südlich gab es weit der afrikanischen Ostküste entlang Karawanen, die nach Sklaven, Ebenholz und Ambra suchten. Ob auf Kamelen oder Meerschiffen spielten Erzeugnisse vom Atlantik bis zum Pazifik ihre Rolle in einem gewaltigen Handelsnetz.

Natürlich war dieses System nicht immer harmonisch. 1055 überfielen türkische Seldschuken Bagdad und unterbrachen damit die Überlandrouten. Die Mongolen zerstörten die Gegend so gründlich, daß dieses einst kosmopolitische Zentrum im dreizehnten Jahrhundert zur Bedeutungslosigkeit herabgesunken war; Kairo und Alexandria lösten es als *entrepôts* ab. Waren von den Gewürzinseln und von Indien konnten die Mongolen umgehen und erreichten Ägypten über den Indischen Ozean und das Rote Meer. Der gewaltige Handel mit China endete abrupt, als die Ming-Dynastie gegen Ende des fünfzehnten Jahrhunderts eine isolationistische Politik einschlug. In diesem Jahrhundert beendete Europa seine lange Abgeschiedenheit und schloß sich dem Gewürzhandel an.

Welche Aromatika wurden zur Zeit des Höhepunkts des islamischen Handels geliefert? Das Wort «Gewürze» bezeichnete alles, was wenig Platz einnahm und großen Wert hatte; das waren zum großen Teil wirkliche Gewürze, aber auch Medikamente nannte man «Gewürze». Ein Dokument von Amr ibn-Bahr (al-Jahiz, † 864 oder 869) aus Basra führt Weihrauch aus Jemen auf, Balsam aus Ägypten, Safran und gewürzte Sirupe aus Isfahan, Kreuzkümmel aus Kirman, Jasminsalbe aus Fars, Sandelholz aus Indien und Kassie aus China. Außerdem waren parfümierte Handschuhe ein wichtiger Handelsartikel, und Zucker wurde als kostbare Ware verkauft, entweder rein oder als mit Rosen und Veilchen parfümierte Sirupe.

Gummiharz wurde aus Chios (Ägäische Inseln) eingeführt, Ambra und Zibet aus Äthiopien, Agarholz aus Indien und Burma, Zimt, Pfeffer, Ingwer und Gewürznelken aus Ostindien. Kampfer kam aus Szetschuan in Westchina oder von den Küstenstädten Hangchou, Chüan-chou (dem Zayton Marco Polos) und von Kanton. Moschus kam entweder aus Szetschuan oder dem Tibet.

Ein Buch aus dem neunten Jahrhundert, *Die Schönheit des Handels*, gibt dem arabischen Kaufmann folgende Ratschläge:

Der Gewürzhändler muß die verschiedenen Drogen, Heilmittel, Tränke und Parfüms kennen, ihre guten und schlechten Sorten und auch die Fälschungen. Er muß wissen, welche Waren sich rasch verändern und verderben und welche nicht, und mit welchen Mitteln man sie konservieren und wiederherstellen kann. Und schließlich muß er die Zusammensetzung von Latwergen und Heiltränken, von Pulvern und Drogen kennen... Ein solcher Händler braucht Vorausinformation über die Beschaffenheit der Ware am Verkaufsort und im Ursprungsland, ob große oder kleine Mengen vorhanden sind, ob sie billig oder teuer sind, ob die Geschäfte blühen und in erfreulichem Zustand oder ob sie zurückgegangen und armselig sind, ob die Importwege abgeschnitten oder sicher sind. Er muß versuchen, das Wissen über all dies durch Erkundigungen und durch genaue Befragungen der Karawanen zu erlangen.[7]

Die Düfte Arabiens

Von allen Aromatika in der Schatzkammer Arabiens stehen Moschus und Rosenwasser an erster Stelle. Reisende haben beschrieben, wie Moschus in den Mörtel von Moscheen gemischt wurde, damit, sobald Sonnenstrahlen auf die Gebäude fielen, ihnen ein sanfter Duft entströmte. Firdausi, ein großer persischer Dichter, erklärte, Moschus sei das Parfüm der Huris im Paradies.

Aber die persischen Dichter, vor allem Hafiz und Saadi, fanden noch schönere Worte zum Preis der Rose, – *der* Blume der arabischen Kultur. Saadis größtes Gedicht ist der *Gulistan,* der «Rosengarten»; die Sufis empfahlen die Meditation in einem Rosengarten, und das Bild eines solchen Gartens ist das häufigste Thema in persischen Teppichen und Miniaturen.

Diese Blüte, in einen Destillationsapparat gelegt, ergibt Rosenöl. Die Rose ist einzigartig in ihrer Fähigkeit, die beträchtliche Hitze der Destillation auszuhalten; die meisten Blüten, zum Beispiel Jasmin, Geißblatt, Veilchen und Hyazinthe, gäben bei der Destillierung keine Essenzen ab. Einzigartig ist auch ihre hohe Löslichkeit im Wasser. Die meisten Öle mischen sich nicht mit Wasser, aber vom Rosenöl bleibt genug im Destillationswasser, um ihm einen deutlichen Rosengeruch und -geschmack zu verleihen. Bis ins siebzehnte Jahrhundert nannten die arabischen Parfümeure sowohl Rosenwasser als auch reines Rosenöl «Rosenattar».

Nach Ibn Khaldun war Farsistan im Süd-Iran eines der wichtigsten Erzeugungszentren von Rosenöl; es hatte dem Kalifen in Bagdad jährlich dreißigtausend Flaschen abzuliefern. Al-Dimashqi beschrieb ein weiteres Zentrum in Syrien, ein Grasse des dreizehnten Jahrhunderts, das wegen der Klarheit seiner Luft, seiner vielen Blumen und Früchte und vor allem wegen des dort hergestellten Rosenparfüms als *al-Munazzah* (das Unver-

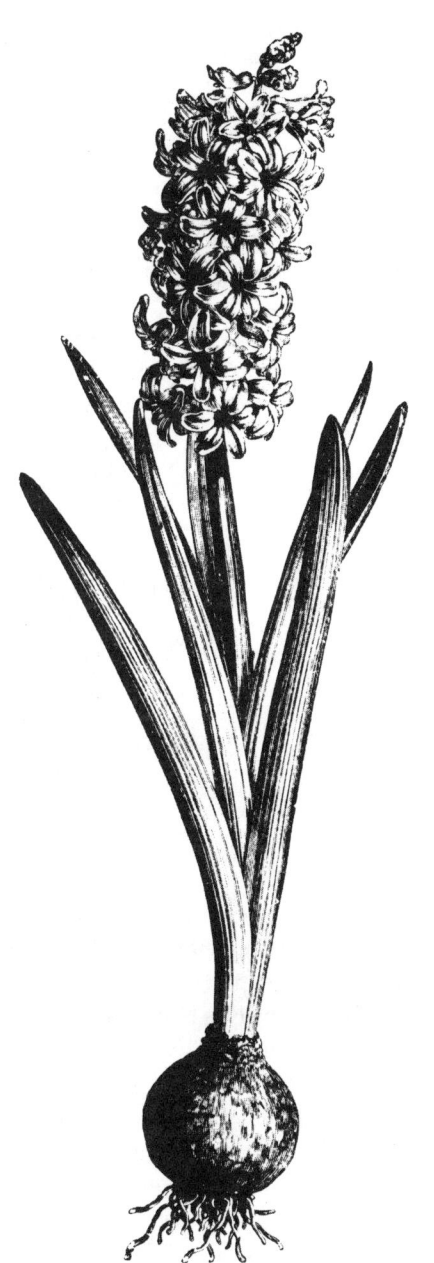

Der betäubende Duft der Hyazinthe
(Hyacinthus orientalis) *wird in persischen
Gedichten oft erwähnt. Die Pflanze ver-
breitete sich in Europa, als im siebzehnten
Jahrhundert das Blumenzwiebeln-Fieber
ausbrach. Sie war die Lieblingsblume der
Madame de Pompadour. Das reine
Hyazinthenöl besitzt die Süße der Blüte
mit einer scharfen grünen Note.*
Abb.: George Nicholson, The Illustrated
Dictionary of Gardening, *London, 1888.*

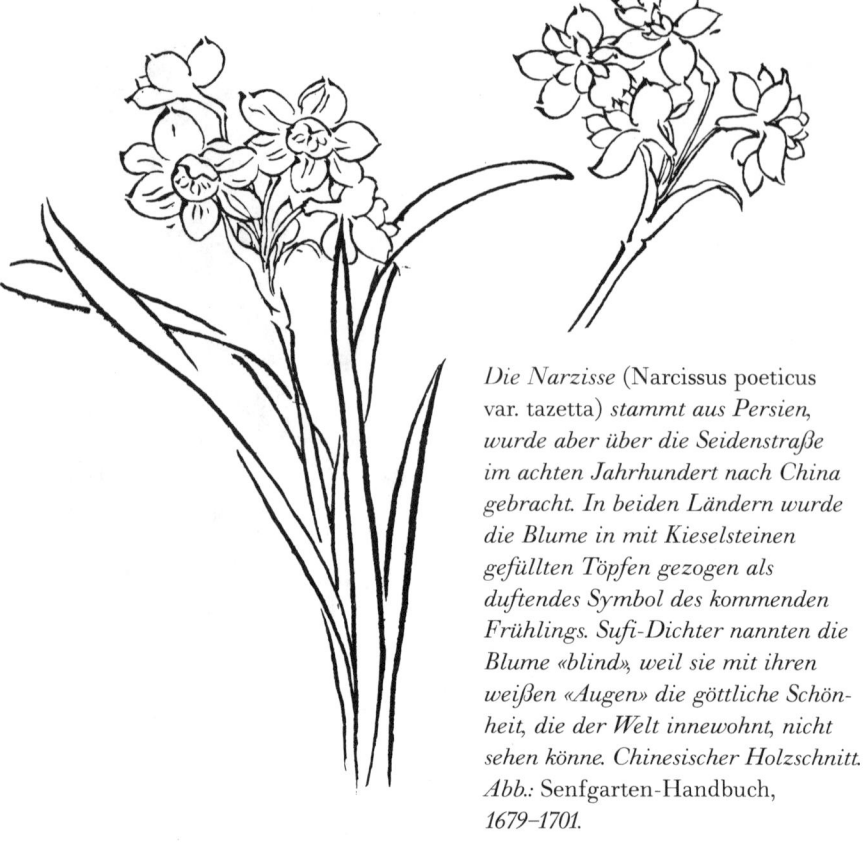

Die Narzisse (Narcissus poeticus var. tazetta) *stammt aus Persien, wurde aber über die Seidenstraße im achten Jahrhundert nach China gebracht. In beiden Ländern wurde die Blume in mit Kieselsteinen gefüllten Töpfen gezogen als duftendes Symbol des kommenden Frühlings. Sufi-Dichter nannten die Blume «blind», weil sie mit ihren weißen «Augen» die göttliche Schönheit, die der Welt innewohnt, nicht sehen könne. Chinesischer Holzschnitt. Abb.:* Senfgarten-Handbuch, *1679–1701.*

gleichliche) bekannt war. Komplizierte Mehrfach-Anlagen von Destillier-apparaten brachten das Parfüm hervor, das dann nach Indien, dem Maghreb und China exportiert wurde.

Die islamische Höflichkeit schrieb vor, einen Gast mit Rosenwasser aus einer langen Flasche, die *gulabdan* hieß, zu besprengen. Es wurde auch zum Verfeinern von Sorbet (aus dem persischen *sharbat)* und Leckereien wie *lockoum* (Geleefrüchten) verwendet.

Rosenöl diente zum Parfümieren von Handschuhen, eine der orientalischen Luxusgewohnheiten, die die Kreuzfahrer mit nach Hause zu nehmen versuchten, genau wie die amerikanischen Infanteristen 1918 bestrebt waren, französische Parfüms heimzunehmen. Der große Saladin benutzte

Rosenwasser, um die Omar-Moschee in Jerusalem zu reinigen, die er 1187 von den Christen zurückerobert hatte. Mohammed II wandte dasselbe Ritual an, als er nach dem Fall von Konstantinopel 1453 die Kirche der Hagia Sophia zur Moschee umwandelte.

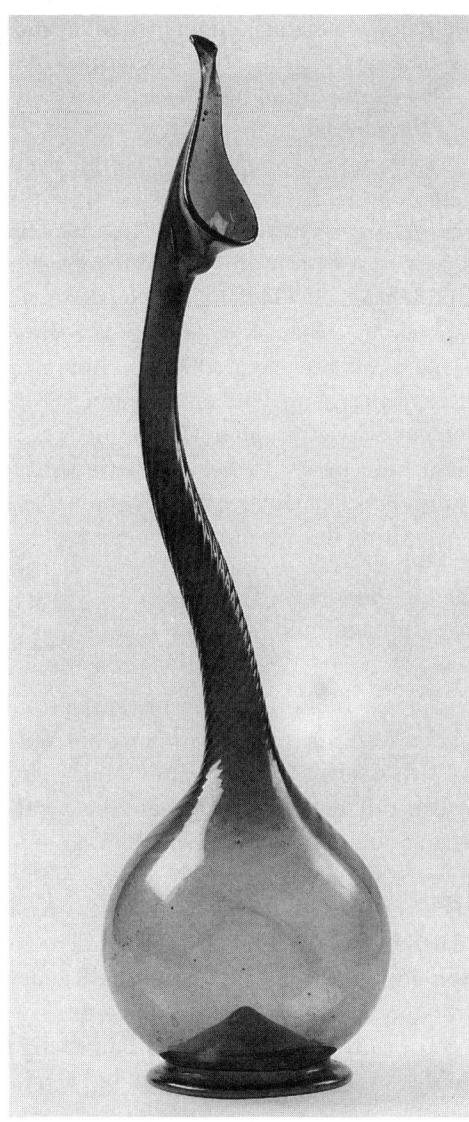

Persisches Gefäß aus blauem Glas zum Versprengen von Rosenwasser, siebzehntes Jahrhundert. Die Rose war die erste Blüte, die destilliert wurde, und das wunderbare Rosenöl, das so entstand, wurde zu einem wichtigen Teil der islamischen Zivilisation. In Persien besprengte man Gäste mit diesem Duft aus einem schmal zulaufenden gulabdan wie diesem. Die meisten Öle scheiden sich leicht vom Destillierwasser, aber vom Rosenöl bleibt noch etwas zurück, und so heißt «Rosenattar» im islamischen Schrifttum sowohl reines Öl wie auch Rosenwasser. Abb.: Metropolitan Museum of Art (Schenkung von J. Pierpont Morgan, 1917).

Es war ein türkischer Kaufmann, der in der osmanischen Provinz Ost-Rumelia (heute Bulgarien) den Rosenanbau einführte; daraus wurde die größte Rosenplantage der Welt. Der islamische Einfluß ist inzwischen aus dieser Gegend ganz verschwunden, aber ein paar schöne Erinnerungen sind geblieben. Heute ist das Tal Kazanluk mit blühenden roten Damaszenerrosen gefüllt und gesäumt von der widerstandsfähigeren weißen *rosa alba*. Selbst der Name *damascena* erinnert an die erste Hauptstadt des Islams. Das spanische Wort für dieselbe Blume ruft ein anderes großes Zentrum des Islams zurück: *la rosa de Alejandria*.

In keiner anderen Kultur blühten Blumen so stark in der Gefühlswelt wie im Islam. Weil sie so schön waren und so gut dufteten, wurden sie für die Sufis zum Symbol des höchsten geistigen Aufstiegs. Die Rose hauche mit ihrem Duft «Allah, Allah», sagte Yunus Emre, ein großer anatolischer Mystiker. Der Perser Kamal Khojandi schrieb ein Gedicht, das von den Lippen einer Rose kommt und worin sie erklärt: «Mein Körper ist ganz Seele / Ich bin ganz Geist, wie Jesus.»[8] Andere Dichter verglichen die Rose mit Salomo, der von seinem Smaragdthron aus regiere. Und eine weitere Überlieferung besagt, die Rose sei aus einem Schweißtropfen Mohammeds entstanden, als er auf al-Burak, seinem halb menschlichen, halb tierischen Lasttier, zum Himmel aufstieg. Ein islamischer Dichter der jüngeren Zeit, Muhammed Iqbal, hat eine alte Vorstellung des Islam wiederbelebt:

Im Zustand der Einheit sind alle Einzelwesen der Welt eins.
Alle Blütenblätter der Rose sind zusammen eins.[9]

Die Narzisse, mit ihrem weißen «Auge», diente als Belehrung, man solle gegenüber der göttlichen Glorie in der Welt nicht blind sein, und das Veilchen zeigte die Anbetung, indem es sich wie der Gläubige im Hof der Moschee betend beugte. Von Hafiz wird erzählt, er sei imstande gewesen, an allen Brotläden im Basar vorbeizugehen und seinen letzten Groschen für eine Hyazinthe auszugeben, um «seine Seele zu nähren».

Aber die arabische Welt hatte auch prosaischere Verwendungen für Aromatika. Wenn man in der Wüste das Zelt eines Arabers betrat, wurden ein paar Weihrauchkörner über die Kohlenpfanne gestreut, damit die Kleider von seinem kühlen, harzigen Duft durchtränkt wurden. In Städten wie Bagdad, Damaskus und Isfahan gab es für denselben Ritus langstielige Pfannen aus schön geschmiedetem Messing. Auch bei Geburten und Hochzeiten wurde Weihrauch abgebrannt.

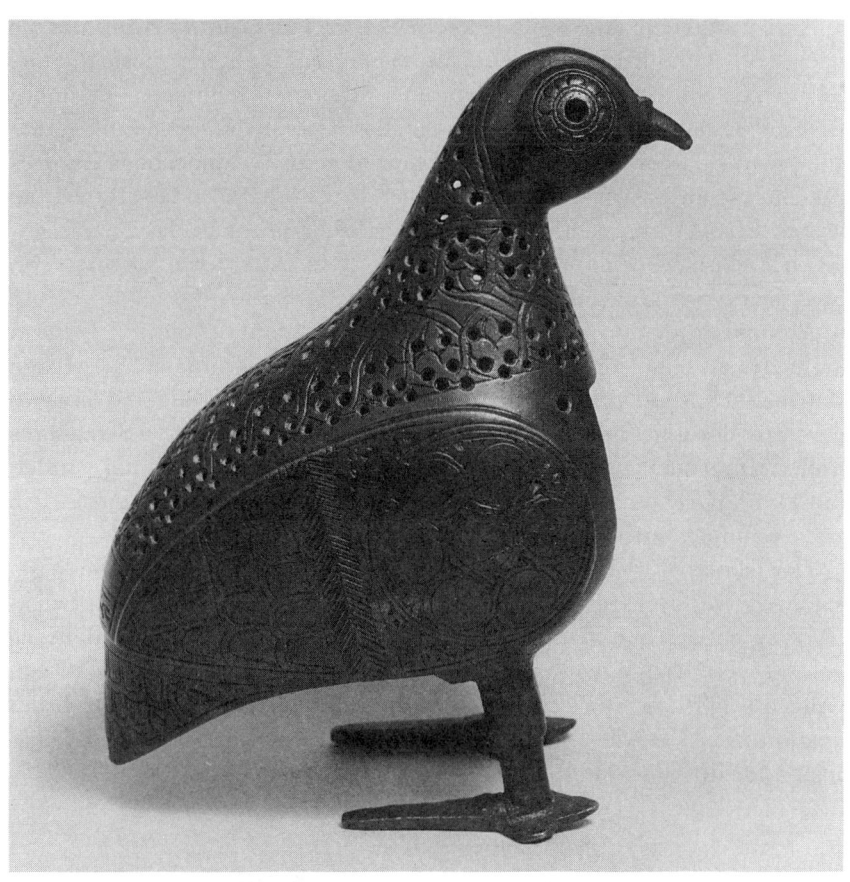

Weihrauchgefäß in Form eines Rebhuhns, persisch, zwölftes Jahrhundert. Die Technologie und die Annehmlichkeiten eines zivilisierten Lebens, die zur Zeit der Griechen und Römer vorhanden gewesen waren, gingen nach dem Fall des römischen Reichs im Osten nicht verloren wie in Westeuropa. Byzanz importierte Weihrauchharz aus Arabien für religiöse Zwecke und aus moslemischen Städten wie Kairo und Bagdad für das tägliche Gesellschaftsleben.
Abb.: Metropolitan Museum of Art (Rogers Fund, 1949).

Araberinnen liebten Schönheitsmittel und vor allem Parfüm, das sie nach dem Bad auftrugen. «Kohl» ist das bestbekannte der moslemischen Kosmetika: eine Augenschminke, die aus puderfein gemahlenem Antimontrisulfid bestand und mit einem dünnen Gerät um die Augen herum gestrichen wurde. «Kohl» bedeutete später ganz allgemein «eine schöne Essenz». Zu einer Zeit, da der arabische Einfluß in Europa noch sehr groß war, wurde dieses Wort gewählt, um das Äthanol zu bezeichnen, das die italienischen Alchimisten immer besser aus dem Wein extrahieren konnten. Das hieß jetzt *alcohol vini*, «Weinessenz», unser «Alkohol».

Aromatika wurden auch in einem Mörser zerstampft und mit Gummi arabicum zu einer Paste verarbeitet. Die Mischung wurde zu Kügelchen verarbeitet und getrocknet. Man zog sie dann auf Schnüre auf, und da sie in der Hitze des Tages getragen wurden, strömten sie den Duft von Sandelholz und Weihrauch, von Mastix, Safran und Moschus aus. Manchmal wurden die Duftkügelchen zwischen Korallen und Perlen eingefügt, und es gab auch Schmuck mit Hohlräumen für Aromatika.

Der Islam hat in der Geschichte der Parfüms eine bedeutende Rolle gespielt. Er hat die Errungenschaften der Antike bewahrt und zur Entwicklung der chemischen und der pharmakologischen Technik eigene Beiträge geleistet. Er machte dank seinem riesigen Handelsnetz eine Vielzahl von Gütern erhältlich, und er forschte nach Möglichkeiten, diesen Reichtum auszunützen. Und die islamische Poesie erhob die Duftpflanzen zu Analogien für die Geisteswelt.

5. Der aromatische Osten

*E*in Teil der großen Rolle des Islams bestand darin, daß er für den Westen die Verbindungen zu zwei extrem reichen Kulturen schuf: Indien und China. Die kulturelle und technische Überlegenheit dieser zwei Länder hat Europa recht eigentlich zur Moderne verholfen. Das arabische Handelsnetz brachte die Waren über ihre Grenzen, aber wie war jedes Land selbst?

Indien

Keine andere Gegend der Erde besaß einen solchen Reichtum an aromatischen Pflanzen. Die indische Halbinsel erstreckt sich von den höchsten Bergen der Welt, der Himalaya-Kette, zu dem warmen Wasser des Indischen Ozeans, und produziert deshalb Pflanzen aller Klimazonen. Die Bräuche der Drawida und der arischen Bevölkerung, die Indien bewohnten, machten großzügigen Gebrauch von dieser natürlichen Fülle. Die Religionen der Jaina, der Buddhisten und der Brahmanen ermutigten alle zum häufigen Waschen und Baden, und nach der Reinigung wurden duftende Öle, Puder und Pasten auf den Körper gestrichen. Ein Sanskritautor (Someshvara, ca. 1130), beschrieb die Lust *(bhoga)*, welche dem Herrscher das rituelle tägliche Bad bescheren konnte. In seinem *Manasollasa* wird sogar die Ausschmückung des königlichen Bads beschrieben – Säulen des Badesaals müssen kunstvoll verziert sein. Schöne Diener sollten warmes Wasser auf den Leib des Königs gießen, sein Haar und die Kopfhaut wurden mit dem zerstampften, duftenden Brei *amalaka (Emblic myrobalan)* gewaschen und hierauf gespült. Nach dem Trocknen mußten Athleten seinen ganzen Körper massieren, und ein Duftöl war von Dienerinnen einzureiben. Das

Öl war sehr kompliziert zusammengesetzt. In seinen Grundzügen war es Sesamöl, parfümiert mit Jasmin, Koriander, Kardamom, heiligem Basilikum *(tulsi, Ocimum sanctum)*, Costus, Schraubenbaum, Agarholz, Kiefer, Safran, Tschampakbaum und Gewürznelken. War diese Einreibung beendet, wurde der König in ein sauberes Baumwollkleid gehüllt und kam, total erfrischt, heraus, um den Tag in Angriff zu nehmen.

Das *Kama Sutra* (ca. 400 n. Chr.) beschrieb das Leben eines typischen Hindu von hoher Kaste ganz ähnlich:

> Er muß am Morgen früh aufstehen, seine natürlichen Bedürfnisse befriedigen, seine Zähne putzen, seinen Körper mit ein wenig Duftcreme einschmieren. Duftrauch einatmen, eine Blume anstecken, die Lippen mit ein wenig Wachs und rotem Saft beleben, sein Gesicht im Spiegel anschauen, Betel mit desodorierenden Mitteln kauen und dann an seine Arbeit gehen.[1]

Die *Ritusanhara*, ein klassisches indisches Gedicht, beschreibt die Wirkung solcher Maßnahmen auf Frauen ebenso detailliert:

> Mit ihren weichen, in schöne Stoffe gehüllten Hüften, ihren mit Sandelholz parfümierten Brüsten, bedeckt mit Edelsteinen und Halsbändern, das Haar vom Bad duftend, wecken schöne Frauen in ihren Liebhabern brennendes Begehren.[2]

Indische Frauen brauchten ihre Gesichter nicht wie im Islam zu verhüllen. Schaut man die Fresken und Statuen an, die aus der Gupta-Periode (ca. 300–540 n. Chr.) erhalten sind, so war der Körper sogar kaum bedeckt außer mit Schmuck, Kosmetika und Parfüm.

Eine weitere Anwendung von Aromatika stellten die *khuschiks* dar; das waren aus Kuskusgraswürzelchen gewobene Matten, die man vor die Veranda-Öffnungen hängte und mit Wasser befeuchtete. Wenn ein Windhauch in den Palast oder Tempel eindrang, wirkte er wohlriechend und kühl. Ähnliche Matten, *khus tattis*, wurden gewoben, um den Duft von Kuskusgras (in Indien *khus khus* oder *khas*) im Zimmer zu haben. Wie Sargon und Sanherib im Fruchtbaren Halbmond verwendeten die Inder Duft auch in der Architektur. Sandelholz war für große Eingangshallen ausgezeichnet geeignet, denn es roch nicht nur gut, sondern widerstand auch den Termiten. Tempel nannte man «Häuser der Wohlgerüche» *(Ghandakuti)*.

Tote wurden gewöhnlich kremiert, denn der hohe Grundwasserstand in der Ganges-Ebene ließ Beerdigungen nicht ratsam erscheinen. Sandelholz,

Gewürze und andere Aromatika wurden verwendet, um den Geruch der Kremation zu überdecken. Benares (Varanasi) war der heiligste Ort für solche Bestattungen, und so ist es nicht überraschend, die Hauptstadt der indischen Parfümerie-Industrie, Ghazipur, ganz in der Nähe zu finden, ein bißchen flußabwärts und auf der andern Seite des Ganges. Buddhisten beschrieben den Weg ins Jenseits als Pfad über den «duftenden Berg» (ghandhamadana).

Weniger ernsthaft war im indischen Leben das Frühlingsfest Holi, bei dem die normalen Gesellschaftsregeln aufgehoben waren und mit gefärbtem und parfümiertem Wasser aus langen Rohren Krethi und Plethi besprengt wurden. Diese Saturnalien werden oft in indischen Miniaturen farbenfroh dargestellt.

Der Verkäufer der bei ernsten und heiteren Gelegenheiten benötigten Wohlgerüche war der *gandhika*, der Parfümhändler. Abhandlungen aus der Zeit zwischen 500 und 1000 n. Chr. lieferten ihm Kenntnisse über die Natur des Geruchs und, praktischer, über die Wahl der Grundstoffe. Gangadhara, Autor eines solch alten Texts der *Ghandhasara*, sagte folgendes über dieses Gewerbe:

> Die Wissenschaft von den Kosmetika und der Parfümerie ist hilfreich bei der Verehrung der Götter, welche die Verwendung glückbringender Parfüms und Weihrauchs verlangt; sie führt zum Erreichen der drei Ziele des Menschenlebens (nämlich religiöses Verdienst, weltliche Güter und sexuellen Genuß); sie vertreibt die eigene Armut, trägt zu den Freuden des Königs bei und verleiht dem Geist gebildeter Damen höchsten Genuß.[3]

Der *gandhika* übte sein Gewerbe zwischen bunten, duftenden Haufen von Gewürzen aus; glänzende Stücke Benzoeharz, Späne von Sandelholz und Agarholz, Kuskusgraswurzeln und getrocknete Patschuliblätter umgaben ihn. Sie wurden zu Pulver gemahlen, zu Pasten für Weihrauchstäbe verarbeitet oder für Kosmetika in pflanzlichen Ölen mazeriert. Der indische Parfümeur praktizierte eine Art von Enfleurage, indem er Jasminblüten in warme, geschälte Sesamsamen legte. Wie im Westen das Schweinefett nahmen auch die Sesamsamen mit der Zeit den Duft der Blüten an. Dann wurden die Blüten herausgesiebt und das Öl gepreßt. Sesamöl enthält einen «Antiranzigkeitsfaktor», dessen Geheimnis noch nicht voll enträtselt ist; es hält länger bei Zimmertemperatur als jedes andere fixierte Öl. Die wichtigste Verwendung dieses *chameli ka tel* war die Pflege des Haars, das stets als besonders schöner Schmuck der Inderin galt. Haar hat wie Leder und anderes tierisches Protein die Fähigkeit, Gerüche aufzunehmen und zu behalten, und deshalb dufteten mit Jasminöl eingeriebene Zöpfe noch lange. Und da das Haar oft gewaschen wurde, verhinderte das Öl ein Austrocknen des Haars und verlieh ihm Glanz.

Die Augen wurden mit Mascara hervorgehoben, und der Punkt dazwischen, der die innere Sicht symbolisierte, bestand aus Sandelholzpaste.

Viele duftende Blüten wurden zu Kränzen *(rasamala)* gewunden und dem König, einer Gottheit, Braut und Bräutigam bei der Hochzeit oder einem geehrten Gast um den Hals gelegt. Die Inder machten diese Kränze wie die Hawaiianer zu einem festen Bestandteil ihrer Feierlichkeiten.

Aber einzig und allein Indien kennt den folgenden Gebrauch der Aromatika: das *abhyanga* oder das Parfümieren eines Elefantenweibchens nach dem Bad. Dadurch, so hoffte man zuversichtlich, werde ein Männchen zur Leidenschaft entflammt, und so könne man zukünftige Generationen dieses großen Tieres sicherstellen.

Wie Griechenland über seine eigentlichen Grenzen hinaus Einfluß ausübte und deshalb als *Magna Graecia* bekannt war, so bezeichnet der Ausdruck «Großindien» die im Süden und Osten umliegenden Länder – Ceylon, Thailand, Kambodscha, Burma, Sumatra, Java und die «roten Länder» (Halbinsel Malakka), die die indische Kultur und Religion übernommen hatten. Die indische Kultur kam mit den indischen Händlern in diese Gegenden, die auf der Suche nach Waren waren, die sie zu Hause nicht fanden. Der großartige Tempel von Borobudur in Java und die Schönheit der balinesischen Tänze zeugen für die Indien nacheifernde Kultur in Südostasien. Viele Angehörige der einheimischen Oberklassen wurden reich durch den Verkauf von Gewürznelken, Benzoeharz, Ingwer, Muskatnuß und Patschuli. Was nicht in Indien wuchs, wurde durch den Handel in Indien erhältlich gemacht, so daß die Hindus in Sachen Aromatika mit der größten Auswahl der Welt spielen konnten.

Die indischen Aromatika

Welches waren die Duftstoffe der indischen Kultur? Zuvorderst ist sicher Sandelholz *(chandana)* zu nennen, ein Holz, dessen weicher Duft die Ruhe schenken soll, die das Ziel aller geistigen Bestrebungen in Indien ist. Das feinkörnige Kernholz ist die Quelle des ätherischen Öls. Sandelholz war eine der ältesten Exportwaren Indiens, es wurde im Nahen Osten ebensosehr geschätzt wie im Fernen Osten.

Chandana wird in den alten Epen erwähnt. Im *Mahabharata* und im *Ramayana* (dem Thema der balinesischen Tänze), im *Arthashastra* und dem buddhistischen *Dhammapada* – alle aus der vorchristlichen Zeit. *Chandana* stammt von *Santalum album*, einer Art, die nur in Indien und auf der indonesischen Insel Timur wächst. In Mysore kommen am meisten dieser Bäume vor, obschon die Gattung *Santalum* ursprünglich weit verbreitet war über die indonesischen Inseln, ganz Australien und bis in die pazifischen Atolle hinaus. Aber gerade daß sie so gut dufteten, wurde den Bäumen zum Verhängnis, und heutzutage sind die Pflanzungen von Mysore der weltgrößte Lieferant von Sandelholz.

Das echte Sandelholz ist naturgeschichtlich äußerst ungewöhnlich. Es ist ein Halbparasit, das heißt: es ist zur Photosynthese fähig, aber es muß sich aus den Wurzeln benachbarter Bäume und Pflanzen mit bestimmten Zusatzstoffen nähren. Stickstoff und Phosphor werden der Pflanze durch tintenfischähnliche Saugrohre zugeführt, die man *haustoria* nennt. Schließlich führt dieses Saugen am Gastgeber zu dessen Tod, aber es ist ein langsamer Tod. Über dreißig Arten, darunter Teak, Gewürznelke, Bambus und der tropische Guavabaum, können diesen Vampirbaum ernähren.

Die Kultur dieses Baumes ist nicht einfach, denn das ätherische Öl findet sich nur in über fünfundzwanzig Jahre alten Bäumen. Erst wenn sie zwischen dreißig und sechzig Jahre alt sind, darf man ernten. Man kann nicht einfach sagen, ein solcher Baum werde «gefällt». Das Öl befindet sich in Wurzeln, Stamm und größeren Zweigen. Die indischen Holzfäller haben gelernt, sich der gefürchteten Termiten zu bedienen. Da das Kernholz diesen widersteht, überläßt man die Baumleichen den Termitenhorden. Sie vertilgen rasch das geruchlose Splintholz und die Rinde, und das wertvolle Kernholz bleibt dem Menschen.

Ein altes Handwerk, das noch lebt, ist das Schnitzen von kleinen Statuen und Schatullen aus Sandelholz. Es ist feinkörnig und läßt sich gut bearbeiten, ohne zu spalten, und kunstgewerbliche Gegenstände behalten ihren Duft unendlich lange. Das Sägemehl, das beim Schnitzen anfällt, wird für die Herstellung von Puder und Weihrauch gesammelt.

Sandelholzöl, das aus dem Holz durch Destillation gewonnen werden kann, ist Indiens größtes Geschenk an die moderne Parfümherstellung. Es hat einen weichen, glatten Geruch mit einem Hauch fast von Rosenduft, und es hält sich bemerkenswert lange.

Ein weiteres, sehr bekanntes indisches Aromatikum ist Kuskusgras (Vetiver), das in der Sanskritliteratur *reshira* oder *sugandhimula* heißt. Der spätere Name, *khus khus* oder *khas*, ist uns vertrauter (hat aber nichts zu tun mit dem gleichlautenden *couscous*, einem Mehlgericht Nordafrikas). Kuskusgras gehört zur Familie der Gräser, *Vetivera zizanoides*. Es wächst hauptsächlich in Südindien, wo es angebaut wird; wildes Kuskusgras findet man bis hoch in den Himalaya. Im Gegensatz zu den etwas neurotischen Wachstumsgewohnheiten des Sandelholzbaums hat Kuskusgras keine ungewöhnlichen Gelüste und wurde in den letzten Jahrhunderten erfolgreich an viele tropische Orte verpflanzt. Aber Südostasien, vor allem Java, ist heute noch der größte Lieferant. Javas Kuskusgras stammt ursprünglich von den indischen Händlern, die schon im fünften Jahrhundert n. Chr. dorthin kamen. Der Name des Grases in Java ist *Akar wangi*, duftende Wurzeln. Die dortigen Herrscher liebten es, mit großen, feierlichen Fächern aus gewobenem Kuskusgras Kühlung zu erhalten. Die Kuskusgraswurzeln, die die Quelle des Dufts sind, sind fein und drahtähnlich und lassen sich leicht verarbeiten.

Um erstklassigen Duftstoff abzugeben, muß Kuskusgras zwei Jahre alt sein. Man hebt mit einer Erntegabel die ganze Pflanze heraus und entfernt durch heftiges Schütteln Erde und Steine von den Wurzeln. Die Wurzeln sind hellgelb, manchmal auch rotbraun. Der Geruch von Kuskusgras ist einmalig und überhaupt nicht parfümartig. Er ist scharf, grün und erinnert an Wurzeln, Erde und Holz. Der grüne Geruch weckt den Eindruck von Kühle, weswegen es vermutlich für die Matten verwendet wurde, die Fenster und Bogengänge kühlten. Chemisch gesprochen ist das ätherische Öl, das sich aus den Wurzeln gewinnen läßt, eines der komplexesten. Wenn es rein ist, so ist auch seine Viskosität eine der höchsten.

Die französische Ostindische Kompanie brachte Kuskusgras im achtzehnten Jahrhundert nach Haiti und Louisiana. Kreolische Damen übernahmen den Brauch des alten Indiens, den Kuskusgrasfächer.

Patschuli ist ein weiterer indischer Duftstoff. Er wurde lange in der Gegend, in der er erzeugt wurde, verwendet und ist einer der wichtigsten Stoffe der modernen Parfümerie. Es ist ein tropisches Mitglied der Minzenfamilie und wird etwa einen Meter hoch. Wie Kuskusgras wird es mittlerweile in allen tropischen Gegenden angebaut. Der Name der Pflanze *(Pogostemon cablin, P. heyneanus)* stammt aus Südindien, vom tamilischen *paccilai*, grünes Blatt.

Der erste Europäer, der Patschuli in Ostindien kennenlernte, gab ihm den Namen *Melissa lotoria*, Badebalsam. Man benutzte es auch, um Motten von Teppichen und schönen Kleidern wie Jacken und Schals fernzuhalten. Die Blätter und Stiele, die beim Trocknen ganz braun werden, wurden zerhackt und über die Gewebe verstreut. Man mahlte sie auch zu Pulver für Weihrauchmischungen. Gutes Patschuli hat weinähnliche, duftige Eigenschaften; es ist tief und holzartig, würzig, fast trocken und erdig. Der Duft geht einem nach, aber wie bei Kuskusgras ist er nicht «lieblich».

Der Schraubenbaum, *Pandanus fascicularis* oder *P. odoratissimus,* bringt «Blüten» hervor (eigentlich ist es der männliche Kolben), die süß und schwer duften. Dieses *kewda* wurde durch Enfleurage in Sesamsamen gewonnen, doch seit kurzem gelingt auch die Hydrodestillation. Eine reife Pflanze bringt fünfzehn bis zwanzig Blüten hervor, die in den warmen Sommermonaten geerntet werden. Der Schraubenbaum wächst gerne an Küsten; auch die Ostprovinz von Odissa kultivierte diese Pflanze.

Costus ist der moderne Handelsname für Sanskrit *kushta,* eine Wurzel von *Saussurea lappa* aus derselben Familie wie Maßliebchen und Chrysanthemen. Die Pflanze ist vier Meter hoch und wird hauptsächlich in Höhenlagen von Kaschmir und Uttar Pradesch gefunden, wo sie zwischen Birken und Weiden verstreut wächst. Wie viele Aromatika wurde sie sowohl als Heil- wie als Duftmittel geschätzt; sie wurde nach dem Iran und nach China exportiert, wo man sie für einen Potenzverstärker hielt. Wie im Fall von Patschuli benutzten die Kashmirschal-Hersteller kleine Wurzelstückchen, um Motten zu vertreiben. Extrahiertes Costusöl ist hoch viskos; sein Duft ist veilchenartig, kühl und grün, mit einem leichten tierischen Unterton. Ursprünglich wurde Costus für Weihrauch angebaut. Sein Geruch erinnert an eine andere Wurzel, Iris.

Die niedrigeren Hügel des Himalaya in Indien und Nepal produzieren die Gattung *Hedychium,* die achtunddreißig Arten umfaßt. *Hedychium spicatum* ist in Indien die meistverwendete Art für Parfüms. Die Wurzel dieser Pflanze wird getrocknet und ist als *kapur-kachri* bekannt, ein Weihrauch-Bestandteil mit einer Veilchennote. Besucher Hawaiis kennen *Hedychium coronarium,* das dorthin gebracht wurde und zum Verfertigen von Leis dient – den duftenden «weißen Ingwer». Die Wurzeln einer eng verwandten Art, Galgant *(Alpinia officinarum)* – mit einer würzigen, ingwerähnlichen Note – sind sowohl als Duftmittel wie als Speisewürze gebraucht worden. Das Öl heißt Galangal. Echter Ingwer *(Zingiber officinale)* hat einen Duft und Geschmack, der keine Erklärung braucht. Das Gewürz wurde schon in römischen Zeiten aus Indien importiert; heute ist es als Speisewürze immer noch sehr bekannt. Auf jeden Fall geben winzige Dosen Ingweröl orientalischen Parfüms und After-shave-Lotionen einen interessanten Geschmack nach grünen Blättern.

Ein weiteres Duftmittel, das zwar in der heutigen Parfümerie überhaupt nicht verwendet wird, aber im Westen dennoch berühmt ist, ist Narde, *Nardostachy jatamansi*, ein Mitglied der Baldrianfamilie. Der Duft enthält etwas Moschusgeruch und erinnert ferner an Patschuli und Baldrian. Narde wurde in römischen Zeiten nach Westen exportiert, und es war ein Pfund dieser kostspieligen Salbe, mit dem Maria Magdalena Jesu Füße salbte. In östlichen Märkten wird Narde immer noch in Alabasterkrügen verkauft, wie sie in *Johannes* 12, 3 erwähnt sind. So wurde Maria Magdalena, vom Mittelalter an, zur Schutzherrin der Parfümeure. Dioskurides nannte die Narde *gangitis*, Produkt des Ganges. Sie hatte den Ruf, Epilepsie, Hysterie und andere Krämpfe zu bekämpfen. Narde ist wie Costus ein Produkt der himalayischen Vorberge.

Benzoeharz war ein Balsam, der in den Wäldern Großindiens wuchs – in Java, Sumatra, Kambodscha und Thailand. Es wird von zwei *Styrax*-Arten ausgeschwitzt, *S. benzoin und S. tonkinense*. Beide erinnern angenehm an Vanille, aber die letztere Art ist feiner und süßer. Das Harz wird geerntet, indem man die Rinde des Baums verwundet und die sich bildenden «Mandeln» mit einem aus gespitztem Bambusrohr bestehenden Skalpell abschabt. Amarasimha, der indische Lexikograph aus dem sechsten Jahrhundert, erwähnte Benzoeharz zusammen mit Gewürznelken; es war dies das erstemal, daß dieses Harz in der Weltliteratur erschien.

Die westlichen Namen Benzoeharz und Benjaminharz stellen eine Verballhornung des arabischen Namens *luban jawi*, Weihrauch aus Java, dar. Das Wort *luban* wurde oft für Weihrauch gebraucht. Die arabischen Händler waren mit diesem östlichen Weihrauch bestens vertraut und trieben damit einen lebhaften Handel, sie kauften bei den Hindu-Monarchen Südostasiens ein und brachten das Harz auf die großen chinesischen Gewürzmärkte. Europäer, die mit den Arabern zusammenarbeiteten, hörten *luban jawi* und gaben das Wort *banjawi, benji, benoi, benzoin und benjamin* wieder. Es hatte nichts zu tun mit dem biblischen Benjamin; es wurde einfach ein fremder Ausdruck mit einem vertrauteren ersetzt.

Die Ostinder setzten Benzoeharz nicht nur für Weihrauch, sondern auch medizinisch ein. Selbst heute verschreiben die Ärzte eine Benzoe-Tinktur, um trockenen Husten zu mildern und die Aussonderung von Schleim zu erleichtern. Wird es in Alkohol gelöst, so versieht es die Haut mit einer Art Glasur und wird deshalb angewendet vor dem Anbringen von klebrigen Verbänden, die beim Entfernen die Haut zerreißen könnten.

Bei den Malaien war Benzoeharz ein «heiliger Rauch», der Teufel vertrieb; es wurde bei den Reisernte-Zeremonien verbrannt. In Indien wurde Benzoeharz vor der Trimurti verbrannt, dem dramatischen Bild, das die Gesichter von Brahma, dem Schöpfer der Welt, Shiva, dem Zerstörer der Illusionen, und Vishnu, dem Erneuerer der Welt, miteinander kombinierte.

Agarholz (aus dem Sanskrit *aguru)* hat eine lange, verwickelte Geschichte. Es wird auch oft Aloesholz, Lignaloes oder sogar Aloes genannt, und so verwechseln es die Leute mit *Aloe vera,* einer gewöhnlichen Gartenpflanze, die als Salbe gegen Verbrennungen gebraucht wird: einer Pflanze mit wundervollen Eigenschaften, aber deutlich ranzigem Geruch. Agarholz wird auch oft mit *Aloe socotrana* und *Aloe perryi* verwechselt (von der Insel Socotra vor der arabischen Küste) – auch diese sind alte, als Abführmittel verwendete Substanzen. Und schließlich hat «Agarholz» nichts mit «agar-agar» zu tun, einer Meerespflanze, die in Laborversuchen als Gel eingesetzt wird.

Das Agarholz, das in den Heiligen Schriften erwähnt wird, stammt von einem großen immergrünen Baum, *Aquilaria agallocha,* der in Indien, Burma, Südostasien und den Philippinen heimisch ist. Wie Sandelholz ist es ungewöhnlich: nur krankes Holz duftet. Normales Agarholz ist geruchlos, nur wenn es von einem Pilz der Gruppe *Imperfecti* befallen wird, bilden sich dunkle, unregelmäßige Flecken voll Oleoresin. Gesundes Agarholz ist leicht, aber pilzkrankes sinkt im Wasser. Der chinesische Name für dieses Material ist *ch'en hsiang,* sinkender Duft, und der japanische *jinko.* Dieser Pilzbefall kommt gelegentlich bei jungen, unter zwanzig Jahre alten Bäumen vor; bei Bäumen, die ein halbes Jahrhundert alt oder älter sind, ist er häufiger. Von Zeit zu Zeit wird eine botanische Goldmine entdeckt, wenn das Gewebe unter der Rinde ganz und gar zum kostbaren Agarholz geworden ist. *Aquilaria*-Bäume werden einundzwanzig Meter hoch. Früher bezahlten Maharadschas enorme Preise für ein Stück dieses harten, sattbraunen Holzes, von dem der winzigste Span, auf ein Räucherbecken gelegt, einen überall hindringenden Wohlgeruch verbreitet. Heute zahlen japanische Industrielle ähnliche Preise; die Japaner sind große Kenner von Weihrauch, und *jinko* ist der beste. Agarholz ist als Tonikum und Mittel gegen Blähungen eingesetzt worden. In Indien wird es auch pulverisiert und auf Körper und Kleider verstreut, um Insekten abzuwehren.

Die Liste indischer Aromatika ist schwindelerregend. Manche werden nur lokal gebraucht, viele sind jedoch im internationalen Parfüm- und Gewürzmarkt anzutreffen. Kardamom *(Elettaria cardamomum)* bezieht seinen Namen vom Sanskrit *ela* und ist in den *ayurvedischen* Texten (medizinischen Veden) vom vierten Jahrhundert v. Chr. erwähnt. Es wurde bereits zu hellenischen Zeiten exportiert. Bis vor kurzem genügten wildwachsende Pflanzen für die Bedürfnisse Indiens und den Export, aber die heutige Nachfrage hat neue Pflanzungen entstehen lassen. In Indien wurde Kardamom nach einem Festessen gekaut, und es genoß den Ruf eines Aphrodisiakums. Man sagt, Araber würden lieber auf Reis verzichten als auf Kardamom, mit dem sie den türkischen Kaffee würzen. Kardamom ist zu einem der wichtigsten Gewürze in Skandinavien geworden. Es ist – nach Safran – das teuerste Gewürz der Welt.

Ein weiteres indisches Aromatikum, nicht sehr bekannt außerhalb des Subkontinents, ist indisches Basilikum, *tulsi (Ocimum sanctum)*, das Kraut, das Krishna heilig war. Obschon sich Krishnas Schrein in Vrindaban befindet, hegen die meisten Häuser im ganzen Land eine Basilikumpflanze zu seiner Ehre. *Davana* ist *Artemisia pallens*, das einen starken, durchdringenden Geruch hat. Diese Pflanze wird exportiert, aber auf weit größere Mengen bringen es die aromatischen Gräser: *Cymbopogon citratus*, Lemongras, *Cymbopogon martinii* und *Cymbopogon nardus*, Zitronellöl. Eine qualitativ weniger gute Form des *Cymbopogon martinii* ergibt Ingwergrasöl. Diese Öle sind in Indien seit Jahrhunderten im Gebrauch; im Westen sind sie für die Seifenindustrie neu entdeckt worden. Elfenbeinseife duftet nach Zitronellöl, das eine natürliche Insektenabwehr darstellt. Das ist nur *ein* Beispiel von vielen.

Moschus war in Indien bekannt, aber der Hauptlieferant war hier China. Die Moschushirsche leben in den kühlen Vorbergen des Himalaya, in indischem wie auch in chinesischem Gebiet.

Außer Duftholz, Harzen, Gräsern und Gewürzen haben auch Blumen die indische Kultur stets geschmückt. Es gibt in Indien dreiundvierzig Arten von Jasmin. Diese Blume, das *chameli* der Hindus, wurde in Versen gepriesen. Heute wird der Jasmin in der Parfümindustrie als «König der Blumen» gefeiert; die Königin ist natürlich die Rose. Das Parfüm dieser Pflanze ist unnachahmlich, und ein Tropfen echten Jasminöls wird gewöhnlich dem leicht herstellbaren synthetischen Produkt beigegeben, um ihm Weichheit zu verleihen. Kaschmir, an der Grenze Indiens und Irans, ist die ursprüngliche Heimat des Jasmins. Die chinesischen Wörter für Jasmin unterscheiden zwischen den beiden Arten: *Jasminum officinale* hieß *ye-hsi-ming*, vom arabischen Wort *yasmin*, und stammte aus Persien. Aber der *Jasminum sambac* hieß *moli*, im Sanskrit *mallika*. Beide Typen werden in der modernen Parfümerie verwendet, aber der erstere, von der *grandiflora*-Varietät, ist in Europa beliebter, und der letztere, mit perlengleichen Blüten, verleiht dem Jasmintee in China seinen Geschmack. In Indien war Ghazipur berühmt für den Anbau dieser Blume. In Frankreich wurde Jasmin erstmals 1548 in der Provence angebaut; das war dem arabischen Handelsnetz zu verdanken.

Eine weitere indische Duftpflanze ist das *champaka (Michelia champaca)*, eine enge Verwandte unserer Gartenmagnolien, denen es auch gleicht, doch hat es einen starken, schwülen, blumig-fruchtigen Duft, ein wenig einem anderen tropischen Parfüm ähnlich: Ylang-ylang. Die älteste Erwähnung von Champak findet man in den Schriften des Grammatikers Patanjali (ca. 150 n. Chr.). Die Blüten wurden zum Winden von Kränzen verwendet für den König, einen Gott, eine Göttin, und wie Jasmin durch Enfleurage in Sesamöl behandelt. Die Blüte ist cremeweiß, aber eine blaue Champak soll im Himmelsgewölbe vor Buddha blühen. Buddhistische Mönche brachten Champak während der T'ang-Dynastie (618–905) nach China, wo es ebenso beliebt wurde wie in Indien. Die Blume wurde in die chinesische Gartenbaukunst aufgenommen, und chinesische Feinschmecker geben sie seit langem in den Tee wie Jasmin.

Der Lotus *(Nelumbo nucifera)* ist beinahe ein Symbol Indiens. Der Duft ist süß und fruchtig, mit einer Andeutung von Anis; rosa und weiße Varietäten haben denselben Duft. Der Buddhismus adoptierte die Blüte als Symbol seines *dharma*, denn obschon die Wurzeln im Schlamm stehen, blüht die Blume rein und klar über dem Wasser. Mönche haben diese Blume in alle Ecken Asiens gebracht, und sie erscheint tausendfach in der südostasiatischen, chinesischen, koreanischen und japanischen Kunst. Sie wurde für die *puja*, die Gabe des Gläubigen an den Tempel, verwendet. Aber sie ist zu zart und blüht zu kurz, als daß man ihr für kommerzielle Zwecke Öle entziehen könnte.

Der Einfluß der Moslems

In Nordindien waren die Moslems seit dem Tod Mohammeds vertreten, zuerst als Händler, nach dem Jahr 1000 aber auch als kulturelle Präsenz. Die größte moslemische Herrschaft war die der Mogulen, die ihr Reich 1525 errichteten, nachdem Babur (Zahif ud-Din Babur, 1483–1530) in die Ganges-Ebene herabgekommen war. Babur behauptete, von den Mongolen abzustammen (daher der Name «Mogul»). Seine Heimat war in der Gegend von Samarkand und Bukhara. Unter seiner Herrschaft vollzog sich eine große Verschmelzung von zentralasiatischen, persischen und arabischen Einflüssen mit der einheimischen hinduistischen Kultur.

Babur selbst war ein großer Gartenliebhaber – mehrere berühmte Gärten in Kabul und Nordindien verdanken ihm ihre Existenz. Er war überzeugt, daß «unter den prächtig duftenden Blumen der Welt man diejenigen Indiens vorziehen müsse. Es gebe da so viele, daß nichts im Universum damit verglichen werden könne.» [4]

Die Großmogule beachteten das islamische Verbot der Darstellung lebendiger Dinge nicht und schmückten den Marmor ihrer Bauten mit Flachreliefs von Lotus, Narzissen, Rosen und unzähligen anderen Gartenblumen. Mogulische Miniaturen zeigten Szenen von Saadis *Gulistan*, und die Rose wurde in jedem wichtigen Zentrum der Mogulen eingeführt. Seit den Zeiten der Mogulen wurde Rosenessenz ein wichtiges Parfüm in ganz Indien. Ein historisch zweifelhafter Bericht, der in der *History of the Great Mughuls* von Mohammed Hakim enthalten ist, erzählt vom Ursprung dieses Parfüms und zeigt zugleich, wie sehr die Beherrscher Indiens diesen Duft liebten:

> Die Lieblingsfrau des Kaisers, mit Namen «Licht der Welt», spazierte mit ihm, lässig auf seinen Arm gelehnt, durch ihren mit Rosenwasser parfümierten Garten. Das Rosenwasser rann durch einen kleinen Kanal entlang den Blumenbeeten. Da bemerkte sie auf dem Wasser einen leichten, halbfesten Schaum, der, nachdem er eingesammelt und gesäubert war, sich als *attar* erwies, das ist eine Rosenessenz, die das süßeste, stärkste Parfüm darstellte, das man je gekannt hatte. [5]

«Licht der Welt» war die fähige Kaiserin Nur Jehan Begum, die mit Schah Jehangir durch den Garten schlenderte. Allerdings kannte man die Extraktion von Rosenöl viel früher als 1612, dem Jahr, in dem die Anekdote spielt. Die Mogulen liebten diesen Duft über alles; die größten Produktionszentren sind noch heute die Städte Delhi, Agra und Alighar, wichtige Ausgangspunkte für die Kultur der Mogulen. Rosenessenz wurde reichlich verwendet in den kaiserlichen *hammans* oder Bädern.

Nur Jehan Begum spielte auch eine Rolle bei der Anlegung des berühmten Gartens Shalimar in Kaschmir. An seinem Ort hatte lange vor den Mogulen, schon im sechsten Jahrhundert n. Chr., König Pravarasena einen Garten angelegt, der später verwilderte. Nur Jehan Begum und Jehangir ließen ihn neu anlegen, schmückten ihn und schufen Shalimar («Wohnung der Liebe»), der heute noch besteht. Sie führten Nelken ein und blühende Orangenbäume, Oleander, Mandel- und Pfirsichbäume, Narzissen und Rosen, und lange Teiche, Springbrunnen und Pavillons. Die Mogulen nannten Shalimar *Farah-Baksh*, Freudenbringer, und von ihnen stammt die persische Redewendung: «Wenn es denn ein Paradies auf Erden gibt, ist es hier, ist es hier, ist es hier!»

Später wurde die tolerante und liberale Auslegung des Islams, der viele Anleihen aus der hinduistischen Philosophie enthielt, von dem fanatischen Kaiser Aurangzeb (1658–1707) abgeschafft. Er entließ alle Hindus aus dem mogulischen Staatsdienst und erklärte allen Ungläubigen den Krieg. Der Bürgerkrieg zwischen Hindus und Moslems bot der Britischen Ostindien-Kompanie Gelegenheit zur Übernahme des Subkontinents. Der Kaiser Akbar (1560–1605) hatte sein Gewicht bei den öffentlichen Empfängen namens *durbars* mit Gold und Parfüms wiegen lassen, die er dann an seine Gefolgsleute verteilte. Nun wurde solcher Reichtum fast anderthalb Jahrhunderte lang von Indien nach England verfrachtet.

Kurz nachdem Indien 1947 unabhängig geworden war, erschien eine Serie von elf großen Bänden mit dem Titel *The Wealth of India*[6]. Der «Reichtum» bestand aus den botanischen und mineralischen Gütern, die es nur in Indien gibt und die so wichtig sind für die Parfüm-Herstellung in der ganzen Welt. Heute ist es nicht ungewöhnlich, moderne Destilliergeräte und Apparate für die Solventextraktion in Sichtweite der Buden von Gandhikas zu finden, die duftende Rosenessenzen, *agarbattis*, Kosmetika, Gewürze und parfümiertes Haaröl seit Jahrhunderten in traditioneller Weise herstellen.

China

Verglichen mit dem Rohmaterial, das in Indien und Großindien in so verschwenderischer Fülle zu finden war, ist Chinas Beitrag zur Duftindustrie bescheiden. Das soll nicht heißen, daß dieser riesenhafte Staat, der ganz Ostasien umfaßt, keine einheimischen Aromatika hatte: es gab sie. Chinesischer Kampfer, Kassie, Zitrus-, Pfirsich- und Aprikosenbäume haben in der Parfümerie eine bedeutende Rolle gespielt. Aber der größte Beitrag aus

China war die gewaltige Handelsbelebung, die dieser volkreiche Markt vom achten bis zum fünfzehnten Jahrhundert bewirkte. Da gab es nicht nur eine riesige und wohlhabende Bevölkerung, sondern die Kultur enthielt die Freude an angenehmen Düften, so daß gierige Konsumenten nur darauf warteten, daß man ihnen Parfüms zur Türe brachte.

Außerdem war die chinesische Zivilisation während der T'ang-Dynastie (618–905), der Sung-Dynastie (960–1276), der (mongolischen) Yüan-Dynastie (1276–1368) und der Ming-Dynastie (1368–1644) so weit gediehen, daß sie der Menschheit zahlreiche technische Fortschritte schenkte, die zur Vorbereitung unseres Zeitalters dienten. Papier, Porzellan, die Druckerkunst und Alkohol werden in der heutigen Parfümindustrie täglich gebraucht und sind weitgehend der während dieser vier Dynastien geleisteten Entwicklungsarbeit Chinas zu verdanken.

Wir wollen zunächst mit der Betrachtung der in China heimischen Aromatika beginnen. Moschus war in der ganzen Kultur verbreitet. Moschus ist das Produkt eines winzigen Hirsches, *Moschus moschiferus*, der zeitweilig bis zum Baikalsee vorgedrungen war. Das Tier war leicht zu jagen.

Der Kampferbaum erreicht, wenn er ausgewachsen ist (etwa vierzig Jahre), siebzehn Meter Höhe und sieben Meter Umfang. Da er in Nordchina nicht wächst, kannten die frühen Dynastien seinen Nutzen nicht, aber im dritten Jahrhundert n. Chr., als die Auswanderung vom Gelben Fluß zum Yangtsetal anschwoll, wurde Kampfer beim Bauen, in der Medizin und der Parfümerie verwendet.

Der Kampferbaum ist sehr schön; mehrere jahrhundertealte Exemplare stehen in den berühmten Gärten von Hangchow, Suchou, und in Tempelhöfen in ganz Szetschuan und dem Yangtsetal. Hangchow ist stolz auf Bäume, die aus der Sung-Dynastie stammen und schon vor Marco Polos Besuch dieser Stadt standen (sein Name für die Stadt ist Quinsai). Kampferblätter sind glänzend hellgrün, und der ganze Baum sieht ansprechend aus. Zerquetscht man die Blätter, so verströmen sie einen Kampferduft, und die Samen riechen nach Kardamom.

Wenn die Leute an «Kampfer» denken, kommen ihnen gewöhnlich Mottenkugeln in den Sinn. Deren Geruch ist scharf, aber natürlicher Kampfer riecht frisch und fast wie ein Tonikum; er ist auch optisch aktiv – er lenkt polarisiertes Licht nach rechts –; dies ist nicht der Fall bei synthetischem Kampfer. Synthetischer Kampfer wird durch teilweise Destillation von Petroleum hergestellt und ist ungefähr fünfhundert Prozent billiger als botanischer.

Wie Rosenöl ist Kampfer ein wenig wasserlöslich, mehr als die meisten ätherischen Öle. So wurde er in China als Magenanreger und Mittel gegen Blähungen in Form von Kräutertee getrunken. Er wurde Wein beigefügt und zum Würzen von Speisen benutzt, Kampferhühnchen zum Beispiel wird zuerst in Tee eingelegt und dann über Kampferblättchen gedämpft. Die Chinesen brauchen Kampfer auch beim Fabrizieren von Feuerwerk.

Da Kampferholz, wie Sandelholz, termitenfest ist, wurde es auch für elegante Holzverkleidungen in Palästen und Filigranarbeiten in Tempeln verwendet, wo man auf Eleganz und Dauerhaftigkeit Wert legte. Die Rosenkränze buddhistischer Mönche und Nonnen bestanden stets aus diesem feingekörnten, wohlriechenden Holz, das beim Gebrauch glänzender wurde. Sutra-Truhen sind oft aus Kampferholz gemacht, da es Insekten von Büchern und Schriftrollen fernhält; aus dem gleichen Grund gibt es auch Kleiderschränke aus Kampferholz. Allerdings sind die Chinesen der Ansicht, der Duft schade Seidenstoffen, und legen nur Baumwollenes in eine Kampferholztruhe.

Die Gelehrten wählten Kampferholz für die langen Arkaden, die das meditative Schlendern im Freien bei jedem Wetter ermöglichten. Die Arkade *(lang)* im Hof des chinesischen Gartens im Metropolitan Museum of Art hat Kampferholz-Balken. Das Holz war auch das auserwählte Material für enorme Buddha-Statuen wie diejenige im Spiritual Grove Temple (Ling-yin ssu) in Hangchow, die über zwanzig Meter hoch und aus vierundzwanzig Kampferblöcken gebaut ist, und diejenige im Tempel des universellen Friedens in Ch'eng-te (Jehol), über zwanzig Meter hoch und hunderteinundzwanzig Tonnen schwer.

Kampfer hat die Eigenheit, sich bei der Destillation kristallisch zu verfestigen; es ist eines der wenigen ätherischen Öle, das bei Zimmertemperatur fest wird. Ebenso bildet Minze Mentholkristalle über wenigen flüssigen Resten, wie auch Thymian. Auch Iriswurzelöl wird fest. All diese festen Öle nannte man «Kampfer», nach dem bekanntesten Beispiel dieses Typs. Wir kennen das genaue Datum der Destillation von Kampfer in China nicht, aber es war früh. Der Text von al-Kindi, aus dem neunten Jahrhundert, beschreibt die Kampferdestillierung in der arabischen Welt, und es ist wahrscheinlich, daß die Chinesen, die den Kampfer lieferten, ihn auch destillierten. Eine unabhängige Überlieferung der Destillation bildete sich bei den chinesischen Alchimisten, nur kurz nachdem der Destillationsapparat von den Alchimisten Alexandriens entwickelt worden war. Ein «Regenbogen»-Destillierapparat *(kung ten)* wurde aus der Han-Dynastie (206 v. Chr. bis

221 n. Chr.) gefunden; er wies einen Bogen auf, der vielleicht als Schwanen-hals zur Destillierung von Kampfer diente. Man hat möglicherweise nasse Tücher um den metallenen «Regenbogen» gewickelt, damit die Kampfer-dämpfe gekühlt und ausgefällt wurden.

Fast jeder Teil des Kampferbaums konnte destilliert werden – Blätter, Zweige, Holz oder Wurzeln. Der ganze Baum besteht zu 1,2 Prozent aus ätherischem Öl. Reiner Kampfer bildet sich zuoberst in der Kondensier-flasche, aber andere Teile, die flüssig geblieben sind, laufen aus, und sie rie-chen weniger ätherisch, eher medizinisch. Normalerweise schlagen die Kampferbaumzüchter einfach den Kopf mit Blättern und Zweigen ab; der Baum wird nur gefällt für Bau- oder große Schnitzvorhaben.

Machilus nanmu ist ein weiteres chinesisches Duftholz. Das chinesische Wort *nan-mu* bedeutet «Südliches Holz»; der Baum gedeiht nur in war-mem Klima, vor allem in Szetschuan. Der Geruch dieses Holzes erinnert an Zedern. Elegantes Täfer wurde daraus gemacht für die Wohnungen des Gartens der Muße (Liu Yüan) in Suchou und für die große Audienzhalle im Mandschu «Palast des fliehenden Herzens» in Ch'eng-te. O-mei, der heilige Berg der Buddhisten im Westen, trägt viele dieser großartigen Bäume, seit Jahrhunderten von den Mönchen erhalten.

Die moderne Duft- und Geschmacksindustrie wäre undenkbar ohne die nächsten chinesischen Aromatika, die Zitrusarten. Walter T. Swingle, ein Botaniker des United States Department of Agriculture und Pionier in For-schungen dieser Art, schätzt, daß China über fünfhundert, vielleicht sogar tausend Arten von Zitruspflanzen hat. Nur die echte Zitrone *(Citrus me-dica)* stammt nicht aus Ostasien.

Der *Citrus aurantium* von China gab uns die Sevilla-Orange, die das Mittelmeer durch die Araber im zehnten Jahrhundert erreichte. Der *Citrus sinensis* gab uns den süßen Valencia-Typ (und dieser die Navel-Orange). Mandarinen, mit ihrem unnachahmlichen Duft, stammen von *Citrus nobi-lis* und *Citrus deliciosa*, auch diese chinesisch, und die Kumquat kommt von einer Art der *Fortunella*. Zitronen *(Citrus limonia)* stammen wahrschein-lich aus Südchina oder Südostasien. Man kann sich kaum vorstellen, daß all diese verbreiteten Früchte den Griechen und den Römern vollkommen un-bekannt waren; sie werden in der klassischen Literatur nicht erwähnt.

Citrus medica var. foshan ist eine seltsam aussehende Zitrone mit langen Falten am Blütenende der Frucht, die an Finger erinnern. Die Chinesen nennen sie «Buddhas Hand», und sie lieben diese Frucht, die sie oft in eine Porzellanschale legen, damit ihr Duft den Raum erfülle.

Die älteste Erwähnung der Zitrusfrüchte findet sich im *Nan-fang ts'ao mu (Bäume und Pflanzen im Süden)*, das ungefähr 300 n. Chr. von Chi Han geschrieben wurde. Er vertrat die Ansicht, Zitrusfrüchte, die Ameisen hätten, seien gut, diejenigen ohne Ameisen hingegen nicht. Mehr als tausend Jahre später entdeckte Swingle, daß er nicht fantasiert hatte; die Bauern von Kanton benutzten die Ameise *Oecophylla smaragdina*, die ihr Nest in Bäumen anlegt, um allerlei Schädlinge, die die Ernte bedrohten, abzuwehren. Die erste Monographie über Zitrusfrüchte erschien 1178, nämlich die Zitrus-Chronik *(Chü lu)* des Mandarins Han Yenchih. Es folgten einige andere.

Im zwölften Jahrhundert beschrieb Chang Shih-nan, wie man Orangenblüten in ein Weihrauchgefäß legen und so stark erhitzen könne, bis «flüssige Tropfen gleich Schweißtropfen erschienen». Das Destillat wurde dann über Agarholz gegossen und in einem verschlossenen Porzellankrug aufbewahrt, um einen Duft «von außergewöhnlicher Eleganz» abzugeben. Das war, technisch gesehen, realistisch, denn Orangenblüten können, im Gegensatz zu anderen Blumen mit Ausnahme der Rose, die Hitze der Destillation ertragen. Orangenblütenöl hat eine Zartheit und Frische, die viel blumiger ist als der einfache Zitrusduft der Schale. Im Handel ist der allgemeine Name für Orangenblütenöl heute Neroli. Die süße Orange produziert Neroli Portugal, und die bittere Orange von Sevilla Neroli Bigarade, das als besser gilt. Die Araber und später die Italiener liebten es, ihr Konfekt mit Orangenblütenöl zu verfeinern, und Jahrhunderte nachher gab man dasselbe Öl in verschiedene Kölnischwasser.

Kassie ist ein weiteres Gewürz, das im internationalen Handel Eingang gefunden hat, aber viel mehr als Geschmack denn als Duft. Kassienöl ist wichtig für Getränke von der Cola-Sorte. Ein Tropfen Kassienöl in einer Mischung von Zitronen- und Limonensaft ergibt einen Coca-Cola-ähnlichen Geschmack. Der Baum, der die Rinde und daher das Kassienöl hervorbringt, ist *Cinnamomum Cassia*, ein naher Verwandter des Zimts. Der Geschmack der beiden Rinden ist sehr ähnlich, und beide werden in Stangen verkauft. Kassie ist bedeutend billiger und deshalb geeignet für den Massenmarkt. Es wächst aber nur in China und in den angrenzenden Gebieten in Vietnam.

Es war Tradition, Kassienrinde in Weihrauchmischungen zu mahlen und dies gegen Blähungen einzunehmen. Auch in der Küche wurde Kassie verwendet. Die moderne Parfümerie verwendet Kassienöl nur als Bestandteil schwerer Parfüms; es parfümierte aber die berühmten Brown Windsor Seifen von Yardley's in London.

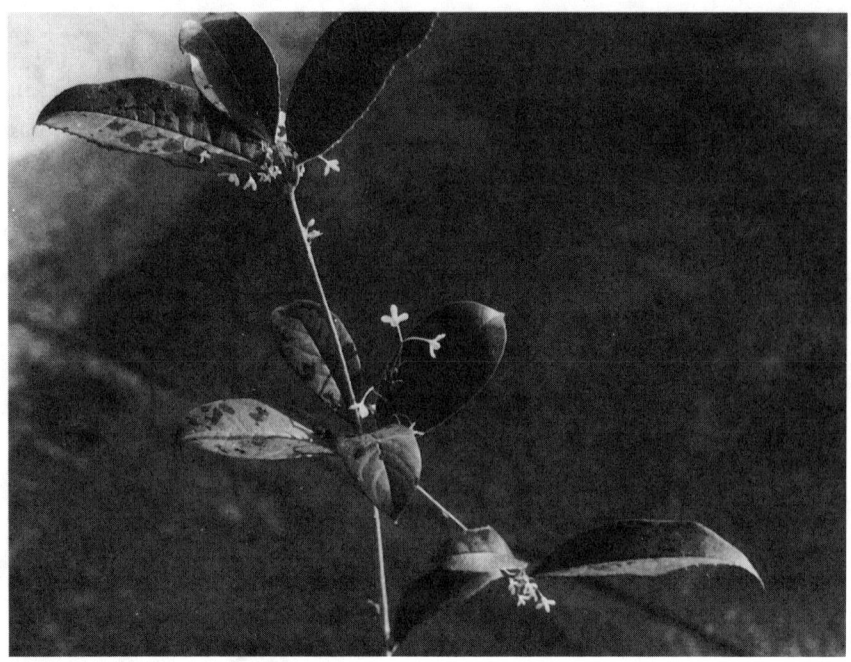

Osmanthus ist ein chinesischer Strauch mit winzigen Blüten, die einen intensiven süßen Duft abgeben. Die Pflanze wurde um ihres Duftes willen in chinesische Gärten gesetzt. Heute liefert sie eine kostspielige Blütenessenz.

Sternanis *(Illicium verum)* ist ein chinesisches Gewürz, das von einer stattlichen immergrünen Pflanze stammt, die langsam wächst, aber bis zu zwanzig Meter hoch wird. Die gelben Blüten ähneln Narzissen, die reifende Frucht öffnet sich zu einem achtzackigen Stern (vgl. den Namen). Eine verwandte Art, *Illicium religiosum,* heißt so, weil der Baum oft in buddhistischen Hainen gepflanzt wird. Die Blätter haben einen deutlichen Geruch, und die Frucht enthält einen Giftstoff, Hananomin, der weidende Tiere von den heiligen Hainen abhält. *Illicium verum* hat einen angenehmen Anisgeruch und wird in der Medizin und als Speisegewürz angewendet. In der Parfümerie liefert es Anethol, einen wichtigen Grundstoff.

Der Pfirsich- *(Prunus persica)* und der Aprikosenbaum *(Prunus armeniaca)* stammen beide aus China. Die botanischen Namen beziehen sich auf den Ort, wo sie von westlichen Händlern am Ende der Seidenstraße aus

Cathay übernommen wurden. Extrakte dieser Früchte werden in der Geschmacksindustrie verwendet, ihr Geruch gilt aber als «fruchtig» wie das Parfüm Mitsouko von Guerlain. Diese Pfirsich- und Aprikosennoten erzielt man synthetisch, indem man die Struktur der Aldehyde nachahmt, die in den Früchten enthalten sind.

Man zieht oft die Gardenie heran, um einen Duft zu beschreiben – voll, blumig, berauschend. Und dennoch weigert sich diese Blüte, ihren Duft bei irgendeinem bekannten Extraktionsverfahren herzugeben. Moderne Gardenia-Düfte sind Mischungen aus synthetischen und natürlichen Materialien. Die einzige Methode, den Duft von *Gardenia florida* herauszubekommen, ist die alte chinesische: Man legt sie in Teeblätter, und der Duft geht beim Brauen an den Tee über. Auch mit Champak verfährt man so, und aus den Blütenblättern von Chrysanthemen *(Chrysanthemum hortorum)* wird direkt Tee gemacht.

In der chinesischen Liste von Aromatika ist noch ein ungewöhnlicher tierischer Lieferant zu erwähnen: eine Schnecke, *Eburna japonica.* Die alten Chinesen entfernten den Deckel, mahlten und trockneten ihn. Eine andere Art, *Potamides micropterus,* wurde zur Weihrauchherstellung benutzt.

Chinas Rolle im Gewürzhandel

Da Chinas Füllhorn von Duftpflanzen nicht so überquoll wie dasjenige Indiens und der umliegenden Länder – ein Schriftsteller aus der T'ang-Dynastie sagte, Chinas Aromatika seien im Vergleich zu denjenigen Indiens «Bettlerweihrauch» –, mußte man Duftstoffe importieren. Vom späten siebten Jahrhundert an hatte China die Mittel und das Verteilersystem für alle Gewürze Indiens. Arabische Händler versorgten als erste den chinesischen Markt und waren lange die einzigen, aber in der Sung-Dynastie wurden seetüchtige Dschunken gebaut, dank denen ein Teil dieses einträglichen Handels in chinesische Hände überging.

Die importierten Aromatika – aus Indien, der Südsee oder Arabien – umfaßten Sandelholz, Agarholz, Ambra, Muskatnuß, Gewürznelke, Kardamom, Benzoeharz, Borneos-Kampfer *(Dryobalanops camphora,* vom Archipel, mit einem Geruch wie Kampfer), Patschuli, Weihrauch und Zibet. Persisches Rosenwasser kam bereits verarbeitet an und war bei der chinesischen Elite sehr beliebt, ebenso indisches Jasminöl, das mit Sesamöl verarbeitet wurde.

Wie kamen die Waren nach Cathay? Die älteste Verbindung war die Seidenstraße, die während der Han-Dynastie eingeführt wurde, damit die reichen Römer Seide bekamen. Kein einzelner Händler durchreiste die ganze Route; die Waren wurden von Etappe zu Etappe weitergegeben. Als die Han-Dynastie stürzte und gleichzeitig das westliche Römerreich zerfiel, geriet die Seidenstraße etwas in Vergessenheit, wurde aber während der T'ang-Dynastie unter Mitwirkung arabischer und persischer Händler wiederbelebt. Ch'ang-an, der Endpunkt im Osten (heute Sian), war damals wohl die volkreichste Stadt der Erde; sie hatte zwei Millionen Einwohner. Weihrauchharz, Jasmin und Rosenöl fanden den Weg zum dortigen Hof, und Moschus und Kampfer reisten mit Seidenballen nach Westen. Die Route ging der Wüste Gobi und den Ödländern des Takla-Makan entlang und überschritt dann den Pamir, das «Dach der Welt».

Arabische Schiffe verließen Basra, füllten ihren Laderaum in Indien mit Gewürzen und Sandelholz und umfuhren Vietnam, um nach Kanton, Chüan-chow und Hangchow zu gelangen, den großen Häfen des Ostchinesichen Meers. Die erste solche Reise fand bereits unter der Herrschaft des zweiten Kalifen der Abbasiden, al-Mansur, statt. Mitte des achten Jahrhunderts bestanden mehrere gegenseitige Vertretungen der Chinesen und der Abbasiden. Diese Kontakte bewirkten, daß die Chinesen die indische Null und damit das Dezimalsystem übernahmen und die Araber den Kompaß und das ausgewogene Balanceruder. Im elften Jahrhundert navigierten schon fast alle arabischen Schiffe mit dem Kompaß.

Als die chinesische Regierung schließlich beschloß, einen Teil des lukrativen Gewürzhandels für sich selbst zu erobern, tat sie es dramatisch. Von 1130 bis 1237 wuchs ihre Flotte von elf Schwadronen mit dreitausend Matrosen auf zwanzig Schwadronen mit fünfzigtausend Matrosen. Ein Zeitgenosse schrieb:

> Die Schiffe, die die Südsee und noch südlichere Gegenden befahren, sind wie Häuser. Wenn sich ihre Segel entfalten, sind sie wie große Wolken am Himmel. Ihre Ruder sind mehrere zehn Fuß lang. Ein einziges Schiff trägt hundert Mann. Es führt Kornvorräte für ein ganzes Jahr mit.[7]

Einige dieser seetüchtigen Dschunken hatten sechs Masten und vier Decks; sie führten oft zwei oder drei große Boote im Schlepptau und konnten sechstausend Körbe voll Gewürze transportieren.

Die kaiserliche Regierung versuchte, ein offizielles Monopol für jeglichen Handel mit Südostasien durchzusetzen, und bestrafte Beamte, die mit unabhängigen Händlern Geschäfte machten. 1189 hatte diese Politik fünfundsechzig Millionen Schnüre Bargeld erwirtschaftet. Trotzdem war die chinesische «Vorliebe für Merkwürdiges» – wie ein Schriftsteller es formulierte – so groß, daß das Land unter Bargeld-Knappheit litt. Die Regierung behalf sich, indem sie spezielles Papiergeld druckte, das mit Rohseide gemischt und sogar parfümiert war. Aber während der Sung-Dynastie leerte sich die Staatskasse weiter. 1279 wurde die Dynastie von den Mongolen besiegt.

Während der Yüan- oder mongolischen Dynastie stellen wir eine Wiederbelebung der Seidenstraße und anderer paralleler Routen nach Westen fest. Marco Polo war der berühmteste Besucher Chinas in der Zeit der Mongolen: Er erreichte den Hof des Großen Khan über Land und kehrte durch die Myriaden Inseln des malaiischen Archipels nach Venedig zurück. Er sah persönlich die gewürzeanbauenden «7448» Inseln des *Nan-hai* und beruhigte alle europäischen Zweifel über die Herkunft dieser wunderbaren Produkte.

Während der kurzen Zeit, da die Mongolen fast ganz Eurasien beherrschten, nahm die Republik Genua Verhandlungen mit ihnen auf in der Hoffnung, das arabisch-venezianische Monopol auf den Gewürzhandel zu brechen. Diese große Hoffnung erstarb, als die *khanata* (Gerichtshoheit der Khans) zerbrach und sich die persischen Ilkhane zum Islam bekehrten. Wenn dieser Versuch auch gescheitert war, so hatte er Europa doch eine Ahnung davon verschafft, wie es wäre, wenn man direkt mit dem Fernen Osten handeln könnte, und diese Idee verlor es nicht mehr aus den Augen.

Als die einheimischen Chinesen endlich die mongolische Dynastie überwältigten und die Ming-Dynastie (1386–1644) schufen, griffen sie die Idee der Sung, eine chinesische Vorherrschaft über die Meere zu schaffen, wieder auf. Der zweite Ming-Herrscher, Yung-lo, sandte Cheng-Ho (einen Muslim) mit dreiundsechzig Schiffen auf eine lange Seereise durch das heutige Indonesien, Indien, Persien, Arabien und sogar bis nach Somalia in Ostafrika. Cheng-Ho schloß mit den Herrschern, die er kennenlernte, Handelsverträge ab und machte zahlreiche Beobachtungen über Schiffahrtsrouten und Navigationskunst. Unglücklicherweise aber kam der chinesische Handel kurz nach dieser sehr erfolgreichen Expedition im vierzehnten Jahrhundert zum Erliegen. Die Angriffe von jenseits der chinesischen Mauer lenkten die späteren Herrscher vom Außenhandel ab. Die Chinesen durften ihr Heim nicht verlassen oder auch nur mit Fremden sprechen. Das

Ergebnis war, daß die Japaner die ganze Küste mit Piraterie überzogen und China isoliert war, als Europa begann, aus seiner Isolation auszubrechen und in den Handel mit Asien einzutreten. Die exportierten Porzellanwaren der Ming-Periode wurden von arabischen und europäischen Schiffen transportiert, nicht von chinesischen.

Parfüm und die chinesische Kultur

Während dieser vier Dynastien fand die Gelehrtenkaste vielfache Verwendung für verschiedene Aromatika:

> Es wurde kaum unterschieden zwischen Medikamenten, Gewürzen, Parfüms und Weihrauch – das heißt zwischen Substanzen, die den Körper nähren, und solchen, die den Geist nähren... Ein Mann oder eine Frau der oberen Schichten lebte in Wolken von Weihrauch und Nebeln von Parfüm. Der Körper war parfümiert, das Bad ebenso. Die Kleider hingen voll Sachets. Das Heim und das Büro dufteten süß, der Tempel strömte Wohlgeruch von tausend Balsamen und Essenzen aus. [8]

Professor Kentara Yamada, Verfasser verschiedener japanischer Studien über die Parfümerie in Ostasien, hob hervor, daß die Chinesen und die Japaner stets dazu neigten, mehr ihre Umgebung zu parfümieren als ihren Körper. Er glaubt, es gebe einen physiologischen Grund, weshalb sich die Parfümerie in Europa anders entwickelte: dort war nämlich das Parfümieren des Körpers wichtiger. Das wird bestätigt durch die heutige Geruchserforschung. Die apokrinen Drüsen, die den Körpergeruch hervorrufen, kommen überraschenderweise bei den Chinesen kaum vor, bei den Japanern nur wenig mehr und bei den Koreanern fast gar nicht. Bei Europäern dagegen sitzen die apokrinen Drüsen so dicht in der Achselhöhle, daß man sie beinahe als rundes Gebilde spüren kann. Diese Drüsen entleeren sich direkt in die Haarfollikel. Außerdem war Baden in Ostasien üblich, im Westen aber viele Jahrhunderte lang tabu. Das Bedürfnis, dem Körper einen anderen Geruch zu geben, war deshalb im Westen größer als im Osten. Das erklärt, warum nicht nur die Kulturen voneinander abwichen, sondern China, Japan und Korea eher die Wahl hatten, sich oder die Umgebung zu parfümieren, und häufig das letztere wählten.

In China wurde Weihrauch in erster Linie für religiöse Zeremonien gebraucht. Viel davon war dem Buddhismus zuzuschreiben, der über die Seidenstraße und zum Teil auch auf dem Seeweg nach China gelangt war. Die Hauptgeste der Verehrung war damals wie heute, drei Weihrauchstäbe zu entzünden, sie in der Hand zu halten, dreimal darauf zu blasen und dann die Stäbe in das Weihrauchgefäß vor Buddha oder vor einen seiner Bodhisattvas zu stecken, und sich dann nochmals mit zusammengepreßten Handflächen zu verneigen.

Die Taoisten, die glauben, ein großer Lebensstrom, das Tao, durchströme die Welt, beriefen sich auf eine chinesische Lebensphilosophie, die Laotse und Chuang Tsu im vierten Jahrhundert v. Chr. formuliert hatten. Sie übernahmen mit Begeisterung die einheimische Tradition des Weihrauchverbrennens, die sich bis zur Shang-Dynastie im Bronze-Zeitalter zurückverfolgen läßt (1766–1123 v. Chr.). Sie eiferten den Buddhisten in ihrer Bewunderung für die neueren Verwendungen des Weihrauchs nicht nur nach, sie übertrafen sie sogar. Das Weihrauchgefäß wurde zum Mittelpunkt taoistischer Tempel, wichtiger als jedes Bildnis oder jede Inschrift:

Jede Liturgie beginnt mit dem Anzünden des Räuchergefäßes und jede endet damit *(fa lu)*. Wie die liturgischen Texte wiederholt sagen: «Ob innerhalb oder jenseits der drei Welten ist nur das Tao verehrungswürdig, und unter zehntausend Riten ist das Weihrauch-Abbrennen der wichtigste.» [9]

Es wurden dann Botschaften an das Himmelsgericht geschickt. Ein Spiel wurde inszeniert, in dem die Teufel vergeblich versuchten, das von Hand gehaltene Weihrauchgefäß zu stiebitzen *(shou lu)*. Aber das Orchester des Tempels, begleitet von Knallfröschen, vereitelte den Diebstahl mit enormem Lärm; die Tempeldiener rissen das Räuchergefäß zurück, und die störenden Dämonen wurden ins Gefängnis geworfen. Nach dieser farbenfrohen Aufführung bat das Schlußgebet die Gesegneten, den göttlichen Pilz *(ling chih)* erscheinen zu lassen, der himmlische Eigenschaften sowie Langlebigkeit verlieh.

Der Taoismus war fasziniert von Verwandlungen, und der Wechsel der Jahreszeiten erfüllte seine Anhänger mit Staunen. Die taoistische Alchimie strebte die Verwandlung des sterblichen Zustands des Menschen zu einer Art physischen Unsterblichkeit an, genau so, wie das Feuer den festen Weihrauch in aufsteigenden Wohlgeruch verwandelte.

Weihrauchgefäße waren in China gewöhnlich dreibeinige Behälter, die die darin befindlichen Stäbe stützten. Eine Abart davon war die «Hügel-Räucherbüchse»; sie hatte einen runden Boden, aber eine durchlöcherte konische Mütze, die einen Berg darstellte mit Falten und Schluchten. Wenn im Innern Weihrauch verbrannt wurde, drehte sich der Rauch um die «Hügel» wie Nebel um einen Berg.

Es gab in chinesischen Tempeln und Palästen auch massive Weihrauchöfen, die etwa aussahen wie unsere dickbauchigen Kohleöfen; sie waren von chinesischen Missionsmönchen nach Japan gebracht worden. Die beiden Formen wurden dann vereinigt. Sie waren oft dreibeinig, hatten aber einen perforierten Deckel. Im Gegensatz zu Kohleöfen wurden die Weihrauchverbrenner in Bronze gegossen, und manche davon sind wahre Kunstwerke der Gußkunst. Auch von Hand gehaltene Räuchergefäße waren in Gebrauch, und sie sahen denen, die man im Alten Ägypten vor den Göttern hielt, sehr ähnlich.

Die Taoisten kannten die halluzinogene Wirkung von Marihuana *(Cannabis sativa, C. indica)*. Ein Kräuterbuch erklärt, wenn man die Droge lange Zeit einnehme, «könne man mit den Geistern sprechen, und der Körper werde leicht»[10] (ein Zeichen wachsender Unsterblichkeit). Offenbar wurden nicht nur botanische Aromatika, sondern auch psychoaktive Substanzen ins Weihrauchgefäß geworfen. Der Rauch machte zweifellos träumerisch und half den Gläubigen bei ihren Verwandlungen. «Wer Tao zu folgen beginnt, braucht nicht in die Berge zu gehen... Manche, die läuternden Weihrauch einatmen und verstreuen und aufwischen, sind ebenso imstande, die Vollkommenen Unsterblichen zu rufen.»[11] Ein liturgischer Text ermahnt immer wieder «Schau nicht weg», wohl zum Zweck, daß man in den vollen Genuß der Halluzinogene kam.

Weihrauchherstellung und -verwendung

Das richtige Mischen des täglichen, weniger exotischen Weihrauchs war komplizierter als in Westasien, wo man einfach ein paar Körner Weihrauch auf glühende Kohlen streute. Bei der ostasiatischen Methode bestand der erste Schritt darin, die verschiedenen Dufthölzer, Benzoeharze, Gewürze und Blätter in einem Mörser zu zerstoßen. Wenn dies mit einer größeren Menge zu geschehen hatte, benutzte man eine mit dem Fuß angetriebene Mühle. Dabei wurden die obigen Grundstoffe mit Gummi arabicum, Kieferharz, der Innenrinde der Ulme *(Ulmus campestris)*, Blättern der *Perilla frutescens*, Sägemehl von Zedern und anderen Koniferen und manchmal Salpeter ergänzt, die mitgemahlen wurden, damit die Mischung besser brannte oder zu einer Paste verarbeitet werden konnte. Salpeter (Kalium-

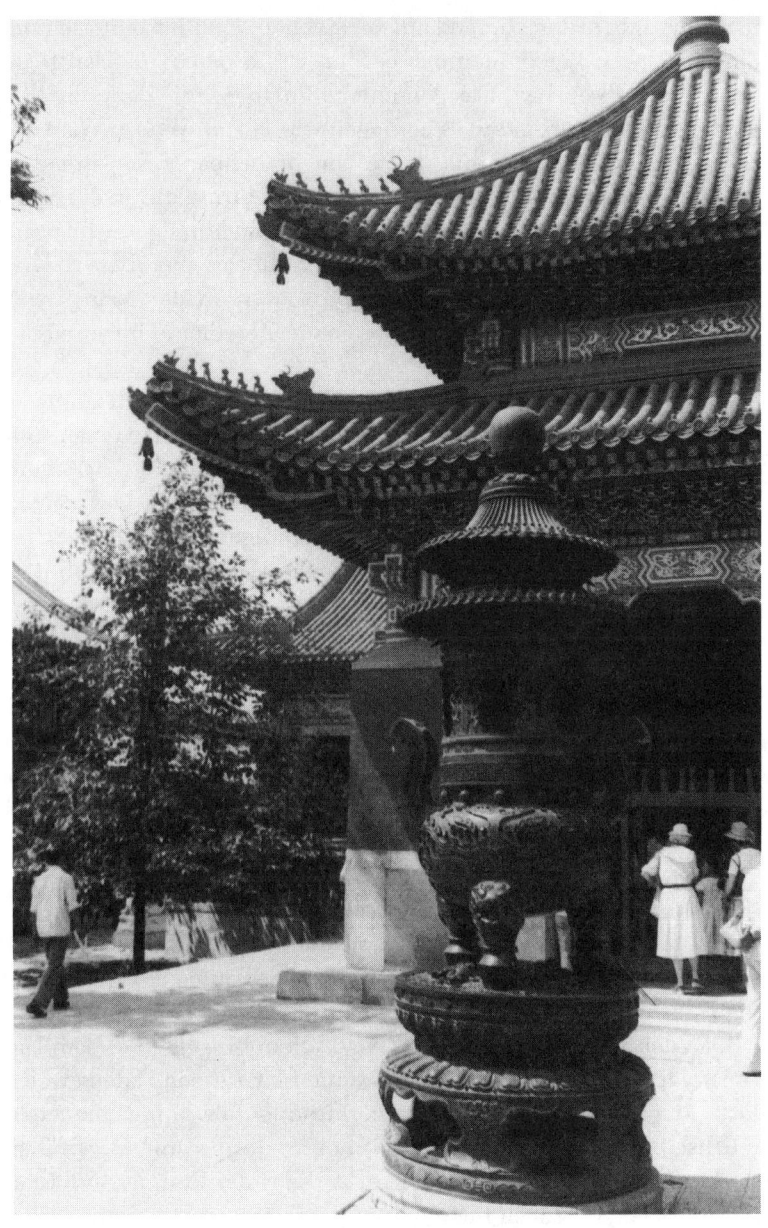

*Bronzener Weihrauchverbrenner beim Lama-Tempel in Peking. Buddhisten ver-
wendeten gewöhnlich duftendes Kiefernholz, Sandelholz, Kampfer und importierte
Gewürze. Die weniger orthodoxen Taoisten fügten, wie man weiß, auch blühendes
Marihuana bei.*

nitrat) wirkte efflorescierend auf verfallende organische Stoffe und trug zu einer gleichmäßigen Flamme bei; er wurde auch in Knallfrösche und Schießpulver gegeben. Das gemahlene Pulver wurde dann durch ein Sieb aus Seide getrieben, damit es homogen wurde, und Wasser, Wein oder Alkohol dazugeschüttet, bis eine Paste von brauchbarer Konsistenz entstand. Manchmal wurde diese zu kleinen Kegeln geformt, die an der Spitze angezündet wurden. Mönche wurden als Jünger Buddhas gezeichnet, indem sie einen Kegel auf ihrer rasierten Stirn herunterbrennen ließen. Diese Zeremonie hieß «das Feuer empfangen», und wenn der Mönch sich seines Gelübdes unwürdig erwies, mußte er die Zeremonie nochmals über sich ergehen lassen.

Die in Ostasien weitaus üblichere Methode, Weihrauch zu machen, war, die Paste mit Druck durch eine Lochplatte zu pressen. Genau so machten die Chinesen auch ihre Nudeln. Die so entstandenen Stränge wurden entweder gerade belassen oder noch feucht zu einer Spirale gewunden. Die geraden waren die Räucherstäbe, die die Gläubigen, die Buddha anbeteten, in Händen hielten. Die Spiralen ließ man wie Mobiles in der Luft hängen, wo sie sich beim kleinsten Windhauch drehten. Weihrauchpaste wurde manchmal auch zu einem chinesischen Schriftzeichen gegossen, besonders zu *shou*, langes Leben, und zu *fu*, Glück. Oder man goß sie zu einer flachen Schale und schnitzte ein kompliziertes, abstraktes Labyrinth hinein. Solche «Weihrauchsiegel», wie sie genannt wurden, brannten, wenn man sie anzündete und auf eine Schicht Asche legte. Manchmal zeigte ein Segment des Labyrinths an, daß eine Stunde verflossen war, und auch in Stäbe wurden Kerben gesetzt, die die Zeit anzeigten. Diese «Weihrauchuhren» waren ziemlich genau, wenn sie keinem Luftzug ausgesetzt waren; es war ja so sorgfältig auf gleiche Größe der Pulverkörnchen geachtet worden. Weihrauchuhren wurden von Bergleuten benutzt, von Mönchen, die in abendliche Meditation versunken waren, und von Seeleuten auf Nachtwache. Man legte auch Stäbe in einen horizontalen Metalltrog und befestigte einen Faden an der gewünschten Kerbe. Zwei Kugeln hingen an diesem Faden und fielen lärmend in den Metalltrog, wenn die Glut den Faden erreicht hatte. Pere Magalhaens (1511–1677) bemerkte diese als Uhren dienende Weihrauchstäbe und nannte sie «eine Erfindung, die des großartigen Fleißes dieses Volkes würdig sei», und: «Diese Methode der Zeitmessung ist so genau und so sicher, daß noch nie ein größerer Fehler vorgekommen ist.»[12]

Eine weitere praktische Anwendung des Räucherns war, dem Rauch Gartenraute *(Ruta graveolens)*, Pyrethrum und das schon erwähnte *Illi-*

cium religiosum beizugeben, um in Bibliotheken und Wohnräumen Bücherwürmer und andere Schädlinge zu vernichten.

Die Chinesen benutzten Weihrauch auch aus rein ästhetischen Gründen. Kleider wurden mittels einer speziellen Kohlenpfanne parfümiert, und Kampfer und Wacholdersamenöl wurden Tinte beigegeben, so daß, wenn der Tintenstab zum Schreiben befeuchtet wurde, er zu duften anfing. Selbst Papier wurde manchmal parfümiert. Der chinesische Gelehrte genoß die Harmonie von Duft, Form, Struktur und Farbe der Materialien, die ihn in seinem Studierzimmer umgaben. Im größeren Maßstab wurden Gärten so angelegt, daß die Pavillons an besonders duftreichen Stellen standen, zum Beispiel in Windrichtung von einem Lotusteich oder in einem Kiefernwäldchen.

Die Frauen benützten vielerlei parfümierte Kosmetiköle; hergestellt wurden sie aus Sesam, Rapssamen oder Teeölen (von *Camellia oleifera)*. Man trug Sachets in den Kleiderfalten, und in der T'ang-Dynastie gab es einen Tanz, bei dem die Zuschauer mit parfümierten Sachets beworfen wurden.

Als in der Ming-Dynastie der faltbare Fächer aus Japan nach China gelangte, wurde es Brauch, die Fächerschäfte aus duftendem Sandelholz zu machen. Das Holz war so feinkörnig, daß man komplizierte Formen ausschneiden konnte, ähnlich wie bei chinesischem Elfenbein.

Aromatika bildeten eine separate Kategorie in dem monumentalen Kompendium der chinesischen Medizin, dem *Großen Kräuterbuch* von Li Shih-chen und dem *Pen Ts'au Kang Mu* von 1578. Über dreißig Aromatika kamen aus dem Ausland. Die windtreibende Fähigkeit der Pflanzen mit ätherischen Ölen wurde anerkannt, und die aromatherapeutische Wirkung dieser Pflanzen wurde ebenfalls geschätzt.

Die Chinesen parfümierten alkoholische Getränke mit Kassie, Zitrusschale, Kräutern und den Blütenblättern der chinesischen *Rosa banksia*. Von der T'ang-Dynastie an wurden auch die Mahlzeiten mit vielen Gewürzen und Geschmacksstoffen zubereitet. Der Mönch I Ching, der auf der Suche nach buddhistischen Schriften Indien und China bereiste, klagte: «In China essen die Leute heutzutage rohen Fisch und fast rohes Gemüse; Inder tun das nicht. Alle Gemüse werden weichgekocht und nachher mit Asafötida, geklärter Butter oder Gewürzen verfeinert.»[13] Wie vorauszusehen, fanden seine Klagen offene Ohren, denn der rohe Fisch und das rohe Gemüse sind abgelöst worden von den unzähligen Saucen und Gewürzen der chinesischen Haute Cuisine.

Handel, Technik und der Duftstoffe-Markt

Der Fortschritt in der Parfümerie ging Hand in Hand mit dem technischen Fortschritt. Papier wurde zirka 1000 n. Chr. erfunden, und wie wichtig es für die Parfümerie-Industrie war, läßt sich kaum übertreiben. Seit der Zeit der großen Dynastien wurde Papier als Duftträger verwendet; Papiergeld hat den Welthandel viel leichter gemacht; Papierplakate warben für Parfüm und Papieretiketten identifizierten es. Pappverpackungen, kunstvolle Kartons für die Parfüms, sind eine weitere Folge dieser Erfindung. Der alte Papyrus der Ägypter war einfach aus dem Mark des Papyrus-Riedgrases *(Cyperus papyrus)* gepreßt worden, so daß aus der Pflanzenfiber eine Art gepreßter Filz entstand. Aber zur Papierherstellung wurden die Fasern von Bambus und Maulbeerbaumrinde zerbrochen und durch Zerstoßen verkleinert; nachher konnten sie sich in einem Zellulosebad frei vermischen. Hierauf wurde ein Stück feine Seide durch die Mischung gezogen; die Fasern und Leime, die man dazugegeben hatte, wurden trockengepreßt und das Sieb entfernt. Dann wurden die Fasern neu ausgelegt, und das so entstandene Blatt wurde durch Myriaden von Kombinationen zusammengehalten. Chinesische und später japanische Handwerker entdeckten eine Menge Materialien, die sich zum Papiermachen eigneten, und erzielten Nuancen in Farbe und Struktur, die von den Verpackungsdesignern des Westens noch heute studiert werden.

Die erste Papierfabrik außerhalb Chinas wurde 751 in Samarkand errichtet, nahe der Grenze zwischen der chinesischen und der persischen Kultur. Schließlich ersetzte in Persien das Papier das Pergament vollständig, und 1190 wurde in Frankreich, im Hérault, eine Papierfabrik eröffnet.

Die Druckerkunst brachte einen weiteren Durchbruch, der den Handel und den Austausch von Ideen beschleunigte. Blockdruck hatte China im neunten Jahrhundert, bewegliche Lettern im Jahrhundert darauf, und die ersten beweglichen Lettern aus Metall erschienen in Korea im Jahr 1403. Der gesamte taoistische Kanon wurde 1019, während der Sung-Dynastie, gedruckt; bereits damals wurden in China offizielle Dokumente in der Regel ebenfalls gedruckt.

Porzellan war eine weitere chinesische Entdeckung; es erreichte seinen Höhepunkt während der Sung-Dynastie. Porzellan ergab wundervolle Behälter für Aromatika, da es sich wie Glas neutral verhält.

Den Chinesen ist auch eine große Verbesserung der Destillationstechnik zu verdanken, denn sie fanden heraus, wie Äthylalkohol vom Wein sepa-

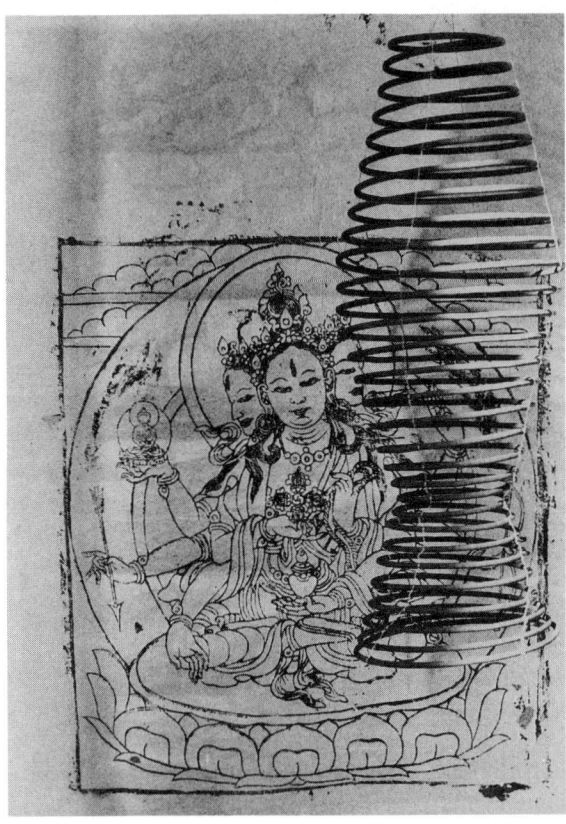

Gepreßte Spirale, die vor einer Göttin brennt, China, tibetischer tantrischer Stil. Solche skulpturenverwandte, hängende Weihrauchstücke sind in chinesischen Tempeln allgemein üblich. Die Spirale im Bild hat Fischform, ein Symbol der Erleuchtung, da der Fisch seine Augen niemals schließt. Unten eine Reihe von Schalen; die Asche fällt in sie und wird nachher gebraucht, um Weihrauchstäbe senkrecht zu halten.

riert werden konnte. Man mußte den Kondensator mit kaltem Wasser kühlen. Taoistische Alchimisten hatten den Destillationsapparat zur Zeit von Sun Ssu-miao (581–ca. 673) vervollkommnet, um Zinnober sublimieren zu können, und wahrscheinlich wurde bald danach beim Helm ein Wasserkühler angebracht, um die Dämpfe wirksamer zu kühlen, als wenn dies der Luft überlassen blieb. Es ist unsicher, ob die Chinesen diese Technik vor den Mongolen praktizierten, aber es ist wahrscheinlich, daß Alkohollösungen von wenigstens vierzig Prozent Äthanol extrahiert wurden. Aber die Richtung, die selbst diese einfache Lösung den europäischen Alchimisten wies, war von größtem Wert. Sie kannten den Kühler als «Mohrenkopf-Kondensator», womit wohl seine Turbanform gemeint war, aber auch der Weg, über den diese kulturelle Neuerung zu ihnen gekommen war. Der

Kondensator erlaubte ihnen, ihre Experimente mit Wasserkühlung auszuführen; und dies führte, wie wir sehen werden, zur regelmäßigen Erzeugung hochgradigen Alkohols.

Einen weiteren Beitrag zu den Naturwissenschaften leisteten die Chinesen mit der Veröffentlichung einer Serie von Monographien oder Abhandlungen, die sie *p'u* nannten. Diese gepflegten und genauen Studien über verschiedene Pflanzen, Produkte und Verfahren begannen während der Sung-Dynastie zu erscheinen. Der *Chih p'u*, zum Beispiel, war eine Abhandlung über Papier und Papierherstellung; der älteste *p'u* war der von Su I-chien am Ende des zehnten Jahrhunderts. Wir haben die *Citrus-Chronik*, die erste Abhandlung der Welt über diese Pflanzengattung, erwähnt; es gab mehrere *Hsiang P'u*, Studien über die Herstellung von Weihrauch, wovon die älteste, die wir haben, von Hung Chu stammt, aus dem Jahr 1115. Viele andere folgten in den nächsten Dynastien; sie gipfelten in den langen *Weihrauch-Berichten* von Chou Chia-chou, Ming-Dynastie, geschrieben zwischen 1618 und 1641.

Ähnliche Studien, die etwa zur selben Zeit durchgeführt wurden, umschlossen Ch'en Ching-is botanische Enzyklopädie, die im dreizehnten Jahrhundert erschien, und Chao Ju-kuas *Notizen über die verschiedenen Übersee-Länder (Chuh-fan-chih)*, ein bedeutendes Werk über die verschiedenen Produkte (meist Aromatika), die aus der Südsee importiert wurden, mit Bemerkungen über das Ursprungsland jeder Ware. Als Ergebnis von soviel Schriftstellerei wurden die botanischen Illustrationen vervollkommnet; Swingle hielt die Holzschnitte in einem Kräuterbuch von 1159 für «viel besser als in den meisten europäischen Kräuterbüchern des fünfzehnten und sechzehnten Jahrhunderts»[14].

Im dreizehnten, vierzehnten und anfangs des fünfzehnten Jahrhunderts schwärmte China auf die Seerouten aus. Somalia, die Quelle von Ambra für die chinesischen Tempel und den Hof, war Chao Ju-kua bekannt. Aber es gab auch vom Westen her Bewegungen in Richtung Osten. Andrew, der christliche «Bischof von Zayton», schrieb seinen Landsleuten in Europa, diese ferne Zivilisation sei geradezu unglaublich:

> Was den Reichtum und die Pracht des Hofes und seines Kaisers betrifft, die Mengen seiner Untertanen, die Anzahl der Städte, den Frieden und die Ordnung in seinem Reich, werde ich keine Beschreibung versuchen, denn sie würde unglaubhaft.[15]

Marco Polo beschrieb Hangchow als «die größte Stadt, die man auf der Erde finden kann, soviele Freuden enthaltend, daß man sich im Paradies wähnt»[16]. Nicht ein, sondern zehn Märkte belieferten diese Stadt, und in den südlichen Häfen, erklärte Oderich von Pordenone, «traut man seinen Augen kaum, wenn man von dem gewaltigen Schiffsbestand in dieser Gegend hört oder ihn gar sieht»[17].

Diese Beschreibungen ließen Europa andere Lebensweisen, eine hochstädtische Zivilisation und einen ungeheuer reichen Markt jenseits der arabischen Welt erahnen. Es dauerte nicht mehr lange, ehe die geographischen und politischen Schranken zwischen den Antipoden fielen.

Japan

Die Verfeinerung der chinesischen Kultur wurde von zahlreichen Ch'an(Zen)-Mönchen und Handelsdelegationen über das Ostchinesische Meer ins Land der aufgehenden Sonne getragen. China war seit der Han-Dynastie hin und wieder mit Japan in Kontakt gekommen, aber der eigentliche Einfluß Chinas auf die japanische Kultur setzte in der T'ang-Dynastie ein und dauerte unter den Sung-Dynastien weiter. Aber die Japaner waren nicht einfach Gefäße, in die eine neue Kultur gegossen wurde. Alles, was sie einführten – Schreibstil, Kunst, Papierherstellung, Gartenbau und Architektur –, verwandelten sie und schufen sie neu, mit ihrem eigenen Stempel versehen.

So werden uns viele japanische Düfte vertraut sein und dennoch etwas verändert scheinen: Wir finden das Weihrauch-Verbrennen vor den großen Tempeln, und im Innern ist jedes Bild vom Rauch der davor brennenden Weihrauchstäbe umgeben. Wir finden auch kosmetische Öle und parfümierte Sachets in den Falten der Kimonos. Kampferbäume wurden wie in China angepflanzt und verehrt; ein Kampferbaum beim Hachiman-Schrein im Kagoshima-Distrikt ist über zwölfhundert Jahre alt.

Aber einzigartig japanisch sind Dinge wie die *inros*. Das waren winzige lackierte Schächtelchen, oft reihenweise verbunden mit einer Seidenkordel, die an einer Schnalle am Kimono hingen. Darin trug man Parfüms, Medikamente, Aromatika zum Einatmen oder sonst etwas Kleines. Diese Schächtelchen waren wunderschön gestaltet; weil sie so zierlich waren, verdichteten sich die Schmuckelemente auf kleinstem Raum. Das moderne Parfüm «Opium» wurde in einer Verpackung geliefert, die an eins dieser *inros* erinnerte. Der *fusego* war ein spezieller Kleiderständer, an dem der Kimono hing, während ihn duftender Rauch durchdrang, und das *kohmakura* war eine Kopfstütze, von der Parfümduft ausging für das Haar einer Hofdame.

Die Japaner übernahmen auch die Weihrauchuhr; es gab eine ausgetüftelte Variante, bei der der Stab waagrecht in einem Holztrog lag und in regelmäßigen Abständen Kamine angebracht wurden, so daß sich die Zeit mit einem Blick daran ablesen ließ, aus welchem Kamin der Rauch kam. Man glaubt, die Japaner hätten sogar Weihrauchstäbe aus verschiedenen

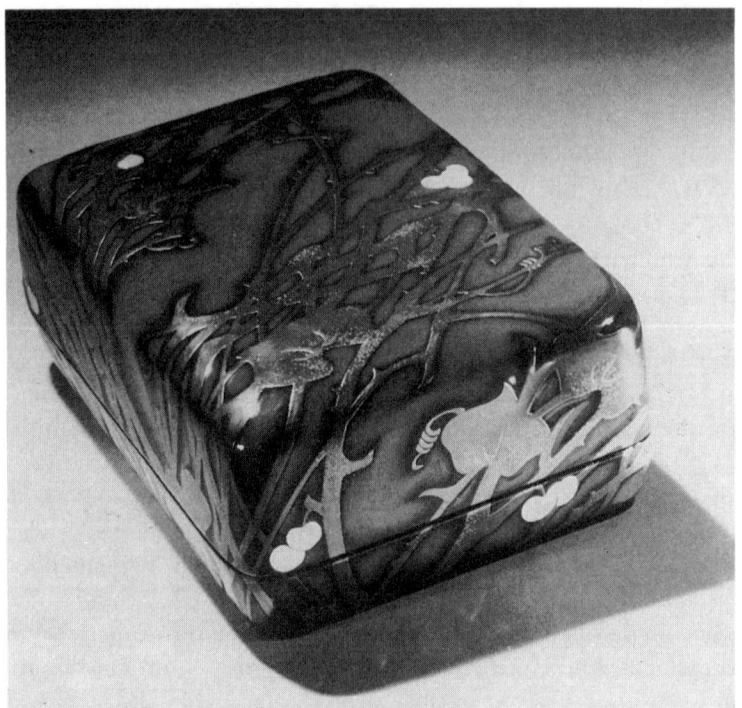

Japanische Handwerker schufen eindrückliche Formen in Lack, Porzellan und anderen Materialien zum Aufbewahren von Parfüms, Heilmitteln und Kosmetika. Der inro *war ein Schächtelchen, das an Seidenkordeln in den Kimono gehängt wurde; seine Form inspirierte die Verpackung des* Opium-*Parfüms und mehrere weitere Parfüm-Behälter. Diese Kosmetik-Schachtel* (te-bako) *wurde von Mizuuchi Kyohei (*1910) entworfen. Aus der Sammlung von Elaine Ehrenkranz.*
Abb.: Barbra Teri Okada, A Sprinkling of Gold.

Die japanischen Designer entwarfen bezaubernde kunstvolle kleine Schachteln für Parfüms und Schönheitsmittel. Hoch stilisierte Darstellungen von Pflanzen wurden aus Gold gefertigt und kontrastierten mit den schwarz lackierten Stücken. Hier sieht man die Pfingstrose (Paeonia suffruticosa), *Kiefernadeln, chinesische Pflaumenblüte* (Prunus mume), *die Chrysantheme* (Chrysanthemum x morifolium) *und die Glyzinie* (Wisteria japonica *und* W. sinensis).

Mischungen gemacht, die sich jede Stunde ablösten, so daß es genügte, in der Luft zu schnüffeln, um zu wissen, wieviel Uhr es war. Geishas wurden nach der Anzahl der Weihrauchstäbe bezahlt, die der Besitzer während ihrer Tätigkeit verbrauchen mußte. Im neunzehnten Jahrhundert kamen dann weniger poetische Rechenarten auf. Die uns vertrauten Uhren wurden von dem portugiesischen Missionar Franz Xaver eingeführt, aber vor allem in Geishahäusern blieben die Weihrauchuhren bis 1854 in Gebrauch.

Lady Murasaki (deren Name «Glyzinie» bedeutet) hinterließ späteren Generationen ein glitzerndes Bild des eleganten Lebens in Kyoto in ihrem Buch *World of the Shining Prince*, der *Geschichte Genjis*, die zwischen 967 und 1068 geschrieben wurde. In Band 4 der Übersetzung von Waley lesen wir von den «Weihrauch-Parties», die für die Heian-Periode typisch waren: Zwei Spieler «lauschten» den verschiedenen Düften und diskutierten die Eigenschaften und Güte eines jeden. Das entwickelte sich zum *kumikoh* oder zum «Gruppieren» von Weihrauch; eine literarische Szene wurde heraufbeschworen, wenn man zwei oder mehr Weihrauchtypen genossen hatte, und das Riechfest glitt in Orgien und Spintisieren ab. In der Muromachi-Periode des siebzehnten und achtzehnten Jahrhunderts entstanden Schulen der Weihrauch-Kultur *(koh-do)*, die einzelne oder Gruppen lehrten, wie Weihrauch zu benutzen sei, um Disziplin und sittliche Werte zu steigern. Die Oiye-ryu-Schule wurde von Hofleuten der kaiserlichen Familie gegründet und die Shino-ryu von den Samurei.

«Weihrauchspiele» stellten eine weitere, hochdisziplinierte Verwendung der Aromatika dar. Teilnehmer versuchten, verschiedene Materialien korrekt auf einem Kontrollbogen zu identifizieren. Die Kontrollbögen waren aus prächtigem Papier, und die Schachteln, in denen sie aufbewahrt wurden, und anderes Zubehör des Spieles, waren an sich schon eine Augenweide. Porzellangefäße enthielten die Splitter der Materialien, die zu erraten waren. Die Aromatika stammten entweder von der einheimischen Kiefer und Zeder oder von kostbaren exotischen Pflanzen wie Sandelholz und Agarholz aus der Südsee. Die ersteren hießen *wagikoh*, die letzteren *kohboku*.

Anhänger der Weihrauchkultur behaupteten, sie führe zur Berührung mit dem Transzendenen, zur Reinigung von Körper und Geist, zu Frieden im Aufruhr, zu Kameradschaft und wachem Geist. Heute hat eine Kosmetikfirma, Shiseido, ein Parfüm entwickelt, in dem alle diese Tugenden enthalten seien; es heißt Zen (1965).

6. Europa:
Der Aufstieg der Parfümerie
im späten Mittelalter,
im sechzehnten und siebzehnten Jahrhundert

*W*ir werden uns nun der Entfaltung der Parfümerie im Westen zuwenden, die im europäischen Spätmittelalter begann und zur heutigen Industrie wurde. Was waren die Marksteine in dieser Entwicklung? Der älteste war, endlich, die Lösung des Geheimnisses «Alkohol» durch die Techniker Südeuropas um 1200 herum. Die Grundlage dieses entscheidenden Durchbruchs war der alte Destillierapparat der alexandrinischen Alchimisten, der von Generationen arabischer und chinesischer Techniker vervollkommnet worden war.

Ein zweiter Markstein war die Fülle technischer Studien, die während der Renaissance über alle mit unserem Buch verbundenen Themen erschienen: Destillation, Botanik, Chemie, Glasherstellung. Und die Erkenntnisse des einen waren schnell Erkenntnisse aller, denn die Druckerkunst hatte vor kurzem Europa erobert. Nord- und Westeuropa waren nun in den technischen Künsten genau so informiert, wie es Südeuropa lange Zeit allein gewesen war.

Die dritte Neuerung bestand darin, daß sich der Puls des Handels beschleunigte; sie begann damit, daß man das arabische Handelsnetz umgehen und eine europäische Route zu Indiens Reichtümern wählen konnte: als die Südroute rund um Afrika entdeckt wurde. Marco Polos Beschreibung des reichen chinesischen Markts und die Kenntnis der genauen Lage der gewürzproduzierenden Inseln im malaiischen Archipel schärften den Appetit Europas, und dieser wuchs nur noch mehr durch die unzähligen Verzögerungen von seiten der Menschen oder der Natur. Als die Seestrasse endlich erforscht war, folgten bald holländische, französische, britische und skandinavische Händler den portugiesischen Pionieren.

Der vierte Faktor der zunehmenden Beliebtheit des Parfüms im Westen war die Einführung des neuen Humanismus durch die Renaissance. Den

Körper zu schmücken und die Glorie des Menschen zu feiern, war nichts Ungewöhnliches mehr. Der Adel des menschlichen Seins, den die Neuplatoniker der Accademia dei Medici in Florenz gepredigt hatten, wurde von Denkern in ganz Italien und dann auch von den Franzosen aufgenommen, die Franz I. zu seinem Aufenthalt in Italien begleitet hatten. Das übrige Europa schloß sich schnell an. Der wachsende Kapitalismus der Renaissance ermöglichte es auch, zu kaufen, wonach immer man von dem reichen Angebot aus den neuen Seestraßen Lust hatte. Aus der Neuen Welt stammten viele solcher Produkte, aber weit mehr kamen von Indien und Großindien. Aber auch hier war es das Gold der Neuen Welt, welches bereits den Kapitalismus so sehr gefördert hatte, das nun zum Kauf dieser Aromatika verhalf.

Am Ende des siebzehnten Jahrhunderts war die alkoholische Parfümerie, die auch für die moderne Industrie typisch ist, schon weit fortgeschritten. Das achtzehnte und neunzehnte Jahrhundert sahen eine weitere Ausdehnung und Verzweigung, und im zwanzigsten Jahrhundert gab es eine richtige Explosion von Produkten, Verfahren, Materialien, Verpackung, Formen und Duftträgertypen.

Nun haben wir diese Entwicklung in groben Strichen angedeutet und wollen zum Anfang zurückkehren und sorgfältig die Geburt der westlichen Parfümindustrie nachzeichnen.

Wir hatten sie bei den Römern verlassen. Als die römische Welt im fünften Jahrhundert n. Chr. schwankte und fiel, blieb schrecklich wenig von den zivilisierten Künsten übrig. Was noch da war, war sicherlich nicht parfümiert, aber Spuren der medizinischen und pharmazeutischen Wissenschaften wurden von Mönchen in abgeschlossenen Klostergärten vom sechsten bis zum Ende des elften Jahrhunderts gehütet. Diese herrlichen Gärten, denen einst das *atrium* der alten römischen Villa entsprochen hatte, waren Oasen des Friedens und der Ordnung in einer sonst gewalttätigen und chaotischen Welt. Mönche und Nonnen zogen klassische Kräuter wie Lorbeer, Basilikum, Salbei und Muskatellersalbei *(Salvia sclarea)* – die für die heutige Parfümerie so wichtig ist –, Lavendel, Dill, Thymian, Rosmarin, Baldrian, Kamille, Poleiminze *(Mentha pulegium)*, Grüne Minze und Pfefferminze. Die meisten dieser Kräuter dienten als Heilmittel, denn man benutzte nicht nur keine Parfüms, sondern auch Ziergärten waren nur ansatzweise vorhanden. Zwei frühe Abhandlungen über diese Kräuter waren *De viribus herbarum (Über die Macht der Kräuter)* von Odo, Abt von Beauprai, und die *Causae et Curae* (Ursachen und Heilungen) der Hildegard von Bingen (1098–1179). Ihr höchstes Lob galt dem Lavendel, dem europäischsten aller Parfümeriekräuter. Die moderne Verliebtheit in diese Pflanze, mit ihrem tonischen, aufheiternden Duft nach Kraut und Blüten, begann also schon, als die Neue Zeit eben dämmerte.

Das mühsame Dunkle Zeitalter, das nach der Klassik eingesetzt hatte, ging schließlich zu Ende. Die Kreuzzüge lenkten Europas Blick zum technisch weiter fortgeschrittenen Osten. Die Religionskriege, die dem ersten Kreuzzug 1096 folgten, bekehrten niemand, aber dafür empfing Europa ohne eigene Anstrengung eine unschätzbare Schulung in Medizin, Pharmazeutik, Chemie, Handel und Parfümerie. Die Kreuzzüge waren ein dramatischer und beiderseitiger kultureller Kontakt zwischen Europa und der arabischen Welt; allerdings war schon früher dies und jenes nach Norden und Westen durchgesickert. Spanien war jahrhundertelang geteilt, und die Raubritter verliebten sich in die schönen Handschuhe mit Zitrus-, Rosen- und Moschusduft, die die Mohren herzustellen verstanden. *(Peau d'Espagne* ist noch heute eine Parfümnote, die auf der Idee «wohlriechendes Leder» beruht.) Sizilien und Italien waren weitere Orte, die Araber sporadisch besiedelten und von wo aus sie Handel trieben.

In Salerno wurde ein Benediktinerkloster zur Universität umgewandelt, gegründet – wie überliefert wird – von einem Italiener Salernus, einem Griechen Pontus, einem Araber Adale und einem Juden Elinus. Ob nun diese Geschichte authentisch ist oder nicht, sie gibt ein genaues Bild der kulturellen Verschmelzung in dieser Gegend zur Zeit der Gründung (1090). Zur Schule stieß bald ein Gastlehrer, Constantinus Africanus, ein Araber aus Bagdad, der sich erst in Nordafrika, dann in Italien niedergelassen hatte. Er lehrte bald Pharmazeutik und Medizin, und das wichtige Kräuterbuch *Circa instans* soll seine Notizen enthalten, die von Matthäus Platearius gesammelt und weiterentwickelt wurden. Das *Antidotarium magnum*, ein weiteres altes Handbuch über Pflanzen mit Wirkstoffen, berief sich ebenfalls auf die Lehren von Constantinus. Am Ende seines Lebens wurde er ein Benediktinermönch und starb in der alten Abtei Monte Cassino.

Die Europäer erwiesen sich als lerneifrig. Man weiß, daß Platearius um 1150 herum arabische pharmakologische Werke übersetzte, und Gerhard von Cremona übersetzte ar-Razi. Am Ende des zwölften Jahrhunderts übersetzte Alfred von Sarshel ibn-Sina, den Pharmakologen, den die Europäer als Avicenna kennen.

Der Durchbruch der Destillation

Wann haben die arabischen Naturwissenschaftler erstmals Alkohol extrahiert? In *Circa instans* wird das nicht erwähnt, dafür aber im Werk des Magisters Salernus, der zwischen 1130 und 1160 an der Universität von Salerno tätig war. Alfred der Große, ein Gelehrter und Heiliger, der zwischen 1130 und 1280 lebte, gab Anweisungen für die Erzielung dieser Substanz, die er mit einer sehr alten verglich. «Wenn Wein sublimiert wird wie Rosenwasser, ergibt sich eine leichte, brennbare Flüssigkeit.»

Stellen wir uns vor, wir sähen Alkohol zum erstenmal. Wie konnte man ihn nennen? Am ehesten glich er Wasser; er war farblos, von etwa gleicher Viskosität und gleichem Gewicht, und konnte getrunken werden. Aber da er doch deutlich kein Wasser war, fügten die überwältigten Chemiker, die ihn erzielt hatten, eine Reihe von Adjektiven dazu: Alkohol war «wunderbares» Wasser, «brennendes» Wasser, Wasser «aus Wein», Wasser «des Lebens». Er war auch die «Quintessenz», das heißt die fünfte Essenz neben Wasser, Luft, Feuer und Erde; er war die «primäre Essenz», der «flüchtige Geist», der «Geist des Weines», das «pflanzliche Quecksilber» und die «Seele des Himmels». Viele dieser Namen gehen auf den großen Spanier Ramon Lull (1235–1315) zurück, der dessen gewiß war, daß die neu erzielte Substanz ein Allheilmittel war. Ein weiterer Katalane, Johannes von Rupecissa (Mitte des vierzehnten Jahrhunderts) soll die Bezeichnung «Quintessencia» erfunden haben. Albert der Große hatte den Alkohol sogar «Weinöl» genannt, um auszudrücken, daß er so brennbar war wie fettige Öle. Wir nennen ihn meistens «Alkohol», obschon «Wasser» in der Parfümerie fortlebte, in *eau de Cologne* und in *eau de toilette*. Der früheste Gebrauch des Wortes «Alkohol» findet sich in den Schriften des großen Salerners Arnold von Villanova, und zwar in Verbindung mit *vini*; *alcohol vini* war die durch Destillation entstehende «feinste Essenz des Weines».

Der Trick bestand natürlich darin, eine wirksame Wasserkühlung zu finden. Die chinesische Version der «Mohrenkopf»-Kühlkappe war zu einem mit ständig laufendem Kaltwasser gefüllten Kübel verändert worden; das Ausflußrohr des Destillationsapparates wurde darin aufgerollt. Die erste Erwähnung dieser «Schlange» (oder des «Wurms» oder der «Schlinge») findet sich in den Schriften von Michael Savonarola (1384–1464) – dem Großvater des Reformers – aber die Anordnung war schon viel früher bekannt. Er schrieb auch über die Notwendigkeit, das Verfahren gut zu isolieren. Savonarola beschrieb auch mehrfache Destillationen.

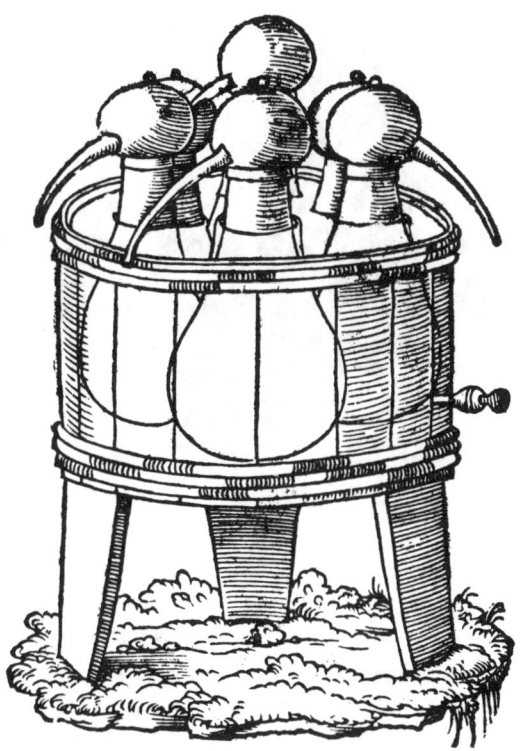

Die Renaissance war Zeuge einer Explosion des Interesses an technischen Verfahren und in erster Linie an der Destillation. Hier wird ein Wasserbad benutzt, um sechs Destillationsblasen zu erhitzen.
Aus Adam Lonitzers Kräuterbuch *von 1577, erschienen in Frankfurt. Abb.: Sammlung seltener Bücher, New York Botanical Garden.*

Diese Pioniere destillierten den Wein gewöhnlich einmal, was eine Lösung mit 60 Prozent Alkohol ergab, und destillierten diese dann nochmals zu fünfundneunzigprozentigem Alkohol. Hundertprozentiger Alkohol war damals nicht möglich, denn Äthanol zieht Wasser an und nimmt etwa fünf Prozent aus der Luft auf.

Das «wunderbare Wasser» war von allem Anfang an ein Erfolg. Kardinal Vitalis de Furno erklärte es zum Allheilmittel gegen jede Krankheit, und jede pharmazeutische Schule machte sich eifrig ans Destillieren dieses Mittels. All die alten Heilkräuter, die aus der Klassik stammten und von Klöstern gerettet worden waren, ließen sich in diese Lösung tauchen, wodurch die unzähligen Herzstärkemittel und Liqueurs der Mönche und Nonnen entstanden. Anfangs wurden sie natürlich ausschließlich als Heilmittel benutzt, aber es dauerte nicht lange, und die italienischen Händler begannen, *rosolio* herzustellen, einen Liqueur, der mit Rosenöl und mit dem aus Arabien importierten Zucker versetzt war. Die Pest belebte das Interesse an

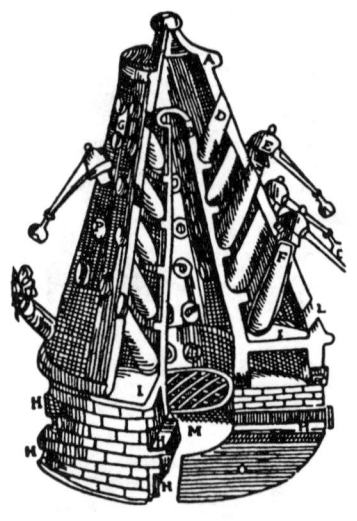

Holzschnitt eines Renaissance-Ofens, bei dem eine Hitzequelle mehrere kleine Destilliergeräte erhitzt. Diese Technik war unter den islamischen Erzeugern von Rosenöl weit verbreitet und dehnte sich auf Italien aus, das Vermittler der arabischen Naturwissenschaft war.

Alkohol gewaltig, denn man hatte erkannt, daß Wasser krankmachen konnte, Alkohol aber nicht. Binnen kurzem wurden die Anstrengungen der Apotheker von professionellen Alkohol-Lieferanten übernommen. Die älteste Industrie dieser Art war in Modena 1320, und Venedig folgte bald darauf.

Verbesserungen in der Destillation erleichterten auch die Extraktion der ätherischen Öle, Grundlage der Parfüms. Im vierzehnten Jahrhundert wurden in Burgund große Plantagen von Lavendel, Rosen und Salbei angelegt, und etwa 1370 erschien das Parfüm im modernen Sinn. Die Kombination von ätherischem Öl und Alkohol hieß «Ungarisches Wasser», nach der Königin Elisabeth von Ungarn. Es basierte auf Rosmarin, wurde aber später mit Lavendelöl verstärkt und versüßt. Die Legende, die das erste Parfüm begleitete, wird wohl auch mit dem letzten erzählt werden: Der Einsiedler, der der Königin das Duftwasser überreichte, versicherte ihr, daß es ihre große Schönheit bis zu ihrem Tode bewahren werde. Es mag wahr gewesen sein, denn als sie im Alter von zweiundsiebzig Jahren stand, bat der König von Polen noch um ihre Hand.

Ein zweites, frühes Parfüm war das Eau de Carmes, das die Nonnen der Abtei St. Juste für Karl V. von Frankreich hergestellt hatten, aus *Melissa officinalis* (Balsam), Engelwurz und anderen Kräuterölen; man nannte es Karmelitergeist. Lavendelwasser war ein drittes Parfüm, man konnte es trinken, und es war fast nicht von einem Liqueur zu unterscheiden. Die ältesten Parfüms machten den Körper außen frisch (was in Europa, wo Baden als für Körper und Seele gefährlich erachtet wurde, sehr nötig war) und innen ebenfalls.

Salernos größte Tochteruniversität war diejenige von Montpellier in Südfrankreich, die bald zu Europas zweitem großen pharmakologischen Zentrum werden sollte. Am Ende des Mittelalters kamen so viele gelehrte Spanier, Christen und Juden zu diesem Mekka der Gelehrsamkeit, daß man sie die Mozarabische Universität nannte. Das milde Klima des Languedoc gestattete den Anbau sämtlicher Mittelmeerkräuter, und ihre starken, kräftigenden Gerüche füllten die Luft um die Stadt. Grasse, weiter östlich, sollte die endgültige Hauptstadt der Parfümerie werden, aber während des Spätmittelalters und bis zum Ende des achtzehnten Jahrhunderts war «Aromatika» gleichbedeutend mit «Düften aus Montpellier» *(senteurs en odeur de Montpellier)*.

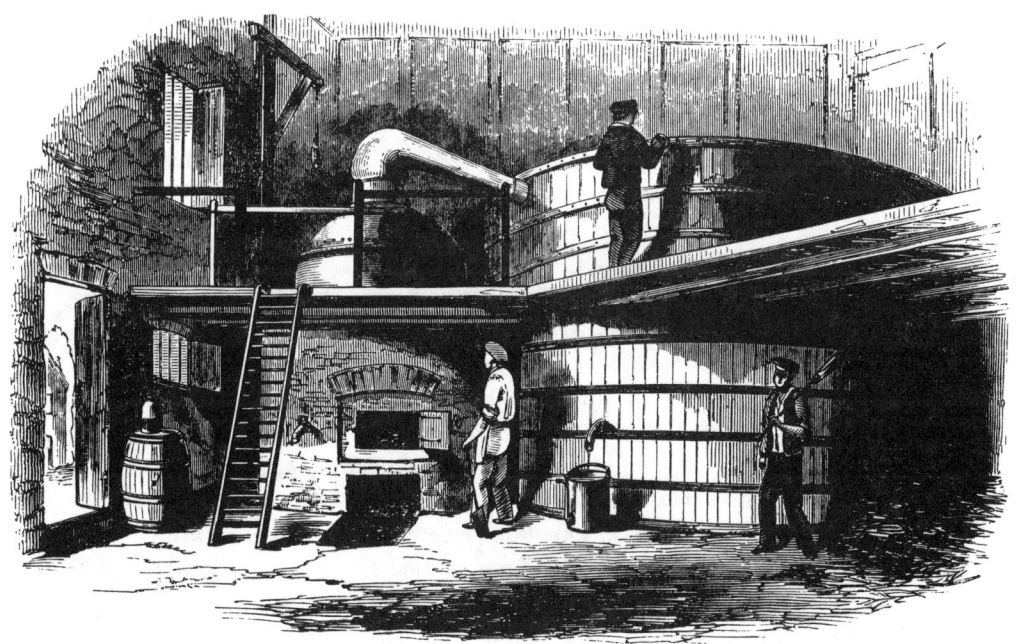

Lavendel war stets eine der beliebtesten europäischen Duftpflanzen. Sein Name kommt vom lateinischen lavare, *waschen. Man verband es mit römischen Bädern und später mit dem Aufbewahren frischer Wäsche. Große Destillierapparate sind nötig für die großen Mengen von Öl, die aus echtem Lavendel und aus Lavendelhybriden extrahiert werden. Abb.: Septimus Piesse,* Book of Perfumery *(1891).*

Aber die Destillation war immer noch unvollkommen, und im späten vierzehnten oder frühen fünfzehnten Jahrhundert erklärte der *Libellus de Distillatione Philosophica* (Buch über die vernunftgemäße Destillation), daß Kräutertinkturen in Alkohol unbeschränkt haltbar seien, und er riet (was nicht immer befolgt wurde), Kräuter nicht in bleiernen Gefäßen zu destillieren. Der Apparat solle «hermetisch» verschlossen sein, damit sich die kostbaren Öle während des Vorgangs nicht verflüchtigen könnten.

Ein frühes Destillat war das der Gartenraute *(Ruta graveolens)* mit ihrem durchdringenden Geruch nach Katzenurin. Bald versuchte man es auch mit Zimt. Im sechzehnten Jahrhundert wurden schon Kiefer, Weihrauch, Gummiharz, Costus, Zedernholz, Benzoe und Kalmus *(Acorus calamus)* destilliert. Zwischen 1500 und 1540 erweiterte sich die Liste um Agarholz, Anis, Kardamom, Fenchel, Muskatnuß, Muskatblüte, Pfeffer, Sandelholz und Wacholder. Und im siebzehnten Jahrhundert wurde sie abgerundet mit Ambra, Thymian, Asafoetida, Koriander, Dill, Ladanum, Majoran, Karottensamen, Gewürznelken, Iris, Ingwer, Safran und Wermut *(Artemisia absinthum)*.

In der Renaissance wurde das Destillieren gefördert durch Hieronymus Brunschwigks meisterlichen *Liber de arte Distillandi de Simplicibus*, sein Handbuch für den Destillateur, das Apparate und Zubehör beschrieb sowie die Fülle von Pflanzen, die man verwenden konnte. Die letzte Abteilung zählte auf, welche Krankheiten durch welches Destillat geheilt werden könnten. Obschon der Vefasser zwischen 1450 und 1534 lebte, war sein Vorbild die antike *Tabula smaragdina*. «Destillieren», erklärte er, «ist nichts anderes als die Reinigung des Groben von dem Feinen und des Feinen von dem Groben.»[1] Ermutigt durch den Erfolg des ersten Buchs brachte Brunschwigk ein zweites heraus, den *Liber de Arte Distillandi de Compositis*, mit noch mehr Abbildungen von Laboratoriumsausrüstungen und Kräutern. Die Destillateure nannten die beiden Bücher «das große Buch» und das «kleine» (erste) Buch. Das große Buch erlebte 608 Auflagen, wurde in jede europäische Sprache übersetzt, verbreitete die Kenntnis der Destillation von Lavendel, Rosmarin und Kiefer und Brunschwigks eigene Kombination aus Gewürznelke, Zimt, Gummiharz und Weihrauch.

Die westliche Wissenschaft machte die nächsten Fortschritte dank dem feurigen Theophrastus Bombastus von Hohenheim, genannt Paracelsus (1493–1541), der bei Medizin und Alchimie eine Revolution auslöste, indem er die letztere von ihrem immer noch vorhandenen Interesse an der Goldmacherei weglenkte und der ersteren die Nützlichkeit der alchimistischen

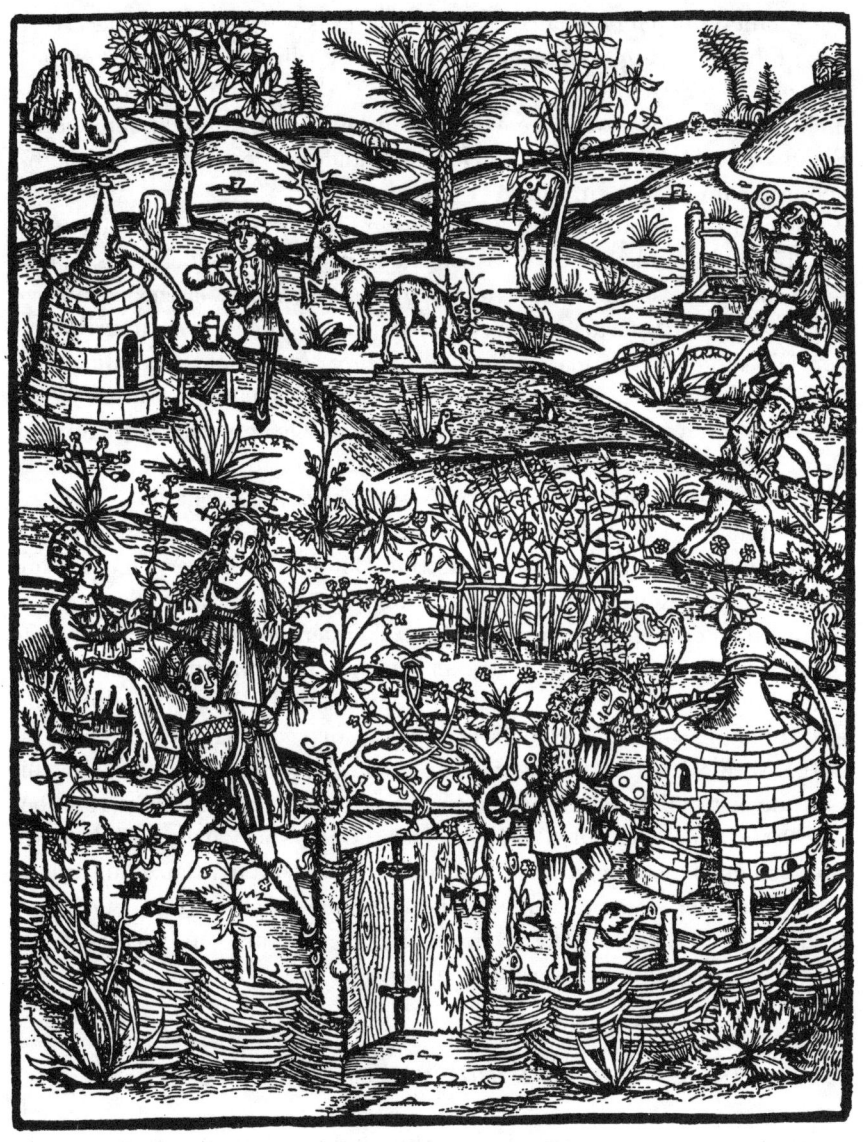

Bruegel-ähnliche Szene in einem Kräutergarten aus Hieronymus Brunschwigks
Liber de Arte Distillandi, *erschienen 1500 in Straßburg. In Fachkreisen hieß dieses*
Buch einfach Das kleine Buch der Destillation; *es war so erfolgreich, daß ihm 1519*
Das große Buch der Destillation *folgte.*

Materialien und Geräte nahebrachte. Paracelsus war der Luther der Medizin; grob und wenig schmeichelhaft geißelte er die Mediziner, die einfach den antiken griechischen und römischen Kräuterkundigen folgten und nicht zu bewegen waren, ihre Materialien selbst zu testen und der eigenen Erfahrung zu folgen. «Keiner möge einem anderen gehören, der sich selbst gehören kann», war sein Motto.[2]

Philipp Ulstad und Walter Reiff fuhren fort, die Destillation zu studieren. Bei Reiff findet sich der Hinweis darauf, daß Lavendelöl aus Frankreich nach Deutschland exportiert wurde «in kleinen Fläschchen und zu hohem Preis»[3]. Valerius Cordus unterschied zwischen festen und flüchtigen Ölen *(oleum terrestre* und *oleum aereum,* «irdischen» und «luftigen» Ölen). Er bemerkte, daß Gewürznelkenöl unter das damit destillierte Wasser sinkt, währenddem die meisten anderen Öle obenauf schwimmen. Beide Öle wurden in eine Florentiner Flasche destilliert, die ein Ausflußrohr für das Öl besaß, das sich vom Wasser abgeschieden hatte.

Zwei italienische Namen sind in dieser Zeit des geistigen Erwachens von großer Bedeutung. Piero Andrea Mattioli (1500–1572) hinterließ einen äußerst genauen Kommentar über den alten Kräuterkundigen Dioskurides; darin listete er die medizinischen, dufttragenden und kosmetischen Kräfte unzähliger Kräuter und importierter Gewürze auf; in einem Anhang behandelte er die Destillation. Giovanni Battista della Porta (1537–1615) war ein Anhänger sowohl von Brunschwigk wie auch von Paracelsus. Sein wunderbares Buch *Magia Naturalis* (Natürliche Magie) erschien in zwei Folgen, die erste 1558 und die zweite 1569. Sein Werk enthielt einen Teil über die Destillation und einen über die Herstellung von Parfüm. Della Porta war der erste, der die Ergiebigkeit einer bestimmten Pflanze an ätherischem Öl maß; er wußte um die Gefahr, die Öle durch ungeeignete Ausrüstung zu verderben, und befürwortete die Verwendung von Glas, das keine zusätzlichen chemischen Reaktionen auslöste.

Der Aufstieg der Glasmacherkunst

Im sechzehnten und siebzehnten Jahrhundert war Italien in der Glastechnik führend. Georg Bauer (1494–1555), der unter dem lateinischen Namen Agricola schrieb, hatte in seinem autoritativen Werk über Metalle, *De Re Metallica,* Kapitel über die Glasherstellung, und sein Glasofen würde einem heutigen Glasmacher nicht fremd erscheinen. Aber die erste ausschließlich dem Glasmachen gewidmete Studie war *L'Arte Vetraria* (ca. 1612) des Florentiners Antonio Neri. Venedig war das Zentrum der Glasmacherei. Seine Handelsbeziehungen mit dem Osten hatten es mit den Glasbläsertechniken von Syrien und Ägypten bekanntgemacht. Daß Venedigs Glasindustrie auf der Insel Murano gelegen war, hatte zwei Vorteile: Das Feuer der Öfen blieb in sicherer Distanz vom Hauptteil der Stadt, und die Arbeiter konnten praktisch unter Hausarrest gehalten werden, so daß die Fabrikationsgeheimnisse nicht an die Konkurrenz gingen. Materialien zum Glasmachen fanden sich in der Nähe: Kieselerde entstand aus zerdrückten Quartzsteinen des Flusses Ticino, und das Flußmittel aus Sodakraut *(Salsola soda)*, das an den adriatischen Stränden wuchs. Die Venezianer verwendeten zwei Teile des zerquetschten Kieses (oder weißen Sands) auf ein Teil Glassalz, das aus der Verbrennung des Sodakrauts entstand. Das Ergebnis war eine äußerst durchsichtige und leicht formbare Substanz –

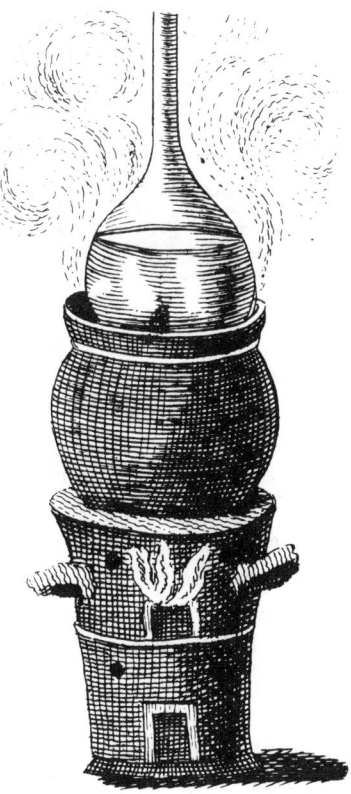

Die Destillation der ätherischen Öle und ihre
Verpackung hingen von der Entwicklung der
Glasmacherkunst ab. In der Renaissance gab
es die modernsten Laboratoriums-Glasgefäße
in Italien, wo die Venezianer so etwas wie ein
Monopol auf diese Kunst hatten. Als einzelne
Handwerker von der Insel Murano flohen,
wo sie praktisch in Gefangenschaft lebten,
tauchte eine fortschrittliche Technik auch
in Böhmen, Frankreich und England auf.
Ein gläserner Destillationsapparat.
Abb.: Poncelet, Chymie du Goût et de
l'Odorat, *1766 (Sammlung von Florence Wall).*

157

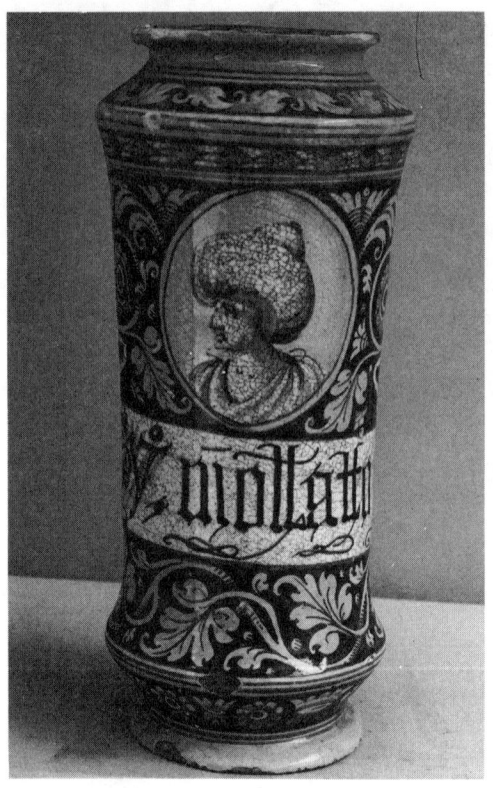

Italienisches Apothekergeschirr (albarello) *aus dem sechzehnten Jahrhundert, für* syroppo violatto, *Veilchensirup. Der Turbankopf deutet auf die Rolle hin, die Stadtstaaten wie Venedig und Genua bei der Vermittlung zwischen dem islamischen Osten und Nordeuropa spielten. Zurzeit der Renaissance besaß Italien sowohl die größte Auswahl an Aromatika in Europa als auch die am weitesten gediehene Methode der Verarbeitung. Albarelli waren oben und unten ausgebuchtet, damit man sie nicht fallen ließ, wenn man sie vom Gestell des Apothekers nahm. Diese Form war der arabischen Welt entliehen. Abb.: Metropolitan Museum of Art (Geschenk von William B. Osgood Field, 1902).*

das schöne Kristallglas von Murano. Seit römischen Zeiten hatte man Glas durch eine eiserne Röhre geblasen, aber die venezianischen Fachleute brachten es hierin zu ungeahnten Höhen. Es gab jetzt Glas für Parfüm, für die Kräuterextrakte des Paracelsus und für Portas Laboratorium.

Trotz schwerer Strafen gab es Venezianer, die von Murano fliehen konnten, und ihr Stil *(façon de Venise)* gelangte nach Frankreich, Deutschland und Böhmen. Da die Glasmacher im Norden keinen Zugang hatten zu den Pflanzen des Mittelmeers und der Adria, benutzten sie Birken- oder Adlerfarnasche, um den geschmolzenen Sand aufzuschließen. Deshalb sah Glas aus dem Norden eher edelsteinähnlich aus, weniger flüssig als venezianisches Glas.

Ende des siebzehnten Jahrhunderts entwickelten die englischen Techniker Blei- oder Flintglas, denn da die Wälder abgeholzt waren, mußten sie zu Kohle übergehen. Kohle erlaubte größere Hitze, und so erzeugtes Glas wies eine hohe Brechung auf und konnte mit dem Schneidrad bearbeitet oder tief graviert werden, ohne zu brechen. Flintglas ließ sich auch leichter transportieren und brach weniger leicht als das heiklere Kristallglas.

Abenteuer und Intrigen des Gewürzhandels

Im folgenden geht es um die Beziehung des europäischen Handels zu den fernen Herkunftsländern Indien und Ostindien und um den sich stets beschleunigenden Handel zwischen den beiden Regionen.

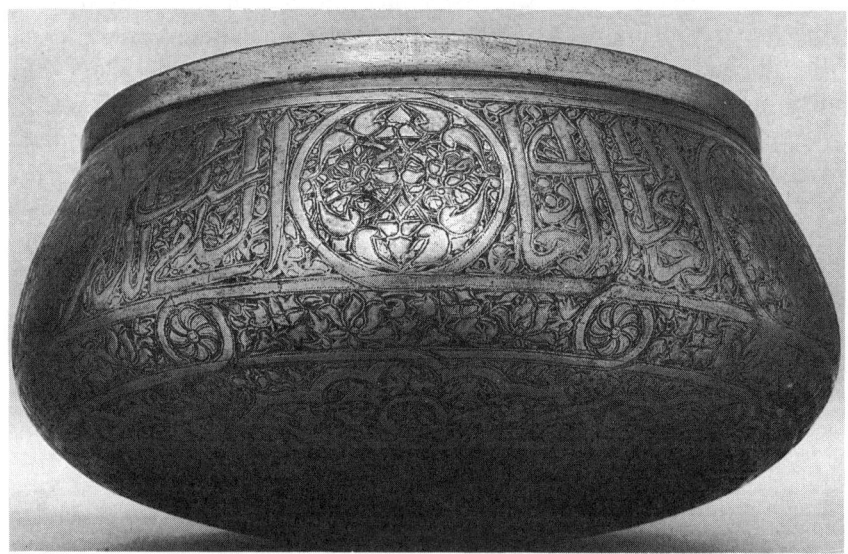

Schale aus dem vierzehnten Jahrhundert mit der Inschrift «Gefertigt auf Befehl des Imam, des Hohen, des Mameluken, des Großen Amir, des Weisen, des Löwenhaften, Sayf ad-dins, des Ewigen, des siegreichen Königs». Solche Schalen dienten zum Aufbewahren von Gewürzen oder zur Reinigung mit Rosenwasser. Die Mameluken in Ägypten beherrschten den Strom von indischen und ostindischen Aromatika nach Westen, sie erhöhten die Preise oft bis zu dreihundert Prozent. Ihre Handelspartner waren die Venezianer, die sich mit ihnen allen verbündeten, um die Versuche anderer europäischer Mächte, ihr Monopol zu brechen, zu vereiteln.
Abb.: Metropolitan Museum of Art (Vermächtnis von Edward C. Moore, 1891).

Während des Spätmittelalters hatte Italien den Handel mit dem Osten, der sich als Folge der Kreuzzüge entwickelt hatte, monopolisiert. Amalfi, Pisa, Genua und Venedig wetteiferten um diesen gewinnträchtigen Handel. Nach der Schlacht von Chioggia (1380) hatte Venedig über Genua gesiegt und war jetzt unbestrittene Königin der See.

Der venezianische Handel war nicht immer lieblich. Häufig wurden mit lokalen Machthabern Verträge abgeschlossen und damit die Schlachten der mitchristlichen Kreuzritter gefährdet; Waren verdarben; und die Venezianer spielten eine große Rolle im Sklavenhandel: tscherkessische Jungen wurden nach Ägypten verschleppt, wo sie Rekruten in der Armee der Mamelucken wurden. Da Rekruten, nicht Erben, dringend benötigt wurden, war der venezianische Handel mit Südrußland eine sichere Sache.

Aber der Gewürzhandel war die größte Einkommensquelle für Venedig. Was verstand man unter «Gewürzen»? Das war ein Sammelname für jede Ware, die in kleinen Mengen zu hohen Preisen verkauft wurde; es ging also nicht nur um die heutigen Küchengewürze. Aromatika und Medikamente waren wichtig unter den Gewürzen, aber es gab sogar so unwahrscheinliche «Gewürze» wie Baumwolle, Zinn, Elfenbein und Seide. Die *Practica della Mercatura* (Geschäftspraxis), die zwischen 1310 und 1340 geschrieben wurde, führte folgende «Gewürze» auf:

Anis	Fenchel
Ambra	Ingwer
Rosenwasser	Narde
Balsam	Weihrauch
Zimt	Agarholz
Kassie	Moschus
Kardamom	Mastixharz
Kreuzkümmel	Muskatnuß
Kampfer	Olivenöl
Papier	Pfeffer
Kalmus	Kiefernharz
Costus	Sandelholz
Zitronen	Zucker, parfümiert mit
Gewürznelken	Rosen und Veilchen [4]

Hatten die venezianischen Schiffe die Karawanen in Aleppo oder Alexandrien angetroffen, so transportierten sie die Waren zurück nach Europa, wo ein stets sich erweiterndes Handelsnetz bereit war, sie zu empfangen. Verschiedene Innungen beschäftigten sich mit den eingeführten Aromatika: die Pfefferleute, deren Zunft seit dem elften Jahrhundert bestand, die Lebensmittelhändler, die Gewürzhändler, die Drogisten, die Parfümeure (gegründet 1190) und die Handschuhmacher. Die letzteren, die in Paris 1268 als *corporation* anerkannt wurden, brauchten Duftmaterial, weil zum Gerben Stickstoffabfälle eingesetzt wurden, die so stanken, daß Handschuhe und andere Lederwaren parfümiert werden mußten.

Im elften Jahrhundert hatte Papst Silvester II. das indo-arabische Zahlensystem eingeführt, und im dreizehnten Jahrhundert erfanden die Toskaner die doppelte Buchführung. Kreditbriefe aus Papier verbreiteten sich, und auch das brachte dem Handel mehr Tempo.

Die Flut von Landarbeitern, die in die wachsenden Städte Venedig, Florenz, Paris, Köln und London zogen, brachte die Gefahr von Krankheiten mit sich, und die Pest schuf eine noch dringendere Nachfrage nach arabi-

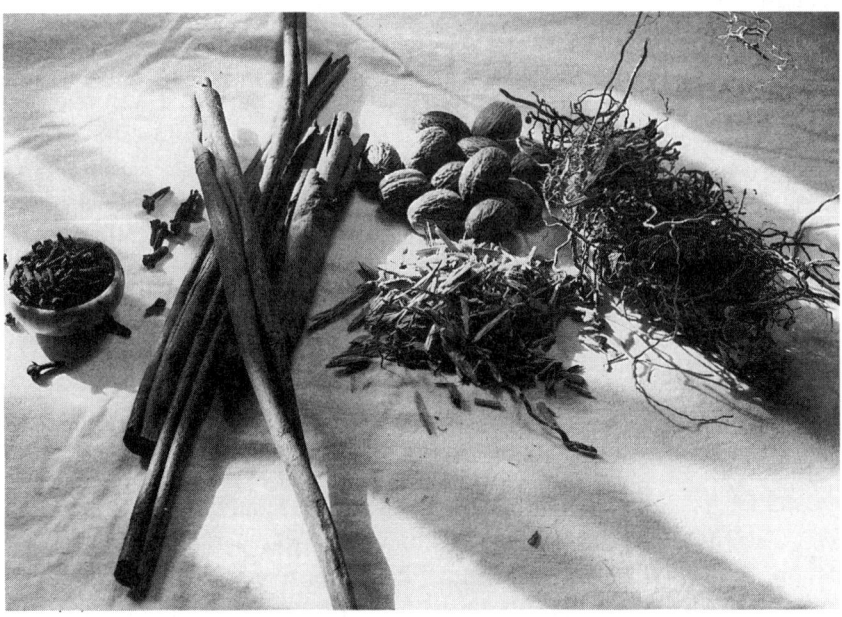

Die Reichtümer Indiens, nach denen es verschiedene europäische Ostindienkompanien so sehr gelüstete. Von links nach rechts: *Gewürznelken, Zimtstangen, Sandelholzspäne, Muskatnüsse und Kuskusgraswurzeln.*

schen Gewürzen. Eine Standardmethode zur «Desinfektion» einer Stadt war das Verbrennen von Gewürzen auf öffentlichen Plätzen. Obschon ätherische Öle mächtige Keimtöter sind und die Idee somit gar nicht so weit hergeholt ist, half das Verbreiten winziger Mengen solcher Öle über den Schmutz einer spätmittelalterlichen Stadt gar nichts. Aber die Venezianer beeilten sich, die Bestellungen solch reinigender Aromatika auszuführen; um 1300 herum umfuhr ihre Flandern-Flotte Gibraltar, um Gewürze nach Sandwich, London, Southampton, Sluys und Antwerpen zu bringen. Die Ware wurde in Galeeren transportiert, jede hatte zweihundert Ruderer, die von einer großen Kompanie Bogenschützen beschützt wurden.

Obwohl die Nachfrage nach diesen Waren noch nie so groß gewesen war und das Handelssystem noch nie so gut, kamen plötzlich keine Waren mehr an. Das Problem war der mongolische Moloch; er zerstörte die moslemischen Handelswege, die ihrerseits die venezianischen Routen bedienten. Die zwei Polos machten sich nach Cathay auf, um dem Ursprung dieser großen Änderung im Handel zu begegnen. Sie dachten sich, es gebe vielleicht eine Möglichkeit, die moslemischen Mittelsmänner zu umgehen; auch die Venezianer wußten, daß die Mamelucken den Preis für an Europäer verkaufte Waren oft verdreifachten.

Die Genuesen, die die Verbindung von Venezianern und Mamelucken haßten, umwarben offen den Khan in Persien in der Hoffnung auf eine genuesisch-mongolische Verbindung. Keiner der Partner war moslemisch – hatten sie da nicht etwas gemeinsam? Doch die Mühe war vergeblich, denn bald bekehrte sich das persische Ilchanat zum Islam. Immerhin hatten die beiden genuesischen Gesandten und die Polos sehr viel erfahren über die Quelle der kostbaren Importe, die Länder jenseits Arabiens. Doch obschon die Europäer jetzt mehr als je über den Ursprung der Gewürze wußten, konnten die Händler ihrer nicht habhaft werden.

Portugals neue Handelsstraße

Die Öffnung der Sackgasse, in die der Ost-Westhandel geraten war, kam von einer Region, von der man es nicht erwartet hatte: Portugal. Prinz Heinrich der Seefahrer, Sohn eines Portugiesen und einer Engländerin (Philippa von Lancaster), gründete eine Schiffswerft und eine Navigations-Schule an der Bucht von Lagos in Südwestportugal. Er studierte die Berichte Marco Polos und die italienischen *portolani*, die Handelskarten, die man erstellt hatte, «um einen neuen Weg nach Indien zu finden». Ihm

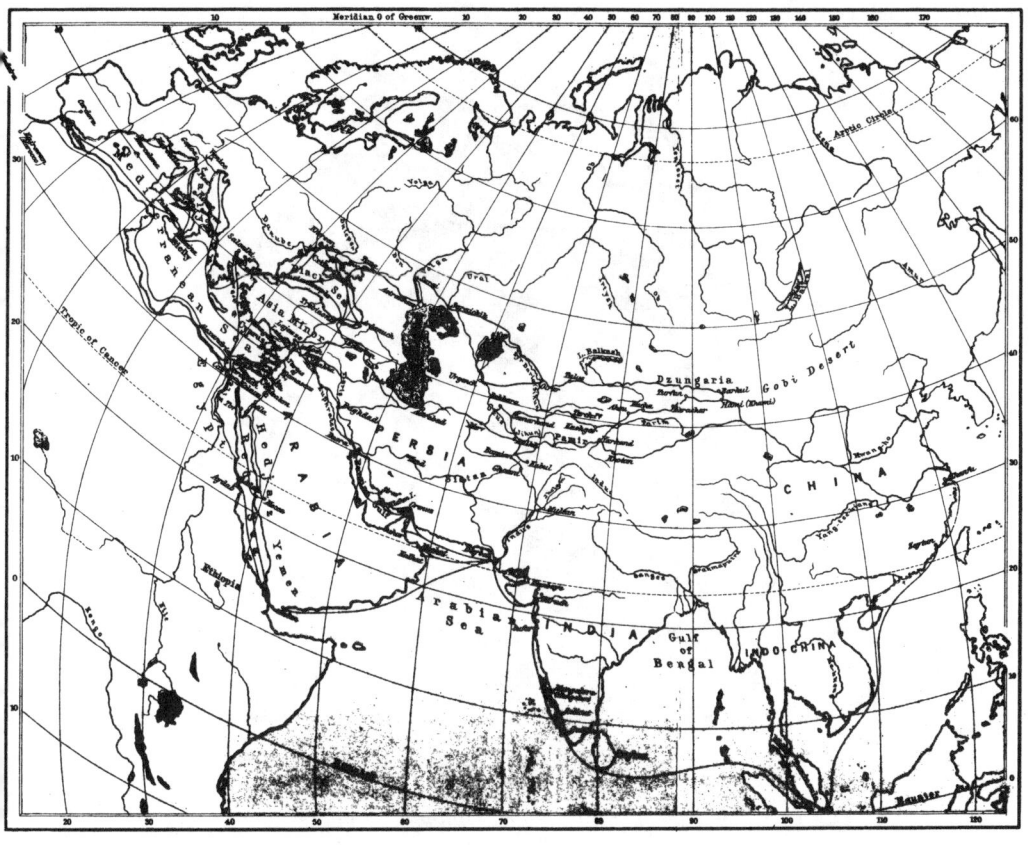

Die Gewürzhandelsrouten nach dem Osten im Mittelalter und der frühen Renaissance. Abb.: F. Hoffman und E. Gildemeister, The Volatile Oils.

schien, wenn nicht er oder sonst ein Lord dieses Wissen erwerben könnte, würde kein Seefahrer oder Händler je einen Versuch wagen, «denn natürlich würden die nicht die Mühe auf sich nehmen, an einen Ort zu segeln, wo sie keine sichere Hoffnung auf Profit erwartete. Und als er sah, daß kein anderer Adliger sich der Sache annahm, schickte er seine eigenen Schiffe in jene Gegenden».[5]

Immer weiter stießen die portugiesischen Karavellen entlang der afrikanischen Westküste vor. Prinz Heinrich starb, ehe das Kap der Stürme (das der König in Kap der Guten Hoffnung umtaufte) von Bartolomeo Diaz

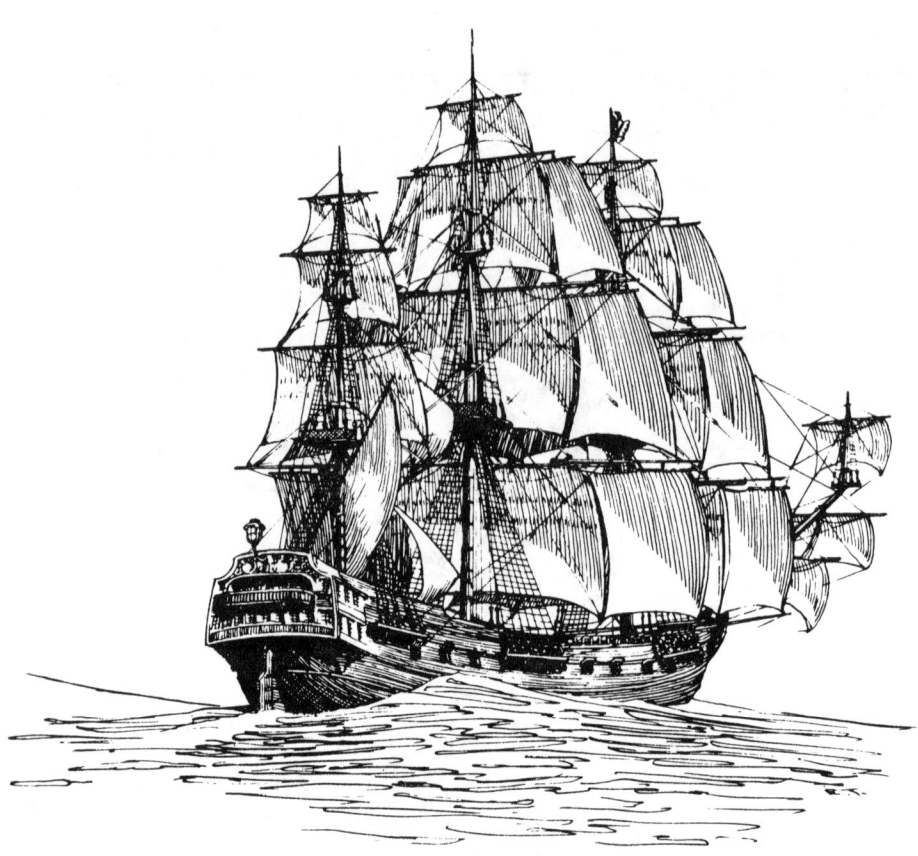

Die Ostindischen Kompanien von Portugal, Holland, Frankreich und Grossbritannien suchten orientalische Gewürze, Tee, Seide und Porzellan. Im siebzehnten und achtzehnten Jahrhundert wurden die Schiffe breit gebaut, um große Ladungen bewältigen zu können und um den Rückstoß der Kanonen zu ertragen. Im neunzehnten Jahrhundert wurde die Bewaffnung reduziert, und das stromlinienförmige Clipperschiff kam auf. Oben ein englisches Schiff, zirka 1775.
Abb.: Edwin Tunis. Oars, Sails and Steam, *World Publishing, Cleveland, 1952.*

endgültig umrundet war. Schließlich setzte 1497 Vasco da Gama Segel nach Indien, und er krönte so mit Erfolg die langen Bemühungen Portugals, den Atlantik mit den Ursprungsländern der Waren im Indischen Ozean zu verbinden. Da Gama benutzte ein schwereres Schiff als die Karavellen, die den Weg erforscht hatten, und in Malindi nahm er einen indischen Lotsen an Bord, der ihn lehrte, wie man die Monsunwinde ausnützen konnte, um

164

schnell und leicht übers Meer zu kommen. Er erreichte Kalkutta, die wichtigste Handelsstadt der Westküste, am 20. Mai 1498, unter den Rufen seiner Matrosen «Christus und Gewürze». Das Schiff blieb drei Monate in Indien; es lud Gewürznelken, Zimt, Ingwer, Pfeffer, Benzoeharz und Massen von Edelsteinen. Er kehrte mit einer äußerst wertvollen Ladung nach Lissabon zurück. Die Nachricht traf Venedig wie eine Bombe. Die Börsenkurse fielen, und es wurden unverzüglich Gesandte nach Ägypten geschickt, um mit den Verbündeten auszuhecken, wie man den Rivalen zu Fall bringen könnte.

1508 schickte Khansu al-Ghawri, ein ehemaliger Sklave, auf Ersuchen Venedigs seine Flotten in den Indischen Ozean, um den Kampf mit dem Eindringling aufzunehmen. Es kam zur großen Seeschlacht bei Chaul an der Nordwestküste, und die Portugiesen, deren Flotte von Dom Francisco de Almeida befehligt wurde, siegten überwältigend. Als die letzte der Flandern-Flotten 1509 England erreichte, wurde sie wegen der Armseligkeit ihrer Ladung ausgelacht. Venedig hatte praktisch nichts zu verkaufen, aber in Lissabon, so sagte man, kollerten die Muskatnüsse die Straße hinunter. Das Handelszentrum hatte sich entscheidend verschoben – vom Mittelmeer, wo es sich jahrhundertelang befunden hatte, zum Atlantik, seinem heutigen Standort.

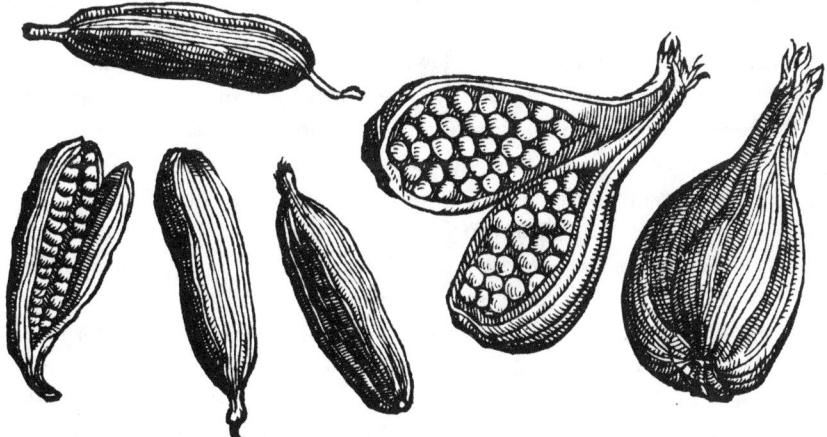

Kardamom, aus dem Kräuterbuch des Venezianers Piero Andrea Mattioli. Kardamom ist ein in Indien heimisches Gewürz; man kaut die Körner, um sich den Mund aromatisch zu erfrischen. Aus: Commentary on Dioscurides, *1568.*
Aus: Sammlung seltener Bücher, New York Botanical Garden.

165

Almeidas Nachfolger als Vizekönig von Indien war Afonso d'Albuquerque; er nutzte die Gunst der Stunde. Der Hafen von Goa wurde 1510 erobert, dann Ceylon mit seinen Zimtwäldern und 1511 Malakka, das Tor zu den unzähligen Inseln Ostindiens. Handelsverträge wurden abgeschlossen mit Bengalen, Burma, Siam und schließlich China, das seine früheren Aktivitäten in der Südsee eingestellt hatte. Nur die Araber blieben als Konkurrenten; obschon diese «alt eingesessenen» Händler lokal noch eine Macht darstellten, war ihre Gewalt über den Handel im Herzen Europas gebrochen.

Die Neue Welt war für die europäischen Gewürzhändler nie so wichtig wie Ostindien. Der portugiesische König Afonso V. hatte sich kurz mit einem Plan befaßt, den ihm ein italienischer Geograph namens Toscanelli vorlegte und der «einen kürzeren Seeweg zu den Ländern der Gewürze bot als den, den Sie jetzt über Guinea fahren»[6]. Wie wir wissen, lehnten die Portugiesen diese Idee ab. Es war Christoph Columbus, der sie später aufgriff und den Spaniern offerierte.

Columbus hoffte, die Inseln zu erreichen, von denen Marco Polo sagte, sie belieferten den riesigen chinesischen Markt. Das Indien, das er fand, war aber West-, nicht Ostindien, reich an Nährpflanzen, aber eher arm an Aromatika. Vanille, die Tuberose, Tolubalsam, Perubalsam, Lorbeeröl (in Bayrum gebraucht), Elemi-Harze (genannt westindisches Sandelholz), Kopal, der von den Mayas als Weihrauch verbrannt wurde, und Jamaikapfeffer waren einige der wichtigeren Gewürze der Neuen Welt. Sie waren nicht so wichtig wie der Mais, die Bohnen, die Kartoffeln und die Tomaten, die die Eßgewohnheiten der Europäer völlig veränderten. Tabak war eine weiter Pflanze aus der Neuen Welt; sie wurde in Europa als Desinfektionsmittel angeboten; selbst Kindern gab man sie zu Pestzeiten, damit sie den Rauch einatmeten. Der Pflanzenreichtum der Neuen Welt ist jedoch noch nicht voll erforscht worden. Es wäre leicht möglich, daß die riesige Flora des Amazonas wertvolle Aromatika enthielte.

Aber der Osten blieb das Zentrum des Gewürzhandeldramas. Der portugiesische König hatte sich den großsprecherischen Titel «Herr der Eroberung, der Nautik und des Handels von Indien, Äthiopien, Arabien und Persien» zugelegt. Klar ist, daß der portugiesische Handel sehr bedeutend war. Man schätzt, daß bis zum Ende des sechzehnten Jahrhunderts drei Millionen Pfund Pfeffer nach Europa importiert wurden. Solches Verdoppeln und Verdreifachen der verfügbaren Gewürzmengen machte es Drogisten und Destillateuren möglich, zu experimentieren, und man fand immer wieder neue Verwendungsmöglichkeiten von Gewürzen. Gewürze waren die wichtigsten Handelsgüter; zwar wurden indische Baumwolle und Edelsteine in den Westen gebracht, aber Seide wurde bereits im Westen hergestellt – und die Gewürze blieben die üblichste Form der Währung.

Das Geschick, das die Portugiesen beim Erforschen und Erobern neuer Länder gezeigt hatten, sollte sie bald verlassen. In der zweiten Hälfte des siebzehnten Jahrhunderts waren viele Gegenden schlecht verwaltet. In Ceylon, Malakka und auf den Gewürzinseln gab es Aufstände gegen die Grausamkeit der Portugiesen. Gerüchte über die Mißwirtschaft der Portugiesen und die Erkenntnis, wie hoch der Einsatz in diesem Spiel war, zogen eine weitere atlantische Macht herbei: Holland. Die Portugiesen waren ihren nördlichen Nachbarn gegenüber mißtrauisch und hüteten eifersüchtig ihre Handelsgeheimnisse, aber eine unerwartete Lücke schenkte den Holländern die Kenntnisse, die sie brauchten, um in den Wettbewerb einzutreten. Das kam so: Ein junger Holländer litt unter Fernweh, und mit siebzehn verließ Jan Huyghen van Linschoten sein Heim, um in einer portugiesischen Handelsfirma zu arbeiten. 1583 trat er bei einem Prälaten, der nach Indien fahren wollte, um Erzbischof von Goa zu werden, als Sekretär ein. Vier Jahre lang beobachtete Linschoten, soviel er konnte – das reiche Leben von Goa, wo alle Religionen erlaubt waren und portugiesische Damen wie Maharanis durch die Straßen getragen wurden; die Quellen der Gewürze, die in die Stadt strömten; die Seewege, die sie nach Lissabon brachten. Als er zurückkam, veröffentlichte er seine Eindrücke in einem Buch, *Itinerary*. Die Portugiesen hatten, obschon anderswo grausam und gleichgültig, bestimmte Dinge fertiggebracht in Goa, das fast so groß wie London war. Es gab Heiraten zwischen Indern und Portugiesen; die Krone unterhielt ein Spital; die Jesuiten hatten eine Universität errichtet, aber es wurde kein Zwang zur Bekehrung ausgeübt.

Das erste Inventar des indischen Pflanzenreichtums wurde 1563 in Goa aufgestellt; Garcia da Ortas *Gespräche über Heilkräuter und Arzneimittel aus Indien*; damit wurden allfällig noch in Europa vorhandene Zweifel über die Herkunft der Aromatika endgültig ausgeräumt. Aber was die Fantasie der Holländer wirklich beflügelte, war Linschotens Bestätigung des enormen Reichtums, der sich mit ostindischen Gewürzen anhäufen ließ.

Das holländische Monopol auf den Gewürzhandel

Reiche Kapitalisten in Amsterdam organisierten die Kompanie der fernen Länder *(Compagnie van Veer)*, die vier Schiffe nach Java sandte. Dieses Unternehmen war kein finanzieller Erfolg, dafür aber der zweite Versuch. Die holländische Regierung griff ein und gewährte 1602 der neu gegründeten Ostindienkompanie ein Monopol, damit Einzelhändler einander nicht unterbieten konnten und damit der holländische Angriff auf das portugiesische Monopol von einer geeinten Front von Händlern aus Amsterdam, Delft, Rotterdam und Zeeland geführt wurde. Die Strategie bestand darin, die Portugiesen aus so vielen Handelsniederlassungen zu verdrängen, als nur möglich war, und alle indonesischen Herrscher zu verpflichten, ihre Gewürze nur den Holländern zu verkaufen. Diese Politik würde man, wenn nötig, mit Waffengewalt unterstützen.

Im März 1609 kam eine große Flotte bei der Insel Neira an, die zu den muskatnußproduzierenden Banda-Inseln gehörte, und verlangte das Recht, eine Festung zu errichten, die den Hafen beherrschen sollte. Als die Indonesier dies ablehnten, weil sie, wie früher bei den Chinesen, den Arabern und sogar den Portugiesen, ihre Unabhängigkeit behalten wollten, setzten die Holländer zwölfhundert Soldaten an Land und bauten die Festung mit Gewalt. Dieselbe Taktik wurde von Achin an der Spitze Sumatras bis Ternate und Tidore auf den Molukken befolgt.

Und nun stürzte sich auch England in das Getümmel. Verlockt von den Erzählungen über den Gewürzreichtum der indonesischen Inseln, drangen mehrere Schiffe der ostindischen Kompanie von London in Gewässer ein, die die Holländer als die ihren betrachteten. Wie die Portugiesen bezahlten sie die verlangten Preise (währenddem die Holländer nur die Hälfte zahlten). Feindseligkeiten brachen aus, und die Indonesier stellten sich auf die Seite der Briten. Aber der Generalgouverneur Jan Pieters-zoon Coen gelobte, die britische Einmischung in das wachsende holländische Monopol zu beenden und den Widerstand der Einheimischen zu brechen. Die beiden Ostindischen Kompanien standen sich in einer Anzahl von Seeschlachten gegenüber; englische Händler wurden 1623 in Amboina gefoltert, und 1681 war der ganze indonesische Archipel unter holländischer Herrschaft. Die verbliebenen portugiesischen Niederlassungen waren erobert worden: Malakka 1651, Celebes 1660, und sogar Ceylon 1658. Ostinder, die es wagten, mit portugiesischen, britischen, arabischen oder chinesischen Händlern Geschäfte zu tätigen, wurden geschlagen und gefoltert. Sogar die Natur mußte gehorchen; alle Muskatnußbäume außer denen, die in Banda wachsen durften, wurden ausgerissen, und ebenso alle Gewürznelkenbäume außer denen in Amboina. Dieses Vorgehen stützte das holländische Monopol und erlaubte das Hochtreiben der Preise.

Das holländische Gewürzmonopol dauerte fort, bis es dem französischen Abenteurer Pierre Poivre (1719–1786) gelang, mit großem Risiko ein paar Pflanzen zu entwenden und sie zu den französischen Kolonien im Indischen Ozean und in Westindien zu bringen. Die politische Herrschaft der Holländer hatte nichts von dem *laissez vivre* der Portugiesen in Goa; die strenge Kontrolle der Inselbewohner sicherte ihre Macht, bis im Zweiten Weltkrieg die Japaner in Südostasien einfielen. Bis dahin waren die holländischen Investoren sehr reich geworden: sogar in den ersten sechs Jahren nach der Gründung der Ostindischen Kompanie hatten sie fünfundzwanzig bis dreißig Prozent jährliche Zinsen erhalten.

Die holländische Überlegenheit war nicht einfach das Ergebnis von Kühnheit. Ihre Ostindienschiffe waren die technisch ausgefeiltesten Transportmittel des siebzehnten Jahrhunderts. Holländische Schiffsbauer verwendeten die Kraft der Windmühlen, um Sägen zu betreiben, die einheitliche Planken und Sparren genau nach vorgegebenem Maß hervorbrachten. Jeder Beschlag wurde getestet, ob er der Belastung der langen Reise nach Südafrika und von dort nach dem fernen Indien standhielt. Diese Gewandtheit ließ den holländischen Schiffsbau schneller und genauer werden als die ungefähren Methoden in England, Frankreich und anderswo.

Ein holländisches Schiff mit seinen zahlreichen, im Wind flatternden Flaggen war tatsächlich ein Meisterwerk und ein optischer Genuß. Aber an Bord war es nicht so romantisch. Die Matrosen erleichterten sich in jeder Ecke. Die Mannschaft war zwischen zwei Decks in enge Unterkünfte gepreßt, die nicht gelüftet werden konnten, wenn bei rauhem Wetter die Luken geschlossen werden mußten. Manchmal war in den Schlafräumen so wenig Sauerstoff, daß Kerzen nicht brannten. Die Kompanie mußte sich auf *zielverkoopers* (Seelenverkäufer) verlassen, um unwissende Bauern oder verelendete Städter aufs Schiff zu locken. Die Verpflegung war äußerst knapp, und Kielholen, Auspeitschen und andere Strafen waren erlaubt. Ein holländischer Veteran des Gewürzhandels erklärte, Gewürze des Ostens zu holen, sei «Zuchthäuslerarbeit».

Die holländische Vertreibung der Briten aus Ostindien war so erfolgreich, daß die John Company andere Weiden suchen mußte. Das Ziel präsentierte sich bald: Indien. Obschon das Land so reich und mächtig war, hatte es innere Schwächen, die man ausnützen konnte. Die fanatische Jagd auf Hindus und unorthodoxe Moslems bereitete das Land für die britische Eroberung dieses reichen Landes vor. Mit Geduld, Bestechung, Gewalt und geschicktem Ausspielen der Parteien gegeneinander gelang es den Briten im achtzehnten Jahrhundert, ein enormes Gewürzreich für sich zu gewinnen.

Französische Beteiligung

Würde wohl Frankreich, mit seiner langen atlantischen Küste, an diesem gewinnbringenden Rennen nach dem Osten unbeteiligt bleiben? Schwierigkeiten daheim hatten eine Beteiligung Frankreichs bis zur Zeit Ludwigs XIV. verhindert, und doch hätte es für Frankreich Grund genug gegeben, in die Arena zu steigen. Der höfische Lebensstil hatte Frankreich zum größten europäischen Verbraucher von Gewürzen und Duftstoffen gemacht. Als Jean-Baptiste Colbert diesen Widerspruch dem jungen Monarchen, dem sechsundzwanzig Jahre alten König, klarmachte, gestattete ihm dieser 1664, die *Compagnie des Indes Orientales* zu gründen. Colbert richtete am Golf von Biskaya einen Hafen ein für den Handel mit dem Orient; er nannte ihn Lorient. Er überredete zögernde Investoren, ihm Kapital zu leihen und ging daran, der holländischen Ostindienkompanie Lotsen und Matrosen wegzuheuern. Da er den Männern einen höheren Lohn und bessere Arbeitsbedingungen bot, als sie hatten, war seine Mannschaft bald beisammen. Das Unternehmen wurde ein Erfolg. Gegen Mitte des achtzehnten Jahrhunderts fuhren jährlich neunzehn Schiffe ostwärts, und Frankreich stand im Gewürzhandel nur noch England nach. Große Plantagen von Aromatika wurden auf der Ile de France und auf der Insel Bourbon im Indischen Ozean angelegt. Die erstere ist heute Mauritius, und die Revolutionäre gaben der letzteren den Namen Réunion. Aber der Parfümhandel benützt noch heute die alten Namen; es gibt Patschuli «Bourbon», Kuskusgrasöl «Bourbon» und Vanille «Bourbon». Poivres Raubzug auf die holländischen Plantagen hatte das Angebot dieser Inseln sehr bereichert.

Colbert war für die französische Parfümindustrie, die um diese Zeit ihre ersten Schritte wagte, ein wohlwollender Pate. Er gewährte ihr einen gewissen Handelsschutz durch seine *Ordonnance* von 1673, und gab ihr verläßliche Quellen für tropische Gewächse, die selbst in den wärmsten Regionen Frankreichs nicht gediehen.

Die Früchte der großen Forschungsreisen der Nationen an der atlantischen Küste Europas bestanden auch in einer Anzahl von Schriften, die den

Pflanzenreichtum der neuentdeckten Länder katalogisierten. Wir haben Linschotens *Itinerary* erwähnt und Da Ortas große Studie der indischen Heilmittel. Das Interesse Europas und der Gewürzhandel zeitigten noch andere Kataloge. F. Martin hinterließ *Une description et Remarque de Quelques Animaux, Epiceries, Drogues, Aromatiques et Fruits qui se trouvent aux Indes*, erschienen 1609; François Pyrard schrieb einen *Discours du Voyage* (1611) über Südindien; Fr. Michael Boym verfaßte 1656 eine *Flora Sinensis*, die seine Erfahrungen in der Gegend von Macao wiedergab, und Nicolas Monardes, ein Arzt aus Sevilla, stellte den Pflanzenreichtum der Neuen Welt zusammen.

Der Einfluß des Gewürzhandels in Europa

Welches war die Wirkung des wachsenden Handels mit dem Osten? Vom Spätmittelalter an beobachten wir eine Steigerung des europäischen Sinns für Stil und Raffinement, der schließlich zum glänzenden Wachstum der modernen europäischen Parfümindustrie führte.

Da Venedig Europa bei vielen Kontakten mit dem Osten anführte, ist es nicht überraschend, daß wir dort zuerst die zunehmende Verfeinerung der Sitten feststellen. Ein Beobachter notiert:

> Alles war parfümiert: Handschuhe, Schuhe, Strümpfe, Hemden und sogar Münzen. Als wäre dies nicht genug, trugen die Leute auch Gegenstände aus parfümierter Paste auf sich und hielten Ambrakronen in den Händen, Elfenbeinschalen mit Parfüm... nicht aus Frömmigkeit, sondern zum Vergnügen.[7]

Silberschmiede stellten elegante Kugeln her und füllten sie mit Moschus oder Ambra. Von den französischen Namen dieser Gegenstände kommt das «Pomander» – *pommes de musc* und *pommes d'ambre*. Damen trugen diese Anhänger in den Voile-Ärmeln, die im Spätmittelalter in Venedig Mode waren. Potpourris wurden aus Kräutern vom Garten des Drogisten gemischt. Die Hände wurden nach dem Essen mit parfümiertem Wasser gewaschen, bis im sechzehnten Jahrhundert Messer und Gabel in Italien allgemein wurden.

Als die Renaissance begann, behielt Italien seinen Vorsprung in Parfüms und Schönheitsmitteln. Am Hof von Ludovico il Moro in Mailand führte Leonardo Experimente mit in *acquarzente* eingelegten Blüten und Kräu-

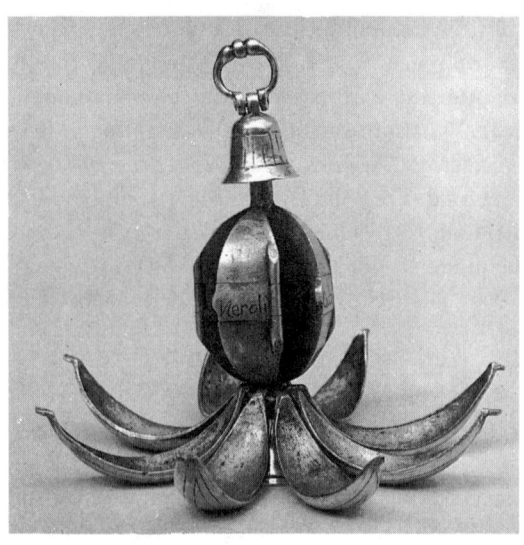

Italienischer Pomander, der sich in acht Schnitten öffnet. Dieses Stück stammt aus dem siebzehnten Jahrhundert und ist im Stil der vorausgehenden zwei Jahrhunderte gefertigt. Auf dem sichtbaren Abteil steht «Neroli», ein noch heute bei den Parfümeuren gebräuchlicher Fachausdruck für Orangenblütenöl. Andere Abteile sind mit Muskatblüte und Kümmelsamen angeschrieben; sonst aber wurde für solche Anhänger meist Ambra gebraucht – das Wort «Pomander» kommt von Pomme d'ambre. *Solche Pomander wurden von Ärzten und Beichtvätern getragen, die Pestkranke betreuten.*
Abb.: Metropolitan Museum of Art (Geschenk von Mrs Arthur Curtis James, 1920).

tern durch. Er machte auch Versuche mit der Enfleurage von Orangenblüten in Mandeln; er preßte die Nüsse, um ein parfümiertes Öl zu erhalten, ähnlich wie der indische Parfümmacher Sesamkörner zerdrückte. Zu jener Zeit wuchsen in Italien schon Jasmin, Orangen und Rosen als Ergebnis der langen Handelsbeziehungen mit dem Osten.

Rosenwasser war in Italien so beliebt wie seinerzeit in Persien. Die Medici förderten das Kloster Santa Maria Novella, das für seine Duftwaren berühmt war. Die Familie Frangipani *(frangere*, brechen, *panis*, Brot), die dem Apostolischen Stuhl Brot verkauft hatte, wurde berühmt für ihr charakteristisches Parfüm. Giovanni Roseto veröffentlichte seine *Secreti Notandissimi dell'Arte Profumatoria* (1555) «zur Bereicherung von Körper und Seele», und 1557 erschien von Ruscelli von Viterbo *Die Geheimnisse des*

172

Ehrwürdigen Paters Alessio Piemontese in sechs Büchern, ein Werk ausschließlich über Parfüm, das in Mailand, Paris, Lyon, Rouen, Antwerpen und London neu aufgelegt wurde. In ihren *Experimenta* (herausgekommen in Forlì 1525) beschrieb Caterina Sforza die von ihr gemischten Parfüms; Isabella Cortese veröffentlichte ihre *Secreti* 1561 in Venedig, und die Primadonna Isabella d'Este beschrieb ihre Duftkreationen in ihren gesammelten Briefen. Die Apotheker der Medici besaßen am meisten Rezepte in der frühen Renaissance.

Pflanzen wurden in prächtigen Majolikatöpfen aus Urbino, Faenza und Savona aufbewahrt, und Lösungen in Phiolen aus venezianischem Glas. Genua und Bologna waren Zentren der Seifenherstellung, und am Ende des sechzehnten Jahrhunderts wurde in Florenz Tabak aus der Neuen Welt parfümiert und zu Schnupftabak für Florenz gemahlen. Eine weitere italienische Spezialität war die Vermischung von gemahlenen Gummiharzen und Gewürzen mit Lehm, womit bei einem Bankett Blumen aufrechtgehalten wurden; man nannte sie *buccheri*.

Im allgemeinen standen im sechzehnten Jahrhundert das Geschick und die Finesse der Franzosen weit tiefer als in Italien. Aber der entscheidende Aufenthalt Franz' I. in Italien, der 1525 in seiner Festnahme in Pavia gipfelte, führte zu einer «Italianisierung» aller Aspekte der französischen Kul-

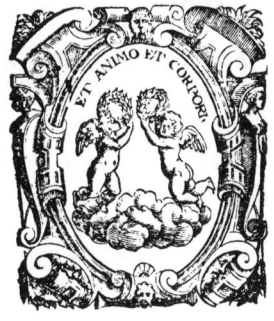

DE' SECRETI
DEL REVERENDO
DONNO ALESSIO
PIEMONTESE,

PRIMA PARTE.

CON LA SVA TAVOLA
Per trouar le ricette con ogni commodità.

ET ANIMO ET CORPORI.

1557 veröffentlichte Ruscelli von Viterbo seine Geheimnisse des ehrwürdigen Vaters Alexis des Piemontesen «*für Körper und Seele*» *in Venedig. Dies war eines der zahlreichen Schönheitsbücher, die im sechzehnten Jahrhundert in Italien zu erscheinen begannen (Sammlung Florence Wall).*

173

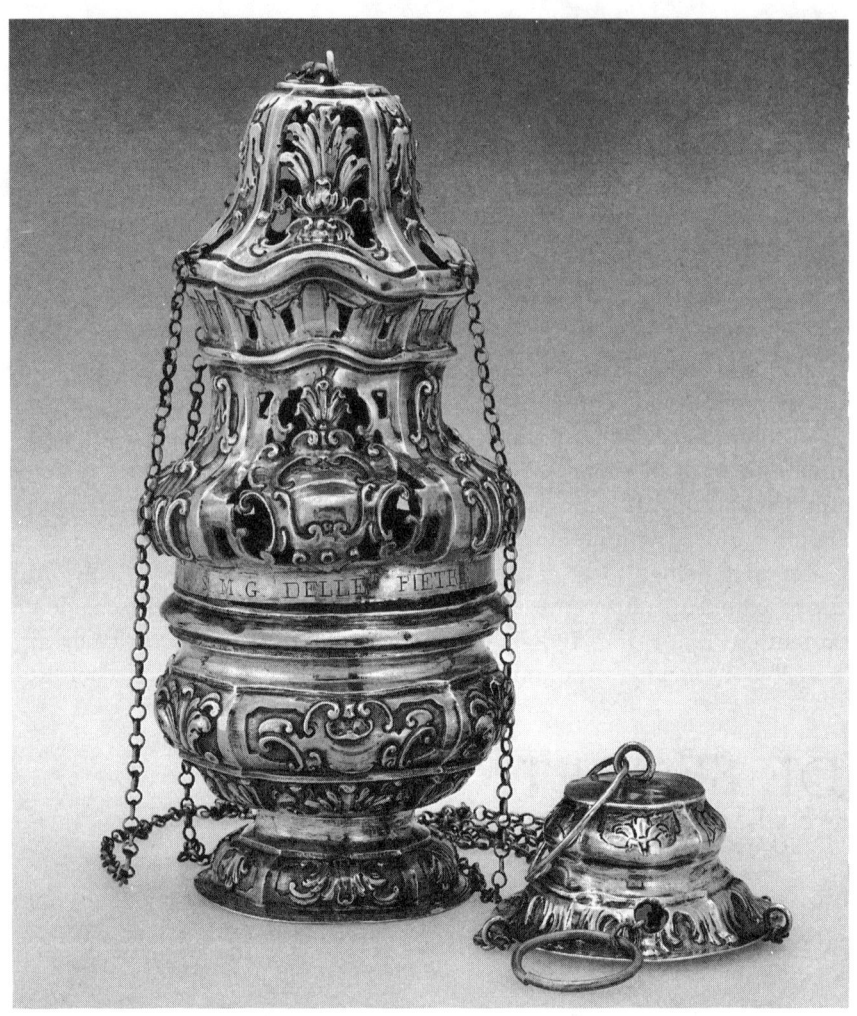

Silbernes kirchliches Weihrauchgefäß, Italien, achtzehntes Jahrhundert. Ursprünglich zögerten die Christen, für ihre Liturgie Weihrauch zu verwenden, weil dieser für den Staatskult gebraucht worden war. Aber dieser Puritanismus verschwand allmählich, und Räuchern wurde zu einem wichtigen Teil byzantinischer und römischer Zeremonien. Im Westen jedoch lebte die Ablehnung des Weihrauchs in den Kirchen durch die Reformatoren des sechzehnten Jahrhunderts wieder auf. Kirchenweihrauch besteht aus genau den gleichen reinen, nach Harz duftenden Aromatika, wie sie die alten Griechen und Römer verwendeten – aus Weihrauch und Myrrhe.
Abb.: Metropolitan Museum of Art (Geschenk von William C. Breed und Irwin Untermyer, 1980).

tur. Als Franz I. zurückkehrte, nahm der italienische Geschmack in Kunst, Schönheitspflege, Gartenbau und Architektur das Land im Sturm. Der König hatte mit dem Medici-Papst Clemens VII. über die Heirat seines Sohnes Henri II. mit der Nichte des Papstes, Caterina, verhandelt. Die Eheschließung fand 1533 statt und war der Anlaß einer zweiten Welle italienischen Einflusses. Caterina brachte alle Künste der Florentiner mit. Ihr Parfümeur, Roberto Bianco, kam zu ihr nach Paris und eröffnete ein Geschäft auf dem Pont au Change, und ihr Alchimist Cosimo Ruggiero stellte ihre Puder her – und vielleicht auch ihre Gifte (Arsen war das Lieblingsgift der Medici).

Henri IV. (1553–1610) setzte dem italienischen Einfluß Widerstand entgegen, er fand ihn geckenhaft, seine Zeitgenossen sagten dafür, «er stinke wie Aas». Europa hatte noch immer etwas gegen das Baden. Dies beruhte zum Teil auf Angst vor Erkältungen und Fieber; das Klima in Frankreich, England und Deutschland ist nicht das von Bagdad. Möglicherweise spielte auch die Furcht vor Syphilis mit, die die Ausweitung des Handelsverkehrs begleitete; Ansteckung durch Baden hielt man für möglich – gebadet wurde immer noch öffentlich.

Dennoch bewegte man sich langsam auf bessere Pflege und Schmuck des Körpers zu. Anna von Österreich, die Gattin von Henris Nachfolger, gestand ihren Zeitgenossen, sie sei *fort difficile*, was schlechte Gerüche angehe, und sie versicherten ihr, bei ihrem Tod werde sie in frischer Wäsche und nach Parfüm duftend zur Hölle fahren.

Louis XIII. (1601–1643), Annas Gatte, führte den Brauch des Perückentragens ein, man nahm an, weil seine Kopfhaut und sein Haarschopf Verletzungen erlitten hätten. Die Modewelt folgte ihm sogleich und prunkte mit braunen Locken aus dem Haar anderer Leute oder, wenn das zu teuer war, mit Locken aus Pferdehaar.

Louis XIV. (1638–1715) war außerordentlich geruchsempfindlich. Sein Parfümeur, M. Martial, mischte jeden Tag einen anderen Duft, und der Sonnenkönig ließ Orangenbäume um ihres Duftes willen pflanzen; im Sommer standen sie in Kübeln im Garten und im Winter in seiner Orangerie.

Die Seifenherstellung wurde von Colbert gefördert, der italienische Arbeiter durch höhere Löhne abgeworben hatte. Bald gab es in der Provence vierzehn Seifenhersteller. An verschiedenen Orten wurden Orangenbäume gepflanzt für das größte Seifenzentrum der Provence, Marseille. Aber die Seifenfabriken prosperierten, und das Bedürfnis nach Duftmaterial stieg. Das war ein gutes Zeichen für eine verbesserte Hygiene.

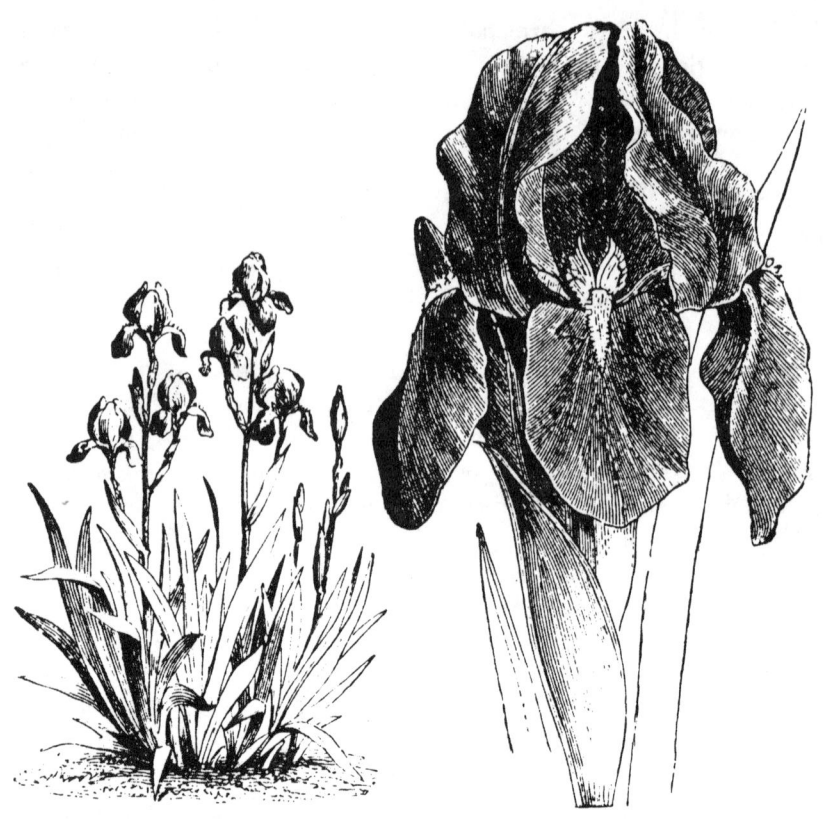

Florentinische Iris: die ganze Pflanze und Blüte. Norditalien ist seit der Renaissance-Zeit ein Anbauzentrum dieser Blüte.
Abb.: George Nicholson. The Illustrated Dictionary of Gardening, *London, 1888.*

Grasse war lange ein Zentrum der Handschuh-Industrie gewesen. Ziegen grasten auf den Hügeln rund um die Stadt, und ihre Häute wurden gegerbt und parfümiert für die starkduftenden Glacéhandschuhe der Adligen. Anna von Österreich hinterließ nicht weniger als dreihundertvierzig Paar, als sie starb.

Es wird oft behauptet, Caterina de Medici habe einen Mann namens Tobarelli nach Grasse geschickt, damit er dort eine Parfümfabrik nach italienischem Muster gründe. Es stimmt, daß der italienische Einfluß in Grasse stets stark war; jahrhundertelang war es mit der nahen Republik von Genua verbündet gewesen. Aber Chroniken zeigen, daß es dort schon anfangs 1300 Tombarellis gab, lange bevor Caterina Italien verlassen hatte. Grasse hatte also eine Parfümgeschichte seit dem Mittelalter, sollte sich aber völlig verwandeln, als unter Louis XIV. das Interesse für Wohlgerüche sprunghaft anstieg.

Außer Ziegen hatte Grasse noch Olivenbäume, und verschiedene dortige Seifenfabriken verwendeten Olivenöl, das mit Windmühlen gepreßt wurde. Die Parfüm-Industrie begann in Grasse als eine Art Nebenzweig der Handschuh-Industrie, aber ihr Markt wuchs ständig. Im März 1673 stellte Colberts Handelsverordnung die Industrie der *gantiers-poudriers-parfumeurs* auf sicherere Füße, indem er sie zu einem Teil der *Six Corps* machte, der sechs mächtigsten Geschäftsgesellschaften der damaligen Zeit, mit speziellem Zugang zu Übersee-Produkten. Grasse wuchs durch die Belieferung dieses Geschäfts; es wurde zu einer Art von Kettenglied zwischen der neuen

Die Tuberose, wie sie im chinesischen Senfgarten-Handbuch *abgebildet ist, einem Buch mit Holzschnitten aus dem siebzehnten Jahrhundert.* Polyanthes tuberosa *stammte ursprünglich aus Mexiko, wo sie wegen der Form und Farbe der Knospe «Knochenblume» hieß. Die Spanier brachten sie nach Europa und dem Fernen Osten (zuerst nach den Philippinen) etwa zur selben Zeit. Ihr Duft ist in den teuersten Parfüms enthalten und in vielen anderen nachgeahmt. Die einfache Blüte, die hier gezeigt wird, duftet stärker als die gefüllte.*

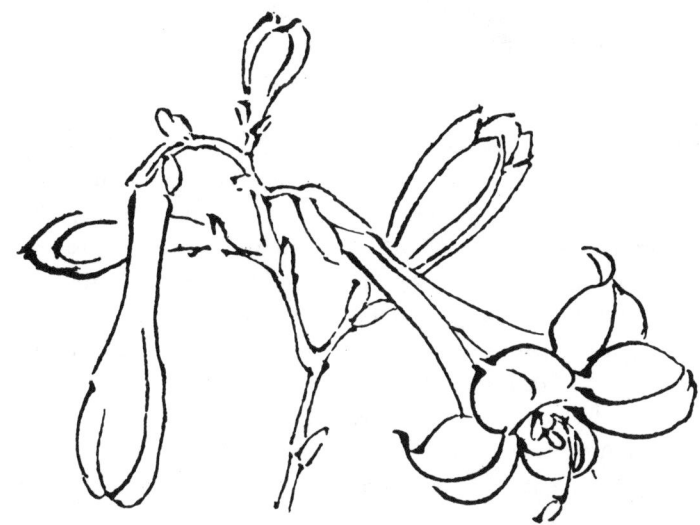

Atlantischen Welt und der älteren Mittelmeerkultur Italiens und der Levante. Italien hatte keinen Colbert, der die Industrie beschützte, noch gab es dort einen zentralen Hof, der sich mit unbeschränktem Geldaufwand schmücken konnte. So schwächte sich im siebzehnten Jahrhundert Italiens Vorsprung in der Parfümerie ab, und Frankreich wurde stark. – Aber noch heute unterhält das Kloster Santa Maria Novella seine *officina di farmacia e profumeria.*

Das wichtig gewordene Grasse hatte aber auch Rivalen innerhalb von Frankreich. Montpellier war eine weitere Stadt im Süden, deren Tradition des Kräuteranbaus bis ins zwölfte Jahrhundert zurückreichte. Die Felder um die Stadt rochen betäubend nach Heilkräutern, Nelken, Veilchen, Lavendel, Jasmin und Rosen und (ab 1670) nach Tuberosen, die aus Mexiko nach Europa eingeführt worden waren. Die beiden Städte lagen einander durch das ganze siebzehnte Jahrhundert hindurch in den Haaren. Erst im Jahrhundert darauf ergab es sich, daß Grasse in Führung ging und es bis heute geblieben ist.

England blieb während der Renaissance und des siebzehnten Jahrhunderts nicht ohne Wohlgerüche. Eins der faszinierendsten Geschenke blieb für Elisabeth I. das Paar parfümierter Handschuhe aus Italien, das ihr der Earl of Oxford 1573 brachte. Sie war auch stolz auf ihren Umhang aus parfümiertem spanischem Leder und suchte gerne den Destillationsraum auf, wo für sie und ihre Hofdamen verschiedene Duftwasser gebraut wurden. Ein Ralph Rabbards, ein «Gentleman, studiert und erfahren in den alchimistischen Künsten», schrieb Ihrer Majestät einen Brief, in dem er seine «reinsten Duftwasser aus Blüten, Früchten und Kräutern... klar wie Kristall und ihre Kraft, ihren Geschmack und Geruch viele Jahre beibehaltend» anpries.[8]

Shakespeare erwähnte die Rose häufig. Sie mag seine Lieblingsblume gewesen sein, aber es kommen auch Veilchen, Majoran, Minze, Zibet und Lavendel vor, dazu auch Moschus. Er sprach von den «Spritzfläschchen» (ähnlich den persischen *gulabdan*), mit denen in elisabethanischen Zeiten Räume mit Duftwasser erfrischt wurden. Seife wurde in England erst 1641 hergestellt, und Baden war unbeliebt. Als Cromwell die Monarchie stürzte und das Commonwealth in die Wege leitete, war es mit Parfümieren Schluß. Aber 1660 brachte die Restauration mit Charles II. den ganzen Lebensstil des Hofes von König Louis XIV. mit sich.

Unter den aus Frankreich stammenden Moden war auch die gepuderte Perücke. Der Puder machte aus dem Kopfschmuck ein Objekt des Wohl-

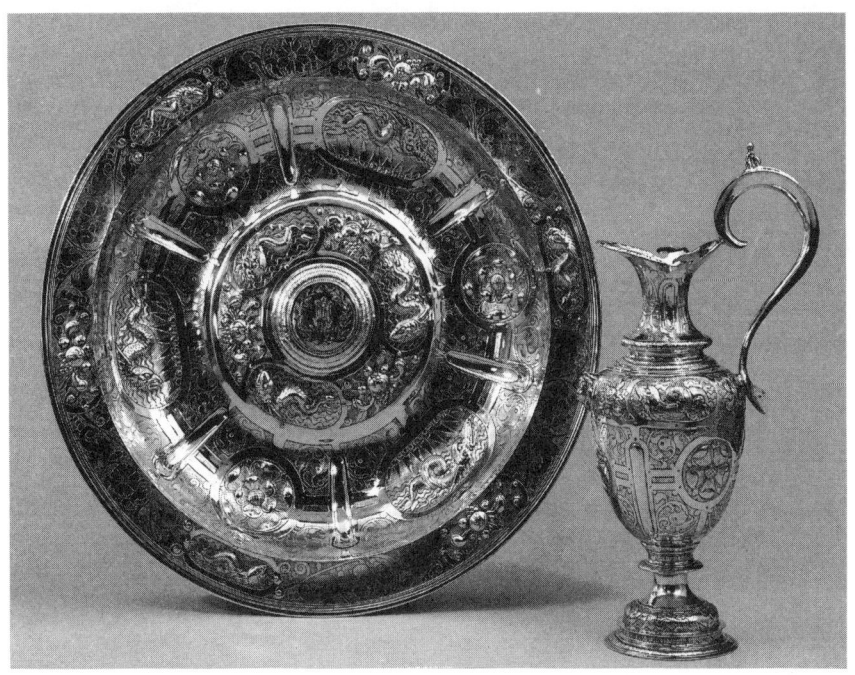

Englische Waschschüssel und Krug für Rosenwasser, aus vergoldetem Silber. Zurzeit der Tudors wurde noch mit den Fingern gegessen, aber nach jedem Gang wurden die Hände mit Rosenwasser gewaschen.
Abb.: Metropolitan Museum of Art (Geschenk von Irwin Untermyer, 1968).

geruchs. Eichenmoos *(Evernia prunastri)* war häufig in Perückenpuder enthalten, ebenso pulverisierte Iriswurzel und Rosenblätter. Zwei berühmte Zusammenstellungen waren der Marschallpuder, genannt nach der Maréchale d'Aumont, und zyprischer Puder. Während der Herrschaft von Louis XV. kehrten die Franzosen zu einer weißen oder grauen Perücke zurück, die weniger kompliziert aufgebaut war als die von Louis XIV. oder Charles II. getragenen.

Die Pestepidemie bewirkte im England des siebzehnten Jahrhunderts verschiedene Änderungen. Erstens wurde häufiger gebadet. Der Brauch des Tabakschnupfens wurde gefördert, im Glauben, das wehre die Pest ab. Nach der großen Feuersbrunst wurde London so wieder aufgebaut, daß die Luft zirkulierte und die Infektionsherde entschärft werden konnten. Evelyn schlug sogar vor, man solle große Flächen Londons mit Blumen bepflanzen, «die die am stärksten duftende Blüten tragen und der Luft auf weite Entfernung einen sanften Wohlgeruch verliehen»[9]. Dieser Plan wurde verworfen, und so wartet die Welt noch immer auf eine Städteplanung, die den Duft mit einbezieht.

7. Das achtzehnte Jahrhundert

$\mathcal{D}$ ie letzten Jahre des Königs Louis XIV. zeichneten sich durch Pomp und Feierlichkeit aus, nachdem er gestorben war, trat Frankreich ins Rokoko-Zeitalter ein, das sich durch Leichtigkeit, Intimität und Interesse für kleine Vergnügen auszeichnete. Eine Welle chinesischen Einflusses erreichte Europa; man liebte das zärtliche und flüchtige Vergnügen, im Garten Tee zu trinken oder einem kleinen Kammerkonzert zuzuhören oder mit Freunden ohne Förmlichkeiten zu sprechen. *Goût*, guter Geschmack, ging über alles. Die schweren Samtkleider des vorausgehenden Jahrhunderts wichen schimmernder Seide in hellen Farben; massive Möbel wurden durch Einrichtungen von fast ätherischer Grazie ersetzt, und die Appartements von Versailles wurden neu gestaltet; die königliche Großartigkeit wurde nicht mehr hervorgehoben; der Akzent lag auf Intimität und Charme. Den schlimmsten sanitären Mängeln des Palasts wurde abgeholfen; mehr Aufmerksamkeit denn je wurde der Pflege, dem Duft, der Hygiene geschenkt. Versailles wurde zum *court parfumé*, zur Welt von Boucher, Watteau und Fragonard. Der Finanzminister bemerkte trocken, «für die Franzosen ist Geschmack das rentabelste Geschäft»[1].

Von allen europäischen Ländern ist Frankreich dasjenige, das mit dem Rokokostil am intimsten verbunden ist. Man denkt besonders an Jeanne Antoinette Poisson, an die Marquise von Pompadour, an ihre Nachfolgerin, die Comtesse du Barry, und an Marie Antoinette. Vor allem Madame de Pompadour förderte jede Phase der dekorativen und der Gebrauchskünste mit ihrer großzügigen Gönnerschaft, stets ihrem vorzüglichen und unbeirrbaren Geschmack folgend. Viel verdankten die Parfümhersteller von Grasse und eigentlich ganz Europa ihrem Interesse für Parfüm, und zu dieser Zeit entwickelte sich die Parfümherstellung beinahe zu einer Industrie im modernen Sinn.

Was für Produkte wurden für die glänzenden Plätze Paris und Versailles hergestellt? Handschuhe blieben bis zum Ende des Jahrhunderts wichtig. 1700 hatten die Handschuhmacher versucht, sich völlig von anderen Gerbern zu lösen, und 1724 hatten ihre Bemühungen Erfolg. Siebzig Firmen wurden anerkannt als Schöpfer von Luxusartikeln (im Gegensatz zu Gebrauchsartikeln): die *gantiers-parfumeurs*. Die einundzwanzig Fabrikanten, die sich in Grasse befanden, kamen regelmäßig im Augustinerkloster zusammen, um die Qualität ihrer Produkte zu vergleichen, Neuigkeiten über die Blütenernte (vor allem die Orangenblüten) wurden ausgetauscht und Berichte ihrer Vertreter aus der Hauptstadt besprochen. Das berühmteste Handschuhparfüm jener Zeit war «Neroli» aus den Blüten der Bitterorange, benannt nach der Herzogin von Nerola. Parfümierte Handschuhe blieben eins der wichtigsten Duftprodukte bis in die sechziger Jahre, als die Regierung versuchte, ihre Finanzen zu verbessern, indem sie auf Leder hohe Steuern erhob. Die Verbände taten ihr Möglichstes, aber es gelang ihnen nicht, diese unglückseligen Steuern abzuschaffen.

Montpellier hatte in dieses eine parfümierte Produkt so stark investiert, daß es sich nicht mehr erholen konnte. Die Familie Fargeon war im siebzehnten Jahrhundert für die Parfümindustrie wichtig gewesen, aber als Montpellier ausfiel, ging Jean-Louis nach Paris, wo er Parfümeur des Königs wurde, und Jean-Jacques-Mathieu Fargeon zog nach Grasse um, wo er eine Parfümfirma gründete. Nach dem plötzlichen Ableben eines ehrwürdigen Parfümartikels strich der Verband den ersten Teil seines Namens; sie waren nun einfach *parfumeurs*.

Perücken waren das ganze achtzehnte Jahrhundert hinduch beliebt; manche davon waren lächerlich kompliziert. Die Schreckensherrschaft der Revolution machte mit dieser Mode endgültig Schluß; in England allerdings lebte sie noch eine Weile.

Als Baden immer gebräuchlicher wurde, kam parfümierter Essig auf, der die Haut kräftigen sollte. Auch parfümierte Fächer kamen auf als Flirtwaffe – besonders begehrt war Sandelholz, das von den Schiffen der *Compagnie des Indes Orientales* importiert wurde. Pomaden wurden hergestellt durch Enfleurage von Jasmin, Veilchen, Jonquillen, Nelken oder Hyazinthen, oder durch Mazeration von Orangenblüten in heißem Fett. Im achtzehnten Jahrhundert waren die Salbentöpfe noch dickwandig gewesen, damit sie die Reise auf Maultierrücken zu den Marktstädten überstanden, aber allmählich setzte sich eine wachsende Standardisierung der Topfgrößen durch, die die Rationalisierung der Industrie widerspiegelte.

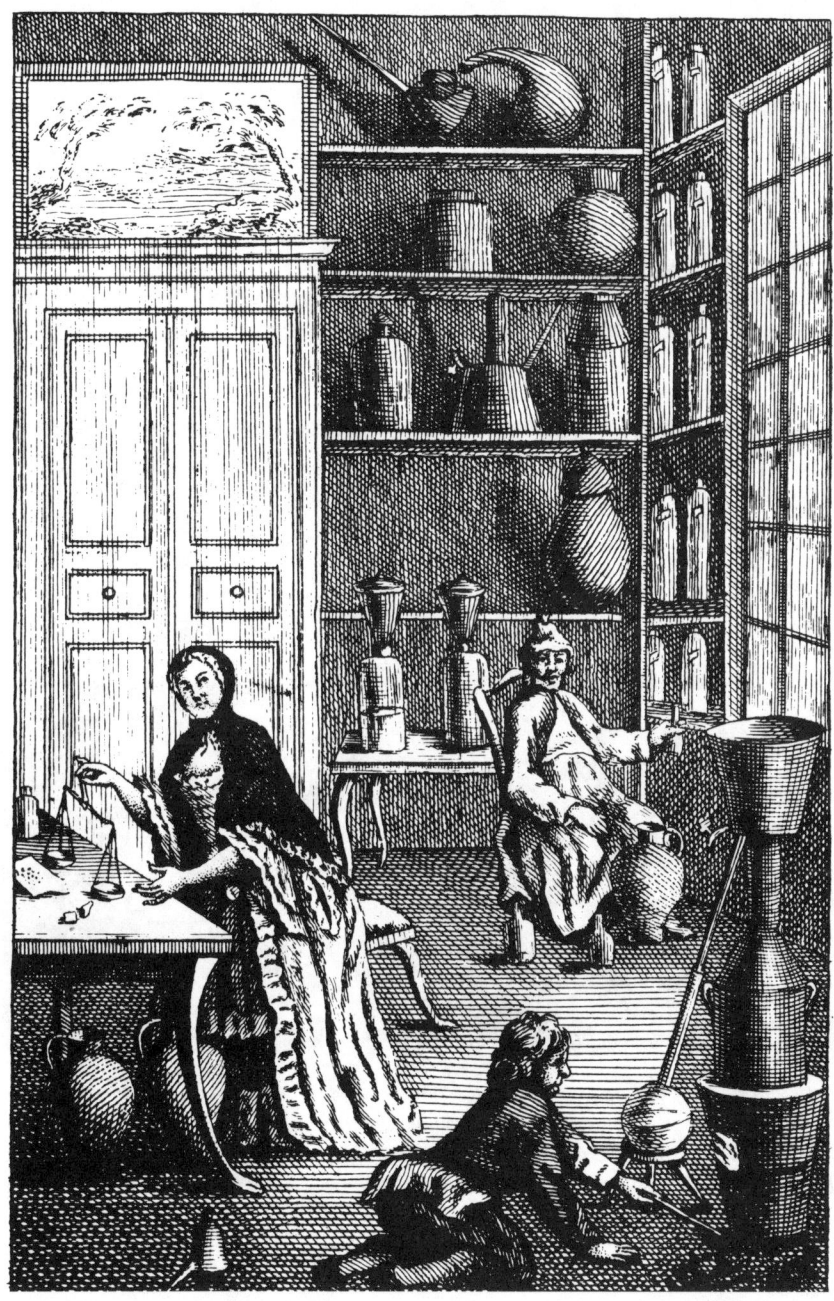

Eine französische Parfümerie des achtzehnten Jahrhunderts – die Besitzerin wiegt die Zutaten für eine Mischung ab, ein Mann dekantiert, und ein Junge bedient den Destillierapparat, der immer noch mit der Mohrenkopf-Kondenserhaube gekrönt ist. Abb.: Polycarpe Poncelet, La Chymie du Goût et de l'Odorat, *Paris, 1766 (Sammlung Florence Wall).*

«Bergamotes» waren kleine Schachteln aus Papiermaché, die die duftende Schale der Bergamottorange enthielten, *Citrus aurantium ssp. bergamia.* Die früheste Erwähnung dieser kleinen Schachteln finden wir 1745 in Grasse, diese Mode hielt sich allerdings nur bis 1832.

Potpourris waren zu jener Zeit sehr beliebt, und der wachsende Handel mit dem Osten erlaubte Mischungen mit einer größeren Auswahl an Gewürzen, als je zuvor möglich gewesen war. Die Rose war das Hauptelement solcher Zusammenstellungen, verstärkt durch tiefblauen Lavendel, Gewürze, silbrige Eichenmooszweiglein und pulverisierte Iriswurzel. Weiße Blüten wurden beim Trocknen unansehnlich, aber die blauen und roten

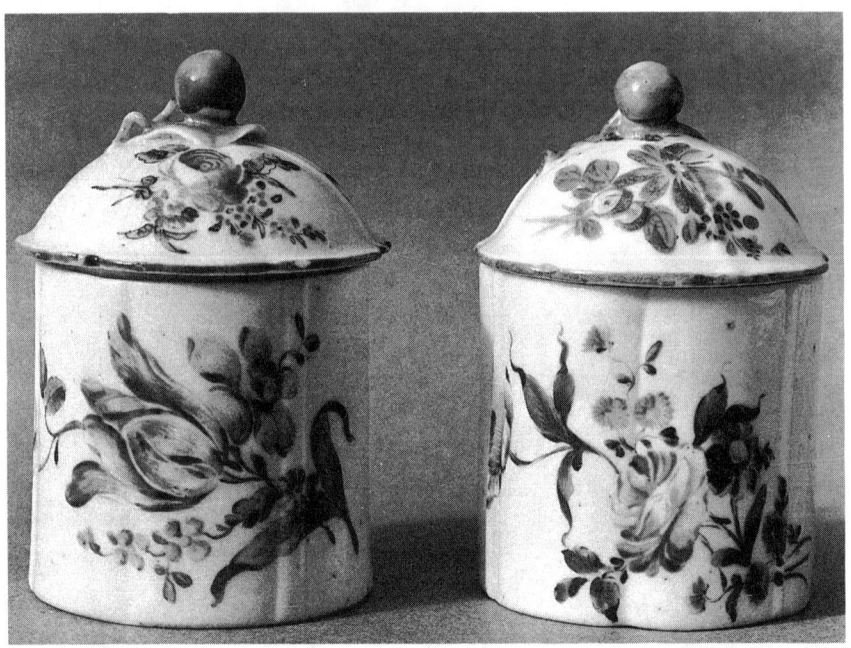

Aufeinander abgestimmte Porzellan-Pomadentöpfe, französisch, achtzehntes Jahrhundert. Duftende Pomaden machte man, indem man Blüten wie Maiglöckchen, Veilchen, Jonquillen, Jasmin und Tuberosen auf reines weißes Schweinefett streute. Das tierische Fett entzog die Essenzen und konnte als parfümierte Creme benutzt werden, ähnlich wie moderne Cold cream.
Abb.: Metropolitan Museum of Art (Geschenk von R. Thornton Wilson, 1950, zum Gedenken an Florence Ellsworth Wilson).

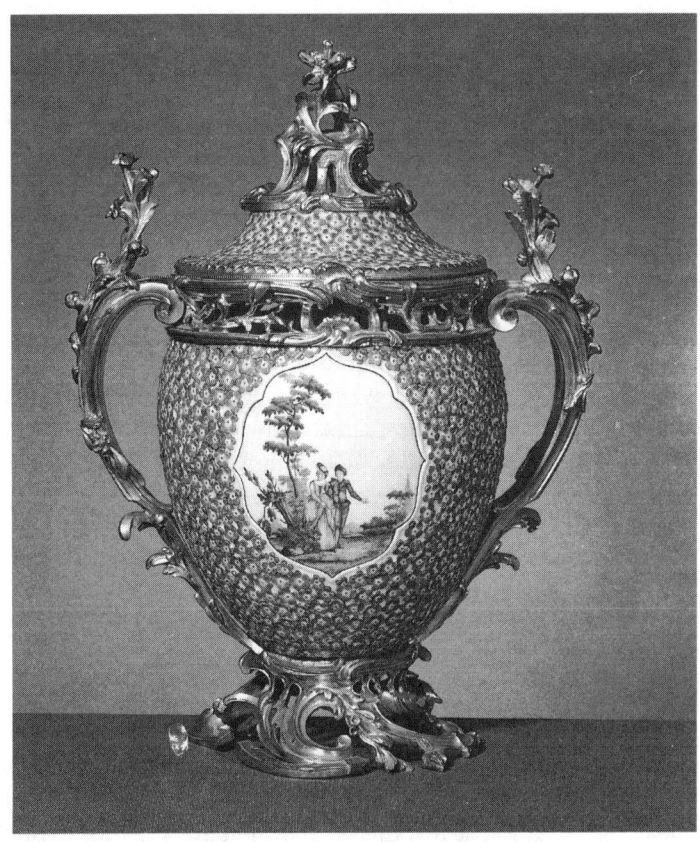

Ein Meißner Potpourrikrug aus Hartporzellan. Böttger, der Alchimist, war der erste Europäer, dem es gelang das vielbegehrte chinesische Porzellan herzustellen. Die Bronzehenkel sind französisches Louis XV.
Abb.: Metropolitan Museum of Art (Geschenk von Mr und Mrs Charles Wrightsman).

Anthozyane der Rosen- und Lavendelblüten dufteten nicht nur gut, sie sahen auch schön aus.

Aber was die Potpourris besonders attraktiv machte, war die im achtzehnten Jahrhundert erfolgte Entdeckung des chinesischen Porzellans, welches, wie Glas, auf die ätherischen Öle der Pflanzen nicht reagierte. Der Name «Porzellan» kommt von den Portugiesen in Macao, die eine schimmernde, milchweiße Muschel des chinesischen Meers *porzella*, Schweinchen, nannten. Sie brauchten diesen Ausdruck auch für die Gefäße, denen sie in Macao und Kanton begegneten, und der Name blieb. Große Mengen Porzellans reisten nach Europa durch die Meerengen von Malakka und rund um das Kap der Guten Hoffnung, aber die Europäer wollten diese Waren selbst herstellen, nicht nur importieren. Einem deutschen Alchimisten in Meißen gelang dies zuerst, und bald produzierten Meißen und Sèvres erstklassiges Porzellan. Die selteneren chinesischen Stücke wurden mit schwungvollen vergoldeten Beschlägen versehen und dienten als Potpourrischalen oder *brûle-parfums* – sie vereinigten so das Beste aus Ost und West.

Das wichtigste Parfüm jener Zeit stammte nicht aus Frankreich, aber sein Ruhm beruhte darauf, daß der französische Adel es voll und ganz annahm. Die Ursprünge des Eau de Cologne oder Kölnischwasser gehen bis nach Italien zurück. Ein Barbier, Gian Paolo Feminis, geboren in Val Vigezzo bei Santa Maria Maggiore, verließ seine Heimat, um in Deutschland sein Glück zu machen. 1709 begann er, ein hochdestilliertes «Wasser» zu verkaufen, das mit mehreren in Italien wohlbekannten Kräutern parfümiert war. Sein *acqua admirabilis* bestand aus hochrektifiziertem Traubensaft (der etwas von der Fruchtigkeit der Trauben behalten hatte), Neroliöl, Bergamotte, Lavendel und Rosmarin. Das Produkt hatte bei seiner Kölner Kundschaft Erfolg, und Gian Paolo ließ bald ein weiteres Familienmitglied nach Norden kommen, um Hilfe zu haben. Giovanni Maria Farina (1685–1766) kam nach Köln, hielt die Zusammensetzung seines Onkels schriftlich fest, und übernahm 1732 das ganze Geschäft. Farinas Duftwasser wurde als regelrechtes Allheilmittel angepriesen; es tue der Haut gut und dem Magen (der Alkohol war damals nicht denaturiert und man konnte ihn sich einverleiben oder auf den Leib spritzen), dem Zahnfleisch, und es sei sogar zur Behandlung von Tieren geeignet. Das Geschäft weitete sich aus und die Farinas auch. Zahlreiche Fabrikanten erschienen in Köln; jeder behauptete, ein Abkömmling der Feminis zu sein und das Geheimnis der Zusammensetzung zu besitzen. Französische Truppen, die während des Siebenjährigen Krieges in Köln stationiert waren, brachten dieses wundervolle «Wasser» mit nach Hause und nannten es *eau de Cologne*. Das Parfüm war vor allem für Madame du Barry unwiderstehlich; sie gab ein Vermögen aus für diesen leichten, sauberen und frischen Duft.

Andere Parfüms des achtzehnten Jahrhunderts waren gewöhnlich auf einen einzigen Blütenduft konzentriert, zum Beispiel Jasmin, Neroli, Ambra. Marie Antoinette liebte das herkömmliche Rosenwasser und ein Veilchenwasser. Millefleurs war eins der wenigen Parfüms, die aus mehr als

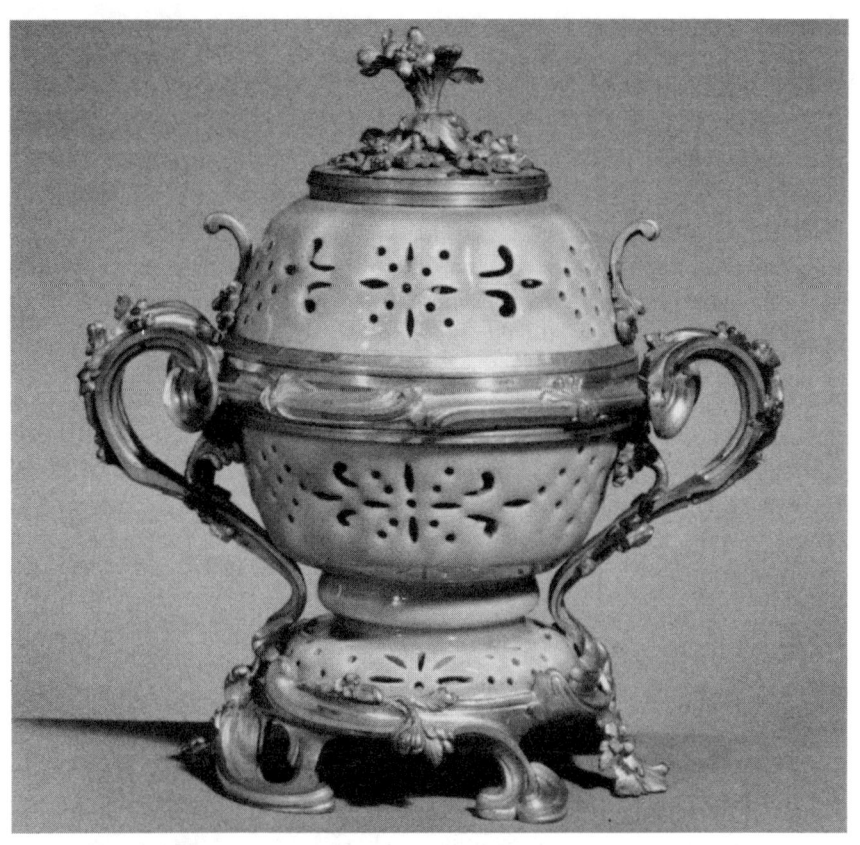

Europa hatte eine lange Tradition im Montieren von kostbaren Gegenständen –
Reliquien, Edelsteinen, Nautilusschalen – in Edel- oder Halbedelmetall. Chinesisches Porzellan mit seiner muschelähnlichen Oberfläche und seinem Glockenklang
war für die Franzosen des achtzehnten Jahrhunderts eine große Kostbarkeit, und
so wurde dieser Potpourrikrug mit Beschlägen aus Goldbronze verziert. Das Porzellan stammt aus der Ch'ien-lung-Periode (1739–1795), und die Beschläge sind von
etwa 1745–1749. Ein solches Gefäß wurde mit getrockneten Rosen, Sandelholzspänen
und gemahlenen Gewürzen gefüllt.
Abb.: Metropolitan Museum of Art (Charles Wrightsman Fund, 1972).

einem ätherischen Öl durch Enfleurage oder «au potpourri» hergestellt waren.

Technisch experimentierten Parfümeure mit Extraktionen in verschiedene Öle, worunter auch Mandelöl und Aprikosenkernöl. Die Technik der Enfleurage wurde verbessert, und eine Fachliteratur der französischen Industrie zeichnete sich ab. Ganz am Ende des siebzehnten Jahrhunderts (1698) hatte Sieur Barbe *Le parfumeur français* veröffentlicht mit dem Versprechen, das Buch würde jedermann lehren, «wie man aus Blüten Düfte gewinnen und jede Art von Parfüm zusammenstellen könne». Im folgenden Jahrhundert erschien die *Chimie du Goût et de l'Odorat, ou Principes de composer facilement, et les Eaux de senteurs* (1755) von Poncelet; der *Traité des Odeurs* (1764) von M. Dejean; und 1771 veröffentlichte Buc'hoz sein *Toilette de Flore*, das erklärte, wie man Cremes, Rouge, Puder, destillierte Essenzen und Toilettenwasser herstellen könne. 1774 erschien die *Nouvelle Chymie du Goût et de l'Odorat* von Larbalestier Petit, die versprach zu lehren, wie man «mit wenig Kosten» sowohl Liqueurs zum Trinken als auch Parfüms zum Riechen herstellen konnte. Etwa zur selben Zeit vollendete Diderot seine große *Encyclopédie*, die einen prächtigen Überblick über das Destillieren in der letzten Hälfte des Jahrhunderts gab.

Flaschen des achtzehnten Jahrhunderts

Die Technik und die Verfeinerung der Parfümbehälter machte gleichzeitig mit dem Wachstum der Parfümindustrie Fortschritte. *«Allons à cette porcelaine / Sa beauté m'invite, m'entraine»* war ein französischer Vers jener Zeit. Madame Pompadour war verliebt in die Potpourritöpfe aus Porzellan in ihren zahlreichen Schlössern wie Bellevue und Choisy. Ein französischer Porzellanarbeiter brachte die Kunst von Sèvres nach England, wo man auch Parfümfläschchen aus Porzellan herstellte. Von 1760 an waren Harlekine, Mädchen mit bauschigen Röcken, Vögel, Tiere, Blumen und chinesische Mandarine die beliebtesten Formen von Chelsea Parfümflaschen. Die Engländer fabrizierten auch Steingutflaschen aus schwarzem Basalt mit vergoldeten Rändern, und Flakons aus blauem Jaspis. Um jene Zeit hatte Frankreich kein Monopol auf Eleganz und Stil.

Auch die Glastechnik kam zügig voran. Ein Spruch der Bourbonen war *La noblesse se perd dans le trafic* (Adel verträgt sich nicht mit Handel). Aber die Ablehnung krasser Geschäftemacherei, die mit dem Adel unvereinbar

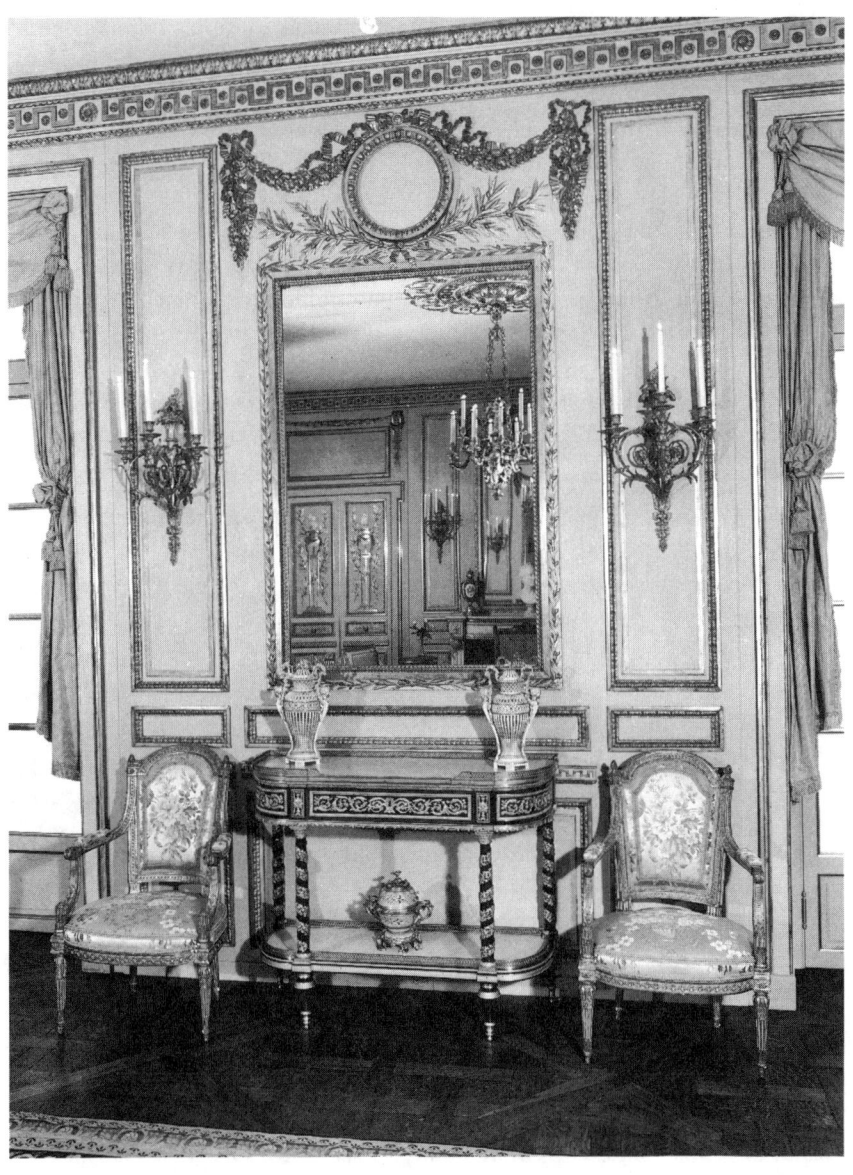

Wandsektor aus dem Hotel de Cabris, Grasse, im Metropolitan Museum of Art, New York. Die elegante Eichentäfelung ist mit dem Thema «Weihrauchgefäße» geschmückt (man sieht dies an den Türen, die im Spiegel erscheinen). Das war ein Tribut an die Industrie von Grasse, die am Ende des achtzehnten Jahrhunderts Montpellier überrundet hatte, ihren einzigen Rivalen im Kampf um die Stellung eines europäischen Parfümzentrums. Die Potpourrikrüge auf dem Tisch gab es am Ende des Ancien Régime in jedem aristokratischen Appartement.
Abb.: Metropolitan Museum of Art.

schien, kannte eine Ausnahme: das Kunstgewerbe, in dem große Verfeine-
rungen möglich waren, wie zum Beispiel in der Glasherstellung.

Pochet et du Courval ist eine Firma, die noch heute regen Handel mit
Parfümflaschen treibt. Sie geht zurück auf ein Patent, das Sieur du Courval
am 9. Januar 1623 erwarb. Es wurde später an den Marquis von Senarpont
verkauft. Die königliche Glasfabrik in Saint Gobain erhielt ihre Lizenz
1665 von Louis XIV., und auch diese Firma macht heute neben industriel-
lem Glas Tausende von Parfümflaschen. Gewöhnlich wurden solche Unternehmen in der Nähe eines Waldes errichtet, denn sie brauchten enorme
Mengen Brennholz. Der schöne Wald von Eu erhebt sich immer noch hinter den Fabriken von Pochet in der Picardie.

In der Zeit des Sonnenkönigs entdeckte Bernard Perrot in Orléans aufs
neue die Kunst des Glasblasens in Formen; Kameen und andere Insignia,

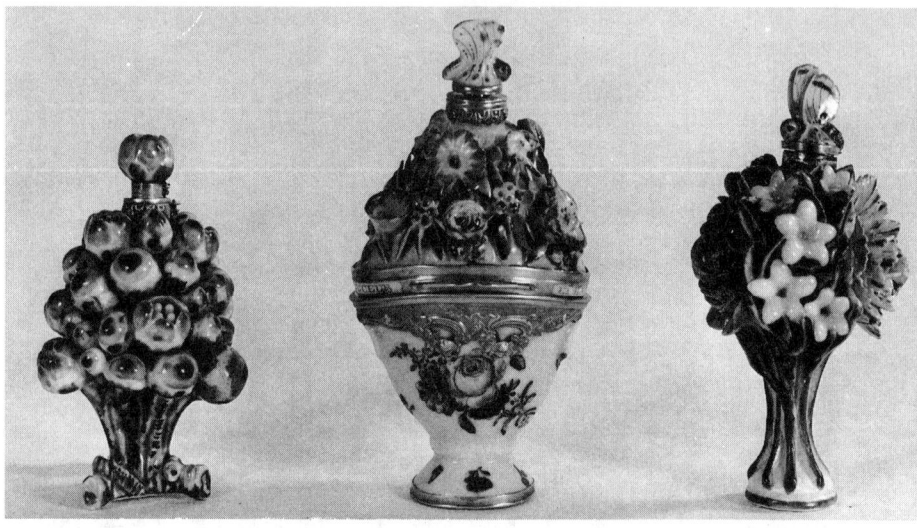

*Chelsea Parfümflaschen aus der Mitte des achtzehnten Jahrhunderts. Sie wurden in
Form eines Blumenstraußes gegossen, die Öffnung befindet sich oben. Porzellan ist
neutral wie Glas und reagiert nicht auf die ätherischen Öle eines Parfüms. Es wurde
überall in Europa mit diesem Material experimentiert, als das Geheimnis um die
Herstellung von Hartporzellan in der chinesischen Art endlich gelüftet war. Porzellan zieht sich beim Abkühlen allerdings viel mehr zusammen als Glas, so daß Glas
stets geeigneter war für alkoholische Parfüms.*
Abb.: Metropolitan Museum of Art (Geschenk von Irwin Untermyer, 1971).

190

die Seiner Majestät schmeicheln sollten, erschienen auf seinen Parfüm-flaschen. Glaswaren wurden im achtzehnten Jahrhundert immer wichtiger, einmal wegen der luxuriösen Spiegel und Kronleuchter in Versailles, dann auch wegen der Weinindustrie. 1767 wurde die *Verrerie de Saint-Louis* gegründet, die erste Fabrik, die das Britische Monopol auf Bleikristall durchbrach. Etwa zur gleichen Zeit wurde die Glasfabrik von Sainte-Anne

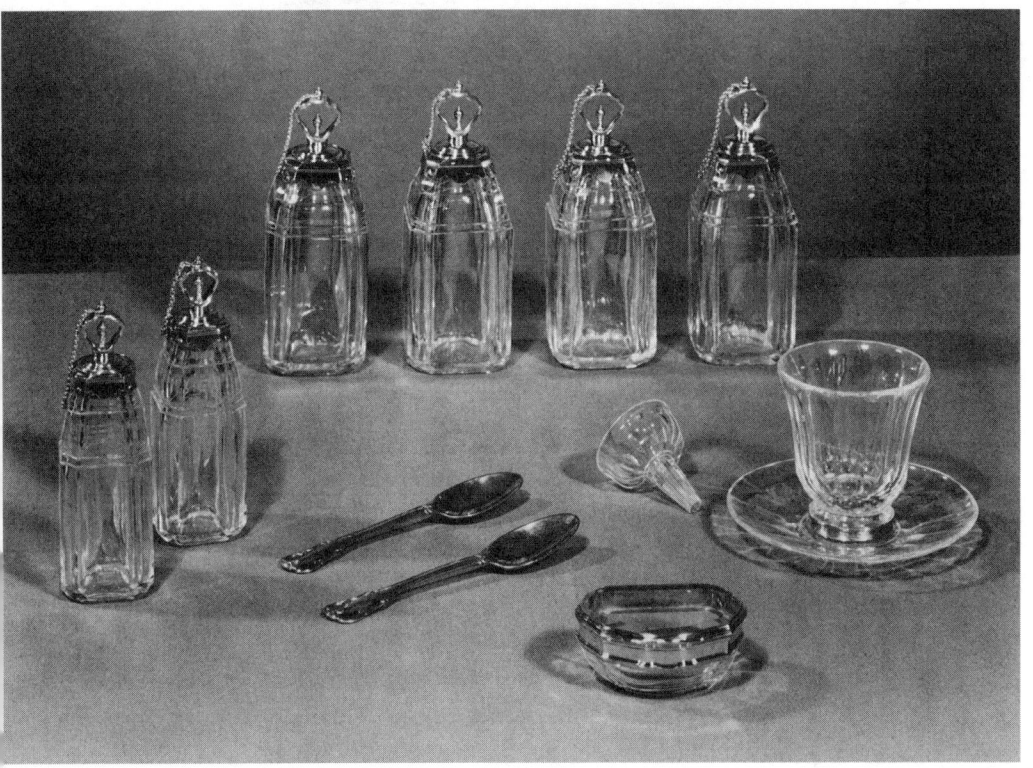

Das Parfüm-Set von Madame de Pompadour – sechs Flaschen aus Bergkristall, eine Kaffeetasse und eine Bonbonniere. Jeanne Poisson, Marquise de Pompadour (1721–1764), verlieh der Parfümerie gewaltigen Schwung und ermutigte auch die dekorativen Künste. Die Parfüms in den Flaschen waren wahrscheinlich Eau de Cologne, Rosen-, Lavendel-, Millefleur- und Orangenblütenwasser, und der Kaffee und die Süßigkeiten belebten wieder, wenn die Schönheitspflege allzu ermüdend gewesen war. Abb.: Metropolitan Museum of Art (Geschenk von Mr und Mrs Charles Wrightman, 1976).

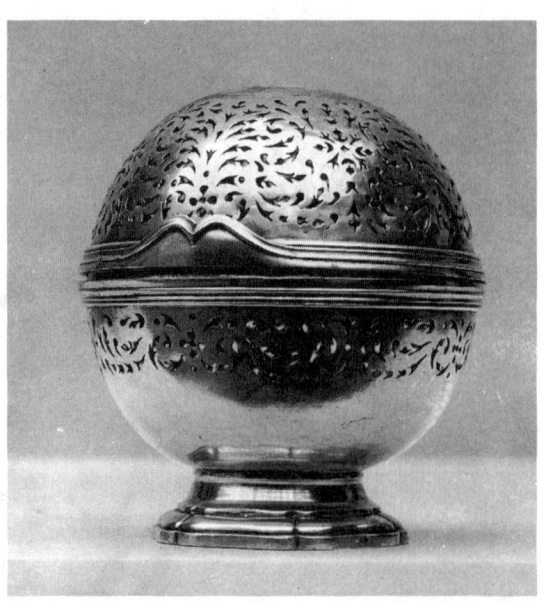

Seifen- oder Schwammhalter, französisch, achtzehntes Jahrhundert. Europäer scheuten das Bad bis ins achtzehnte Jahrhundert, im Gegensatz zu den alten Ägyptern, Griechen und Römern und im Gegensatz zu ihren moslemischen, indischen, chinesischen und japanischen Zeitgenossen. Seife, ein Produkt der islamischen Wissenschaft, war am Anfang eine Rarität und dann vor allem in den lateinischen Ländern bekannt, wo das Vorhandensein von Olivenöl und Aromatika sie zu etwas weniger Exotischem machte als in Nordeuropa. Seife wurde zu Kugeln geformt und in Behältern wie dem obigen aufbewahrt; ein dazu passender Behälter enthielt den Schwamm.
Abb.: Metropolitan Museum of Art (Rogers Fund, 1924).

eröffnet, die im darauf folgenden Jahrhundert (1822) zur *Cristallerie de Baccarat* wurde.

Die Flakons, die zur Zeit Louis XIV. gemacht wurden, bestanden gewöhnlich aus grünlichem Glas und waren oft nichts Besonderes. Aber zur Zeit seines Enkels hatten sie hohes Raffinement erreicht. Schön geschliffene Kristallflakons wurden oft mit goldenen Stöpseln verschlossen. Sie wurden in Nécessaires aus Schildpatt, Haifischleder, Holz, Leder, Porzellan aufbewahrt.

Ehe wir mit dem achtzehnten Jahrhundert zu Ende kommen, möchte ich noch einige der wichtigen Namen in der britischen Parfümerie erwähnen. 1708 brachte Charles Lillie (oder Lilly) von London parfümierten Schnupftabak und Parfüms wie Orangenblüte, Moschus und Zibet mit Veilchen auf den Markt. 1730 eröffnete ein emigrierter Spanier, Juan Floris, ein Geschäft mit Perücken und Friseurdiensten, er verkaufte auch parfümierten Puder, Parfüms und Potpourri. Seine Firma besteht heute noch. Thomas Yardley von London erhielt 1770 eine Lizenz von Georg III., und 1780 präsentierte er sein berühmtes Lavendelparfüm, das wahrscheinlich – in Seifenform – eines der beliebtesten Parfüms der Welt ist.

Auf Betreiben von Madame Pompadour nahm Louis XV. den chinesischen Brauch auf, nach dem der Kaiser im Frühling die erste Furche pflügt. Louis XVI. tat das auch, aber der Abgrund zwischen den Arbeitern und den Verbrauchern hatte sich zu weit geöffnet, um noch überbrückt werden zu können. Die französischen Revolutionäre wollten nichts zu tun haben mit Parfüms, Luxus oder sonst etwas, das sie an die Bourbonen erinnerte. Eine Frau, die sich modisch kleidete, riskierte Gefängnis oder Tod. Perücken verschwanden endgültig, und Robespierres Anhänger, ob Männer oder Frauen, schnitten sich das Haar im strengen, kurzen «Titus»-Stil.

Die Parfümindustrie – wie die Porzellanherstellung in Sèvres, die Seidenindustrie von Lyon und die Pariser Kunsttischlerei – erlebten einen Niedergang und wären ganz eingegangen, wenn die Kunsthandwerker sich nicht bemüht hätten, ihr Können trotz aller politischen Stürme zu erhalten. Napoleon unterstützte sie durch zahlreiche Aufträge und durch die von ihm gestattete Rückkehr des alten Adels. Aber erst 1835 erreichte die französische Parfümindustrie ein Handelsvolumen, das demjenigen von 1789 entsprach.

8. Das neunzehnte Jahrhundert

Frankreich unter Napoleon

*S*o tragisch die Revolution für den Handel mit Luxusgütern, darunter Parfüm, gewesen war, so hatte sie doch eine gute Auswirkung: die Abschaffung all der Zunftstrukturen, die seit dem Mittelalter bestanden hatten, und der Gewährung besonderer Privilegien. Das neunzehnte Jahrhundert würde sich also nach Ebbe und Flut des Marktes richten. Wer immer eine neue Idee hatte und genügend Mittel dafür auftreiben konnte, war frei, es zu versuchen. In der Praxis allerdings wurde das laissez-faire langsamer entwickelt, als der Beschluß formuliert worden war, denn die Parfümeure, Glasmacher, Seifenmacher, Kunsttischler, Keramiker und Seidenweber behielten insgeheim die alten Regeln und Normen bei, als wären sie eine Freimaurerloge; sie fürchteten den Verlust von Qualität und Überblick.

Napoleon Bonaparte erwies sich als Gegengewicht zu der radikalen Demokratie der Revolution. Die Emigrés durften zurückkommen, die Kirche wurde wieder eingesetzt, und 1802 wurde er zum Kaiser gekrönt. Modisch zu sein war nicht mehr gefährlich. Aber Napoleon war republikanisch genug, um einen neuen Adel, den des Talents, zu schaffen; er finanzierte die wissenschaftliche Forschung und belohnte jedes wissenschaftliche Talent. Derart gefördert, machte die französische Technik Riesenschritte. Die organische Chemie, die im neunzehnten Jahrhundert die Parfüm- und die ihr nahestehende Seifenindustrie revolutionierte, verdankte dem kleinen Korporal viel. Aber zum Glück gab es auch schneller eintretende Vorteile. Napoleon war beinahe neurotisch fixiert auf Reinlichkeit und Wohlgeruch. Er wusch sich mit der britischen Seife Brown Windsor aus Bergamotten-, Gewürznelken- und Jasminöl, und sein Lieblingsduft war Farinas Eau de

Cologne – oft brauchte er täglich mehrere Flaschen. Eleganz, gepaart mit republikanischer Zurückhaltung, diktierte den kaiserlichen Stil für Männer, und das zunehmende Reinlichkeitsbewußtsein wurde für die Bourgeoisie in Frankreich kennzeichnend und verbreitete sich über ganz Europa.

Ein Ereignis, das die Wiederbelebung der Parfümerie im postrevolutionären Frankreich illustriert, war die Gründung eines Ladens der Farinas in Paris, der dem Kaiser sein Lieblingsparfüm lieferte. Aber der ehrwürdige Giovanni Maria stellte bald fest, daß ein so illustrer Kunde andere Parfümeure herbeilockte, und Frankreich erlebte, wie eine Menge «Farinas» aus dem Boden schossen. *«Ils étaient deux alors – ils sont mille aujourd'hui – tous 'seuls', tous 'Jean-Marie'»*, kommentierte ein Spaßvogel[1]. (Zuerst waren sie zwei, jetzt sind es tausend, jeder «der echte», jeder «Jean-Marie».) Der tapfere Giovanni Maria Farina klagte gegen seine Konkurrenten. Seine eigenen Produkte wurden mit dem feinsten Traubengeist hergestellt und ein volles Jahr gelagert. Es ging da um viel. Und sein Name wurde erfolgreich verteidigt. Giovanni Maria zog sich später nach Italien, der Heimat aller Farinas, zurück und verkaufte sein Fabrikationsgeheimnis an Léonce Collas, der allerdings seine Formel auch verteidigen mußte. 1862 verkaufte Collas die Original-Zusammensetzung an die Firma Roger et Gallet, die heute legal die einzige Herstellerin des Pariser Eau de Cologne ist. Die Familienmitglieder, die in Köln geblieben waren, mußten erfahren, daß die Beliebtheit, die ihr Produkt durch Napoleon errungen hatte, auch dort Rivalen auf den Plan brachte. 1865, angesichts von neununddreißig Konkurrenten, präzisierten die deutschen Erben der authentischen Formel, ihre Firma liege *«gegen dem Jülischplatz über»*, und forderten ihre Kunden auf, nur an dieser Adresse zu kaufen. Das älteste und seit Beginn stets erhältliche und das beliebteste Parfüm zu sein, war eine Würde mit Bürde.

Im Jahr 1809 erschien *Le Parfumeur Impérial* von C.F. Bertrand. Es gab keinen «königlichen» Parfümeur mehr, und Bertrands Buch unterschied sich unwesentlich von den Handbüchern des achtzehnten Jahrhunderts; es behandelte die Herstellung von Pomaden aus Hyazinthen, Rosen, Jonquillen und gemischten Blüten *(pomades de potpourri)*. Bertrand brachte außerdem noch mehr Verwirrung in den Streit, der um das Eau de Cologne tobte, indem er ein eigenes Rezept beisteuerte.

Das berühmte Haus von Antoine Chiris, das 1760 gegründet worden war, überlebte die Revolution, ebenso die alte Firma Tombarelly d'Escoffier, obschon sie sich nicht mehr *Parfumeur de la Cour* nannte. Der erstere hatte mit der Errichtung von Blumenplantagen in den zukünftigen nordafrika-

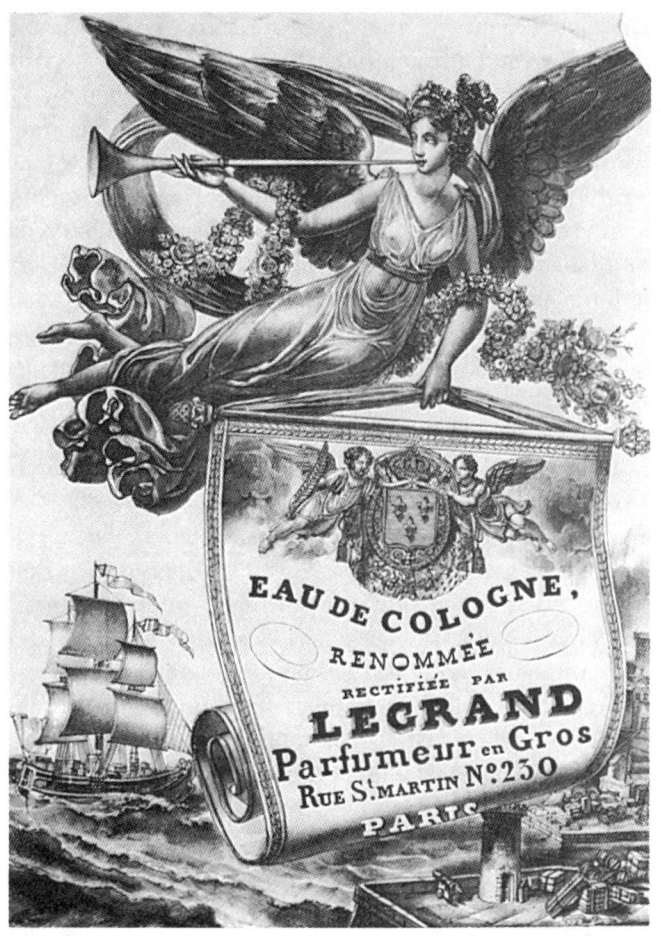

Eau de Cologne wurde aus Bergamott-, Lavendel- und Rosmarinöl in hochrektifiziertem Traubengeist hergestellt. Es konnte deshalb sowohl getrunken wie auf die Haut gegeben werden. Das Denaturieren des Alkohols kam erst gegen Ende des neunzehnten Jahrhunderts auf. Hier ein Plakat, das zwischen 1825 und 1830 für das beliebteste Parfüm der Welt warb.
Abb.: Französische Nationalbibliothek, Plakatsammlung.

nischen Kolonien begonnen; und bis heute sind Marokko und Algerien große Produzenten von Duftmaterial geblieben. Das Haus des Antoine Artaud von Grasse überstand die politischen Stürme, wie auch die Firma von J. F. Houbigant, die kurze Zeit noch den Adel belieferte (sie war 1775 gegründet worden) und dann Parfüms an die Bonapartes verkaufte. Die Firma Pierre-François Lubin hatte erst unter Napoleon begonnen, mit einem Laden, der *Aux Armes de France* hieß. Die Firma hatte das Glück, in die Arme einer großzügigen Klientin zu fallen, nämlich der schönen Prinzessin Borghese, welche gestattete, daß ihr Name mit den Lubin-Produkten verbunden wurde. Das Haus Lubin war das erste, das sich um die Kundschaft Nordamerikas bemühte, vor allem um die Plantagenbesitzer im Süden.

Ein weiterer Name, der das ganze neunzehnte Jahrhundert über von Bedeutung blieb, war der von Louis-Toussaint Piver, der 1813 Guillaume Dissey im Geschäft *La Reine des Fleurs* ablöste.

Napoleon war wichtig gewesen, weil er die Wiederbelebung der früheren Luxusindustrien gestattete und ein Vorbild für persönliche Reinlichkeit und Pflege war. Nicht allen Revolutionen folgte ein so mäßigender Geist. Aber wenn Napoleon die Wiedergeburt des alten höfischen Lebensstils zuließ, so förderte seine Gemahlin Josephine ihn aktiv. Sie war mit einem Adligen des Ancien Régime verheiratet gewesen und war in der Revolution nur knapp mit dem Leben davongekommen. Nach dem Endalarm setzte sie sich offen für die Wiederherstellung der früheren Eleganz Frankreichs ein.

Die Mode unter Josephine

Josephine bestimmte den Stil der gewagten, aber eleganten Mode, die wir als *Empire* kennen. Sie, die schöne Madame Recamier und Madame Tallien trugen eine Mode, die an die bloßarmige Kleopatra (Anstoß dazu war Napoleons Kampagne in Ägypten) oder an griechische Jungfrauen erinnerte. Weiß war die neue Farbe, pures Weiß konnte sehr monoton sein. Die Lösung dieses kleinen Problems wurde in den indischen Schals gefunden, die Napoleon aus den Suks von Kairo mitgebracht hatte. Farbenfroh und parfümiert, stellten diese Kaschmirhüllen einen perfekten Kontrast mit den weißen Kleidern dar und gaben auch ein wenig warm, denn das Klima an der Seine ist nicht dasselbe wie am Nil, und sei man ein noch so begeisterter Orientalist.

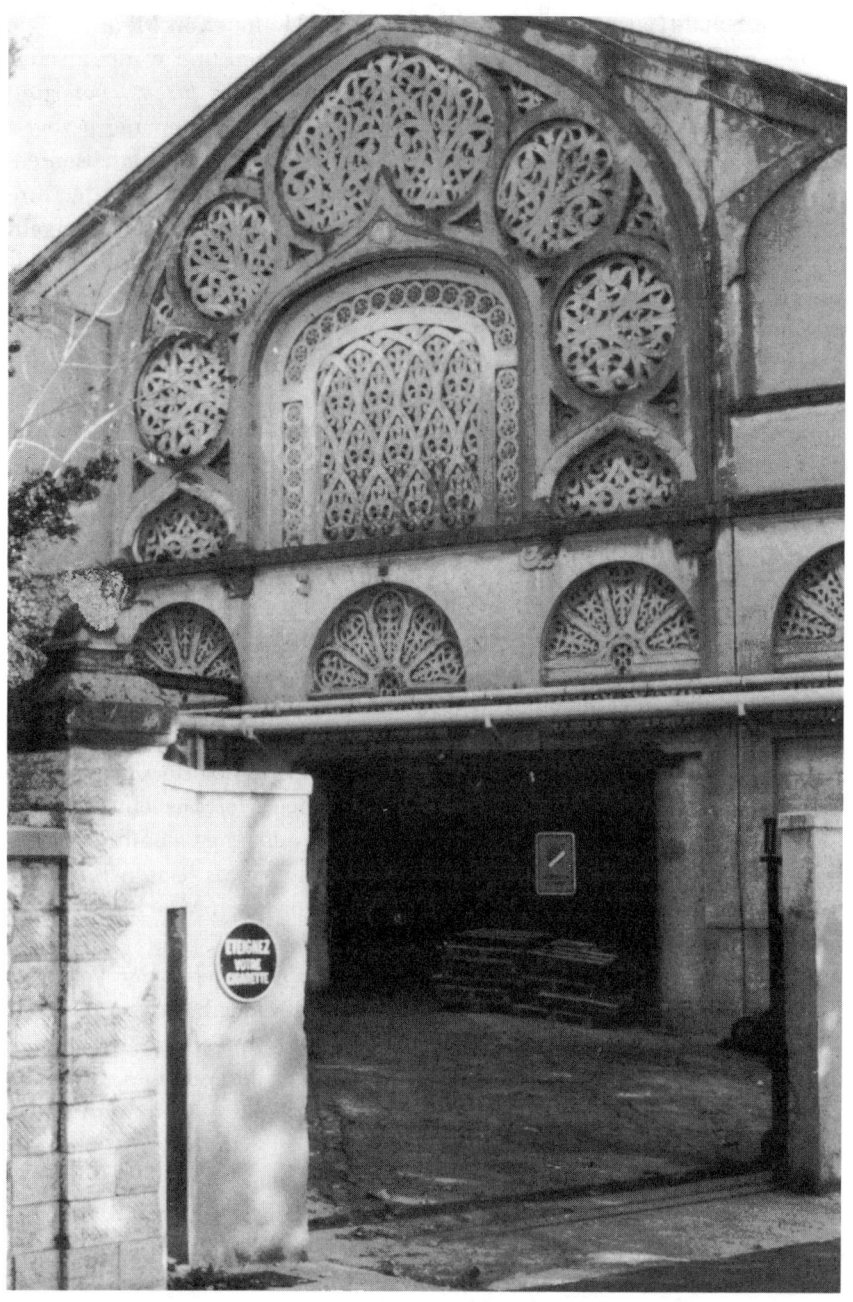

Fabrik aus dem neunzehnten Jahrhundert. Der Besitzer, Antoine Chiris, hatte hier die neue Methode der Solventextraktion um die Jahrhundertwende erfolgreich angewendet. Der Baustil ist maurisch-sarazenisch, damals in Frankreich sehr beliebt.

Diese Schals (persisch *shal*) wurden in ihrer Heimat von Männern wie Frauen seit den frühesten Tagen der Moguls getragen und waren aus der kostbaren Unterwolle tibetanischer Bergziegen *(Capra hircus)* gefertigt. Die Wolle war so fein, daß die Schals durch einen Daumenring gezogen werden konnten. Einen Schal mit kompliziertem Muster herzustellen, konnte bis zu achtzehn Monate Arbeit kosten, und die Weber schützten ihre Tücher, indem sie sie in mit getrockneten Patschuliblättern und -stengeln gefüllte Schachteln verpackten; das hielt auch Insekten ab. Schöne Teppiche wurden auf dieselbe Weise geschützt. Das Protein der Wolle behielt wie menschliches Haar den Duft sehr lange. Als europäische Fabrikanten von dieser neuen Mode zu profitieren suchten, indem sie ebenfalls Schals mit Kaschmirmustern herstellten, verkauften sich diese schlecht. Es stellte sich heraus, daß sowohl der Duft wie das Material Käufer anzogen, und als man die Quelle dieses sauberen, harzigen, aber unbekannten Geruchs schließlich gefunden hatte, kauften die Textilhäuser in Frankreich und England von dieser tropischen Minze, soviel sie konnten. Patschuli wurde in der Mitte des neunzehnten Jahrhunderts in Frankreich sehr populär. Patschuli ist also das Parfüm, von dem man sich vorstellen muß, daß es in den Bildern von David, Ingres, Gérard und Gros aus den Hüllen der schönen Frauen emporschwebte.

Josephine ist auch bekannt für ihre Freude an Rosen. Ihr Heim in Malmaison war rundherum von Rosen umgeben, von jeder bekannten Art. Der Maler Pierre-Joseph Redouté verlieh ihrer Sammlung Unsterblichkeit, indem er jede Art porträtierte. Josephine liebte auch Moschus, einen schweren, schmachtenden Duft, den Napoleon nicht ausstehen konnte. Als der Kaiser sie wegen Marie-Louise verließ, ertränkte sie als letzten Racheakt die kaiserlichen Räume in Moschus. Sie wußte, daß sich Moschus so lange hält wie kaum ein anderer Duft.

Marie-Louise spielte auch eine Rolle in der Geschichte der Parfüms. Nachdem sie sich dem besiegten Eroberer entfremdet hatte, zog sie sich 1817 nach Parma zurück, und dort verliebte sie sich in die Veilchen, die für die Gegend typisch waren. Sie wurde zur Patronin der Veilchen, wie Josephine es für die Rose gewesen war. Sie gab den Anstoß zu weiteren Plantagen und zur Destillation von Veilchenwasser im Kloster San Giovanni Evangelista. Viele Veilchenparfüms wurden im neunzehnten Jahrhundert geschaffen; Parmaveilchen waren beliebte Schnittblumen, und die Parfümeure versuchten, ihren Duft einzufangen. Nordamerikaner sind oft erstaunt über den Ausdruck «Veilchenduft», denn ihr häufigstes Veilchen

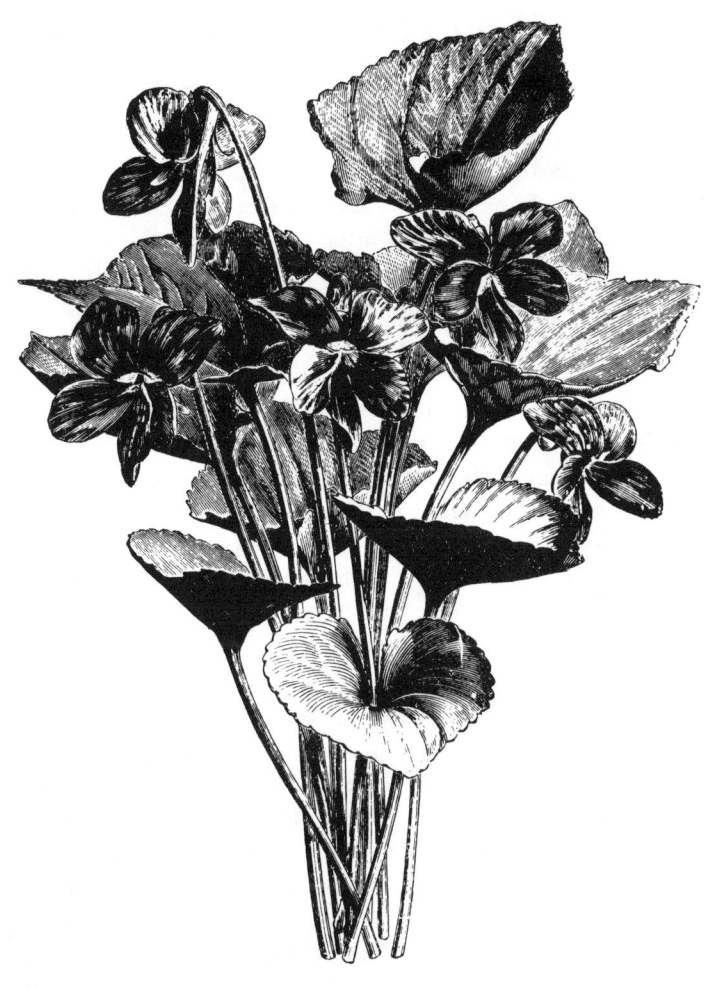

Das Veilchen (Viola odorata) *war immer im Repertoire des Parfümeurs enthalten, aber heutzutage werden weniger die Blüten als die Blätter der Solventextraktion unterzogen. Die Wurzel der florentinischen Schwertlilie duftet fast gleich wie die Veilchenblüten, ist aber viel leichter zu ernten. Die glänzenden, blaugrünen Blätter duften frisch und grün, ein wenig wie eine frisch aufgeschnittene Gurke.*
Abb.: George Nicholson, The Illustrated Dictionary of Gardening, *London 1888.*

(*Viola canadensis*) hat keinen Geruch; das duftende Parmaveilchen gedeiht nur in mediterranem Klima.

Ende des neunzehnten Jahrhunderts, als synthetische veilchenähnliche Gerüche entdeckt worden waren, wurden die Kosten für das Pflücken dieser kleinen Blumen nicht mehr zahlbar. Aber die Pflanze figuriert immer noch auf der Palette des Parfümeurs, denn fast zur gleichen Zeit fand man heraus, daß die Blätter (die leichter zu pflücken sind) mit Solventextraktion behandelt werden konnten, was einen fesselnden grünen Duft ergibt, der dem einer aufgeschnittenen Gurke gleicht. Roger et Gallets Vera Violetta, das 1892 herauskam, war ein wundervolles Veilchenparfüm, es enthielt allerdings neben der Blüte auch synthetische Düfte.

Josephine hatte die Mode aus dem revolutionären Niedergang herausgerissen, aber als ihr Einfluß abnahm, rutschte sie wieder abwärts, wenn auch aus einem andern Grund. Die Zeit der Mittelklasse war angebrochen, und die Bourgeoisie wollte ihren neuen Reichtum zeigen, aber gleichzeitig klarmachen, daß sie dem alten Adel moralisch überlegen war. Die Mode wurde spröde und für Frauen unbequem. Parfüm mußte, wenn man es überhaupt benutzte, leicht sein – vor allem in Deutschland und England; Moschus und Patschuli waren in diesen Ländern tabu.

Immerhin wurde die Männermode zur selben Zeit geprägt vom Schönling Brummell (George Bryan Brummell, 1778–1840), dem britischen Modepapst, der die Kombination von schwarzer Kleidung mit kontrastierenden weißen Hemden einführte. Er erklärte, Makassaröl aus Ostindien sei das einzig Richtige für die Haartracht. Da das Öl Flecken hinterließ, häkelten die Frauen kleine Schondecken (Antimakassars) für Sofa- und Stuhllehnen. Das Öl, aus den Samen der *Schleichera oleosa*, roch nach bitteren Mandeln. Brummell schuf das männliche Ideal der Reinlichkeit und der wohlerzogenen Untertreibung. Nur bestimmte Farben und Parfüms galten als «korrekt», eine Einstellung, die mehr oder weniger bestehen blieb bis zur Jugendrevolte der sechziger Jahre im zwanzigsten Jahrhun-

Kaiserin Eugénie (1826–1920), eine Spanierin, die Gemahlin von Louis Napoleon, brachte in das Leben Frankreichs den guten Geschmack zurück, ähnlich wie es Madame de Pompadour und Kaiserin Josephine zu ihrer Zeit getan hatten. Sie unterstützte alle traditionellen Kunsthandwerke, die mit dem Thron verbunden waren, und betrieb die Gründung des Musée d'arts décoratifs im Louvre. Der Couturier Worth kleidete sie, und das Haus Guerlain parfümierte sie.
Abb.: Guerlain, Inc.

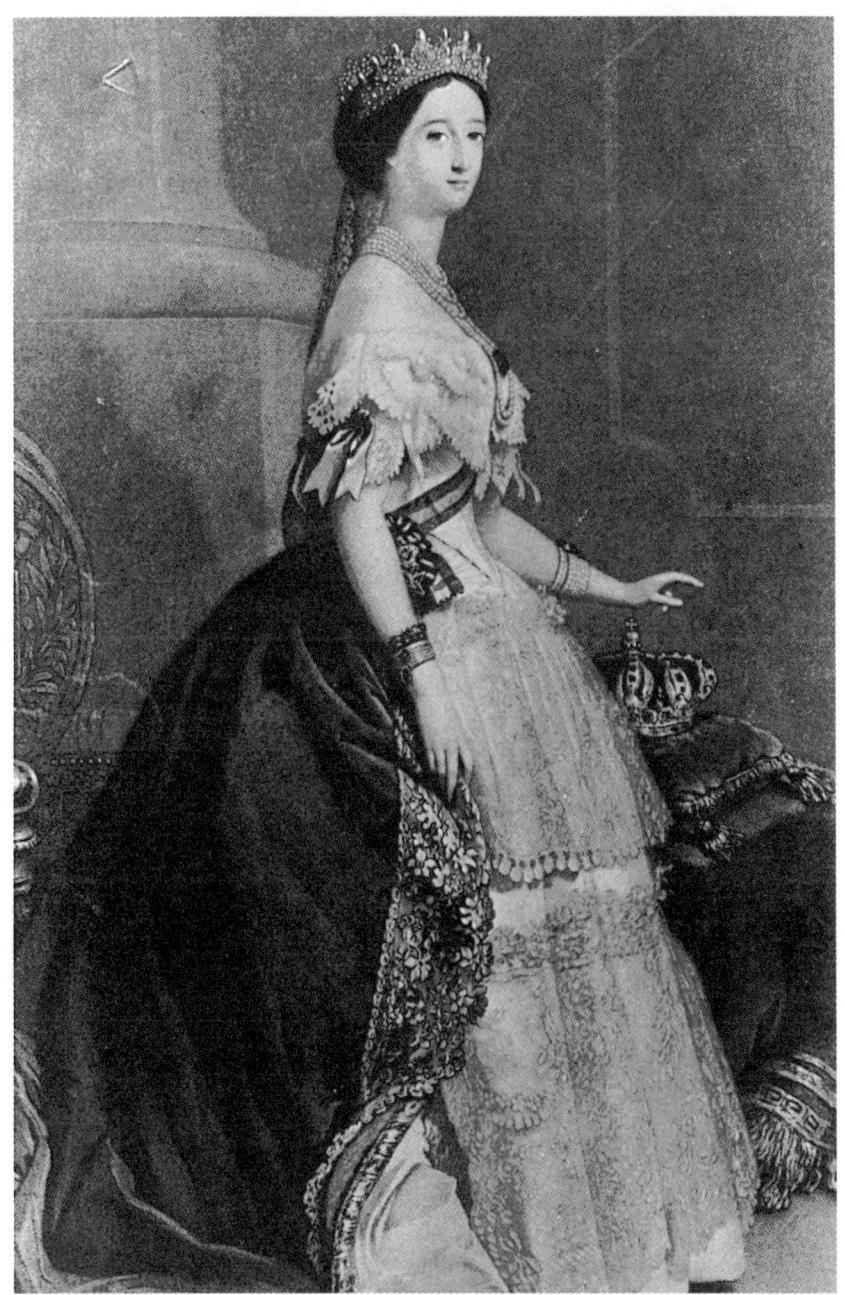

dert. Da brach die Männermode in Farben und Stile aus, die man seit den Tagen der Stuarts und der Bourbonen nicht gesehen hatte. Selbst heute, da dieser Ausbruch vorüber ist, bleibt das gepflegte, zurückhaltende Aussehen ein wichtiges Kriterium der Herrenmode.

Das strahlende Zweite Kaiserreich

Die Frauenmode stieg jäh wieder zu Glanz auf unter Kaiserin Eugénie, Gemahlin des zweiten Napoleon. Eugénie de Montijo de Guzman (1826–1920) in Spanien geboren, war, wie die Gattin des ersten Kaisers, eine auffallende Schönheit, ob sie nun in einem von Krinolinen gebauschten Ballkleid mit Ärmeln auftrat, die die Schultern freiließen, oder im Reitanzug der *lionnes* des Zweiten Kaiserreichs. Ihr Stilgefühl wurde unterstützt vom ersten der großen Couturiers, dem Engländer Charles Frederick Worth. Worth, Sohn eines ruinierten Rechtsanwalts, war nach Paris gekommen, um sein Glück zu machen. Binnen zehn Jahren war er so berühmt und begehrt, daß einzig Eugénie ihn ohne vorherige Anmeldung aufsuchen durfte. Kunden brauchten Empfehlungen, als ob sie einem exklusiven Klub beitreten wollten. Worth schuf die Autorität des Couturiers, die beim Parfümverkauf eine so große Rolle spielte. Die Worth-Parfüms wurden von Jean-Philippe, dem Sohn des Gründers, auf den Markt gebracht, zuerst als Geschenk an die Kunden des Modehauses, doch dann bewies der Erfolg von Dans la Nuit bald, daß dieses Parfüm allein stehen konnte. Heutzutage kennen die Leute den Namen Worth mehr wegen seiner Parfüms als wegen seiner Modekreationen.

Eugénies Sinn für Stil und ihre Freude am Ornamentalen halfen der französischen Parfümerie zu weiterem Aufstieg, während in England die Königin Viktoria solche Tendenzen unterdrückte. Ein weiterer Faktor zugunsten der Parfümindustrie war die Welle von Orientbegeisterung, die Paris in den fünfziger und sechziger Jahren und später noch einmal überflutete; sie hing teilweise damit zsuammen, daß sich Frankreich immer mehr als Kolonisator in islamischen Ländern betätigte.

Eugénie war Kundin des Hauses Guerlain, und das berühmte Eau Impériale wurde 1861 für sie geschaffen. Das Haus Guerlain bewahrt immer noch ihren Dankesbrief dafür auf.

Guerlain, einer der wichtigsten Namen in der Parfümgeschichte, war die Schöpfung von Pierre François Guerlain, der aus einer Zinngießerfamilie in der Picardie stammte. Er verstand sich nicht mit seinem Vater und verließ Frankreich, um in einer kleinen Seifenfabrik in England zu arbeiten. Er wurde später als Vertreter nach Frankreich zurückgeschickt und begann dort, bessere Seifen zu machen als diejenigen, die er hätte verkaufen sollen. 1828 machte er sich selbständig und eröffnete ein Geschäft an der Rue de Rivoli. Dort verkaufte er Seifen, Parfüms und Riechsalz. Riechsalz weckte die delikate Weiblichkeit aus ihren häufigen Ohnmachten, und Guerlain verwendete zu diesem Zweck starke Lösungen von Lavendel und Ammoniak. Guerlain verdiente so gut, daß er 1848 an die Rue de la Paix, das Zentrum der Pariser Mode, ziehen konnte, ins selbe Haus wie Worth. Falls es irgendwo noch leise Zweifel gab, ob Parfüm nicht doch eher für Dirnen war, so wurden sie nun durch Guerlain beruhigt, dessen Düfte fein und diskret waren, in schönen Fläschchen mit dem kaiserlichen Wappen und den napoleonischen Bienen abgegeben wurden, und vor allem durch die Zustimmung der Kaiserin.

An der internationalen Ausstellung von 1867 in Paris wurden Parfüms und Seifen in einer eigenen Abteilung ausgestellt, nicht wie bisher als Stiefkinder von Apotheken und Drogerien. Die Franzosen, mit ihrer Freude an Parfüms und Duftseifen, Wein und Seide, waren amüsiert über die von Königin Viktoria gewählten Ausstellungsstücke – eine Musterfarm, eine Schule, eine Kirche und eine Darstellung der Bibelgesellschaft.

Louis Napoleon hat dann die Parfüms von den Heilmitteln endgültig getrennt, indem er das Gesetz erließ, alle Heilmittel müßten ihre Zusammensetzung auf der Etikette angeben. Natürlich waren die streitbaren Fabrikanten von Eau de Cologne nicht bereit, ihre Rezepte preiszugeben; bis zu diesem Gesetz hatten sie ihr Produkt auch als magenberuhigend angegeben.

Im Zweiten Kaiserreich schrieb der Parfümeur Eugene Rimmel (1820–1887) die erste Parfümchronik der Menschheit, *The Book of Perfumes*. Rimmel kannte den Geruch jeden Materials, das er behandelte, und er hatte die lange Geschichte der Parfürmerie in nicht-westlichen Ländern ebenso berücksichtigt wie diejenige in Europa. Das Buch erschien sowohl in London wie in Paris und war auf parfümiertes Papier gedruckt. In der zweiten Hälfte des neunzehnten Jahrhunderts war die Etikette auf der Flasche bedeutend größer, als es im zwanzigsten Jahrhundert der Brauch ist. Rimmel, mit seinem umfassenden Wissen, schuf einige der geschmackvollsten Etiketten für seine Parfüms, Seifen und Sachets; auf vielen sah man Bilder aus der Geschichte der Mode.

Eau Impériale wurde vom Haus Guerlain 1861 für die Kaiserin Eugénie geschaffen und bleibt eines der langlebigsten Parfüms aller Zeiten. Die Biene, Symbol des fleißigen napoleonischen Hauses, wurde in die Oberfläche der Flasche eingegossen. Mitte des neunzehnten Jahrhunderts nahm die Etikette viel Platz ein auf der Flasche, später wurde sie immmer stärker verkürzt.
Abb.: Guerlain, Inc.

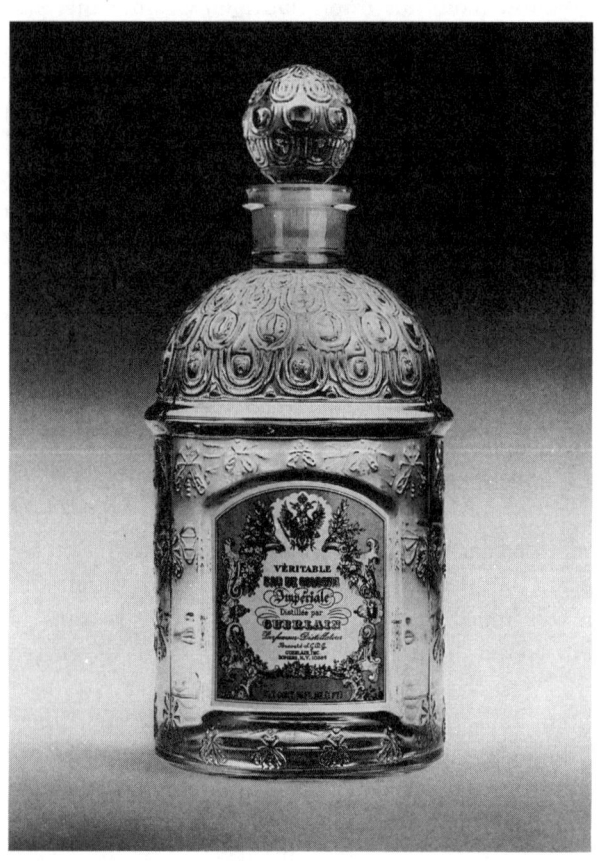

Eugene Rimmels Book of Perfumes *erschien 1865 in London und fast gleichzeitig in einer Pariser Ausgabe. Dieser Parfümeur und Schriftsteller gibt eine genaue und klare Darstellung der Industrie. Das Buch behandelte besonders einleuchtend den Gebrauch von Parfüm im Osten, – ein Thema, das die Fantasie der Europäer beflügelte –, und das Papier, auf dem es gedruckt war, war parfümiert.*
(Sammlung Florence Wall)

THE

BOOK OF PERFUMES.

BY

EUGENE RIMMEL,

MEMBER OF THE SOCIETY OF ARTS, AND REPORTER OF THE JURY AT THE GREAT
EXHIBITION (PERFUMERY CLASS).

WITH

ABOVE 250 ILLUSTRATIONS BY BOURDELIN, THOMAS, ETC.

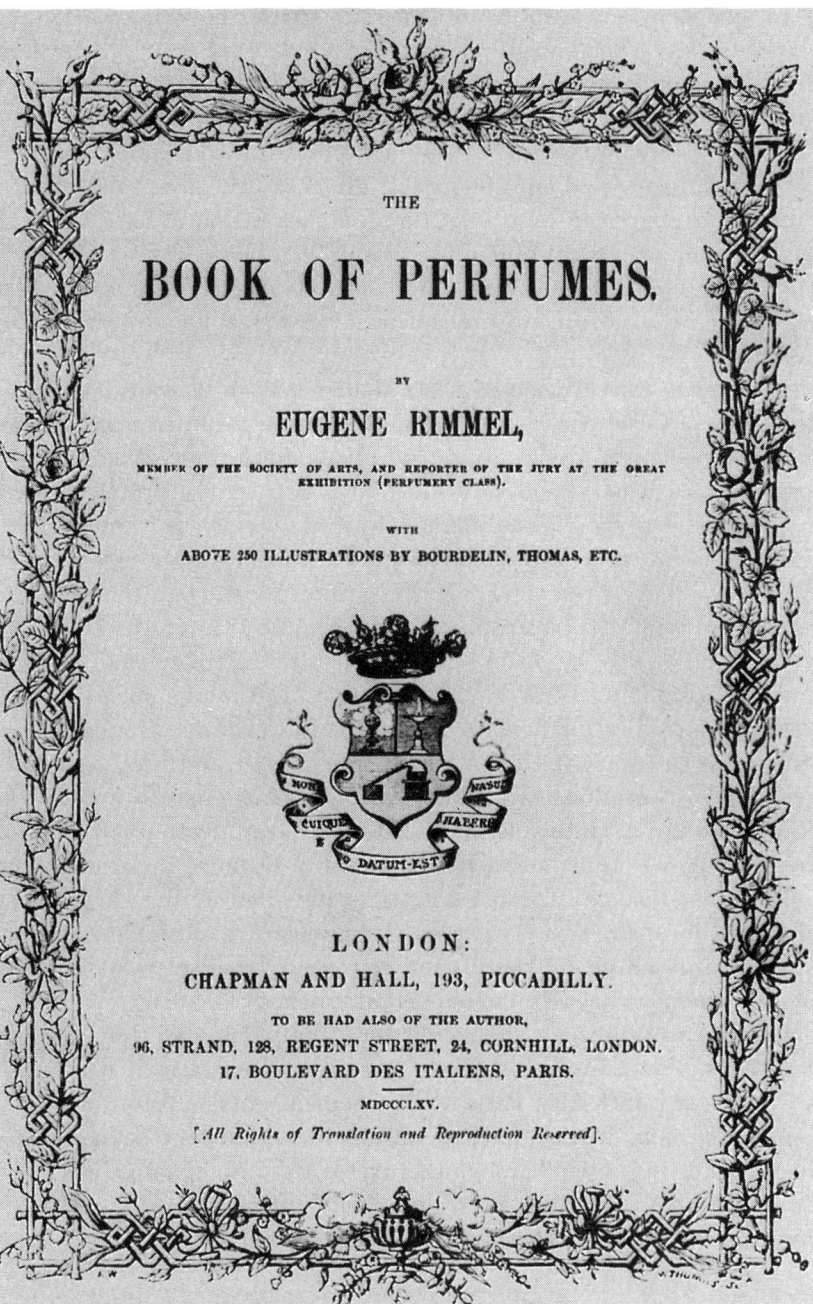

NON
CUIQUE
E DATUM-EST
NASUS
HABERE

LONDON:

CHAPMAN AND HALL, 193, PICCADILLY.

TO BE HAD ALSO OF THE AUTHOR,

96, STRAND, 128, REGENT STREET, 24, CORNHILL, LONDON.
17, BOULEVARD DES ITALIENS, PARIS.

MDCCCLXV.

In jene Zeit fällt auch der Aufstieg des Hauses Bourjois, das 1863 als Hersteller von Theaterschminke gegründet wurde, aber bald zu anderen Kosmetika und Parfüms überging. Die Firma Edouard Pinaud wurde 1840 unter dem Namen *La corbeille fleurie* gegründet und erreichte ihren Höhepunkt im Zweiten Kaiserreich. Das Haus schuf ein Eau de toilette de l'Impératrice Eugénie und ein Bouquet de l'Exposition Universelle 1867. Die Firma hatte eine eigene Druckerei für die Etiketten und Plakate, die sie benötigte, und sie errichtete ein weltweites Verteilernetz. Der wichtigste Markt war die USA, und viele amerikanische Männer kennen das Lilac Végétal von Pinaud, ein ausgezeichnetes After-shave, das die Coiffeure benutzten.

Eine ganze Anzahl anderer neuer Häuser betrieb im günstigen Klima des Zweiten Kaiserreichs ein blühendes Geschäft. 1849 ließ sich Molinard in Grasse nieder, um Parfümwasser zu verkaufen. Die Riviera begann, gute Kunden anzuziehen. Frédéric Millots Haus war 1839 gegründet worden und expandierte ständig. Es war diese Firma, die den gefeierten Hector Guimard beauftragte, die Flasche für das Parfüm zu entwerfen, das für die Pariser Ausstellung von 1900 geschaffen worden war. Hermès war die berühmte Sattlerei und Lederwarenherstellerin, die 1839 gegründet worden war und eine lange europäische Tradition besaß, Handschuhe zu gerben und zu parfümieren. Gellé Frères übernahm das Unternehmen von Jean-Louis Fargeon, der für Louis XVI., die Königin und den Grafen d'Artois Parfümeur gewesen war. Diese Firma errang viele Preise an den verschiedenen Handelsausstellungen, die für diese Zeit charakteristisch sind.

Allein schon in Grasse erschienen Mitte des neunzehnten Jahrhunderts vier wichtige Unternehmen: Roure Bertrand Dupont, Robertet et Cie., J. B. Laurier; Eugène Charabot übernahm die ältere Firma Hugues Ainé um 1900. Tournaire und Cie. waren eine andere Art von Lieferanten; seit 1833 fabrizierten sie die Destillationsapparate, Wasserbäder, Wannen und Gefäße, die man zum Extrahieren der ätherischen Öle brauchte.

Das Zweite Kaiserreich endete mit der Demütigung durch den Ausgang des Deutsch-französischen Krieges und die Gewalttätigkeit der Pariser Kommune von 1871. Aber Paris war von seinen Wunden bald geheilt, und die *Belle Epoque*, die Zeugin einer wahren Explosion der Parfümerie werden sollte, nahm ihren Anfang. Aber ehe wir die Neuschöpfungen dieser Zeit betrachten, wollen wir den technischen Fortschritt ansehen, der sich in den vorausgegangenen Dekaden ergeben hatte und der zum Erfolg dieser Branche beitrug.

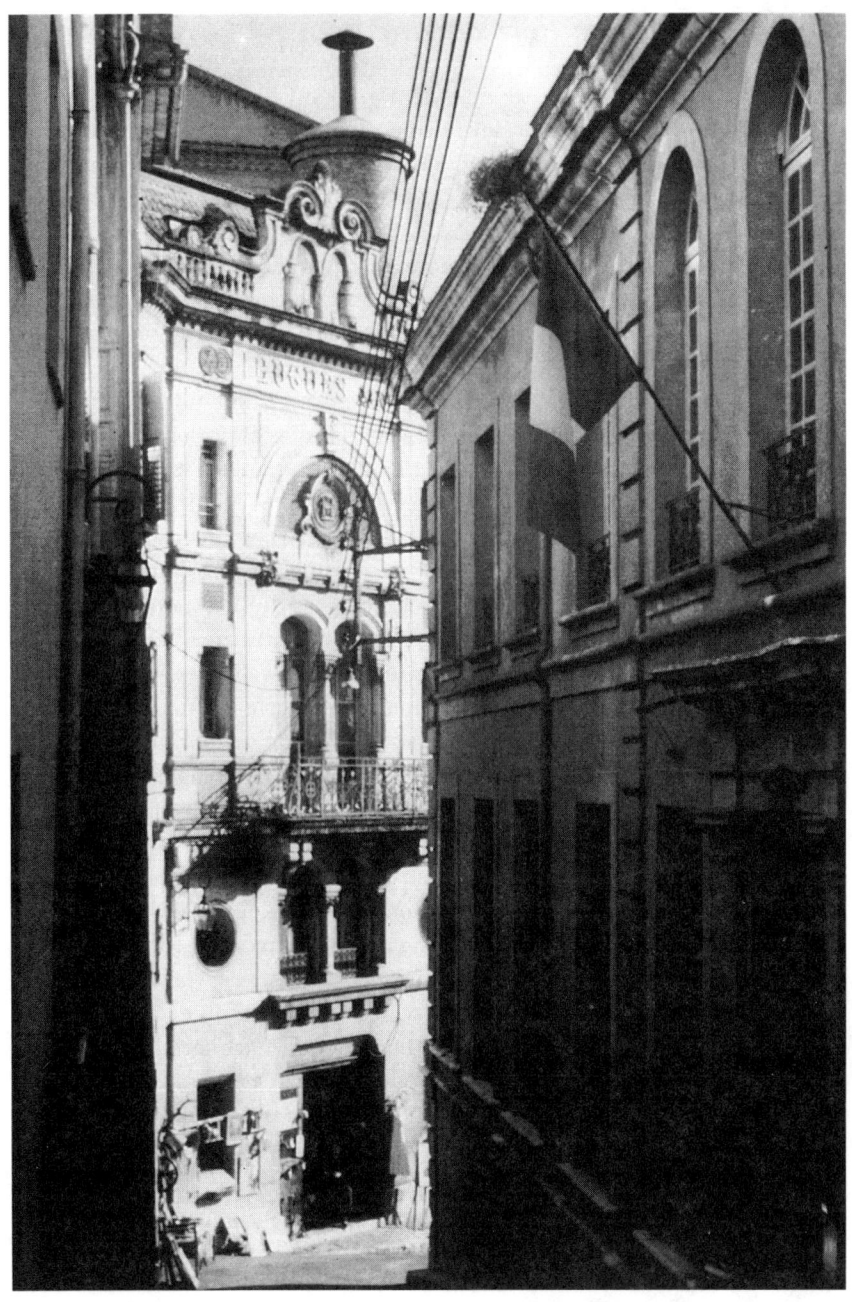

Grasse – Fabrik der früheren Firma Hugues Aîné. Zwei Destillierblasen krönen ihre Fassade. Rechts das Stadthaus des Grafen von Mirabeau. Man hat vor, in der alten Fabrik ein Nationalmuseum der Parfümerie einzurichten.

Wissenschaftliche Fortschritte

Während der Revolution hatte man dem großen Chemiker Antoine Lavoisier (1743–1794) gesagt, die Revolution brauche keine Gelehrten. Zum Glück verhielt sich Napoleon anders. Seiner Förderung war ein steter Strom von Wissenschaftlern zu verdanken, die nicht nur Frankreich, sondern ganz Europa bereicherten. Bertrands Handbuch zu Beginn des Jahrhunderts widerspiegelte das fortgeschrittene Können des achtzehnten Jahrhunderts, aber vom napoleonischen Zeitalter bis 1900 gab es so viele Änderungen, daß der Charakter der Parfümerie-Industrie sich drastisch verwandelte.

Die organische Chemie entwickelte sich enorm. 1818 entdeckte J. J. Houton de la Billardière das chemische Muster, das den Duftölen zugrundelag: die berühmte Terpenregel, bei der Kohlenstoff und Wasserstoff im Verhältnis fünf zu acht vorkamen. Seine Experimente führte er mit Terpentingeist aus, deshalb die «Terpenregel». Auf seiner Arbeit baute J. B. Dumas (1800–1884) auf, der die chemische Struktur vieler anderer ätherischer Öle untersuchte; jede Analyse wurde in Liebigs einflußreichen *Annales de Pharmacie* veröffentlicht. Besonders interessierten ihn die Öle, die bei Zimmertemperatur erstarren, wie Kampfer und Menthol. Später studierte Marcellin Berthelot (1827–1907) die Kohlenwasserstoffe in den ätherischen Ölen. 1835 gelangen H. E. Robiquet erstmals Versuche über die Extraktion ätherischer Öle in Blüten, die die Destillation nicht vertrugen: das war die Solventextraktion.

Deutschland, inspiriert durch das Beispiel Frankreichs unter den Napoleons, brach anfangs des neunzehnten Jahrhunderts zu einem goldenen Zeitalter der Chemie auf. 1818 führte Romershausen, Drogist in Aachen, die Destillation unter Vakuum aus: die erste der Welt. In den modernen chemischen und pharmazeutischen Laboratorien wird dieses Verfahren tagtäglich angewendet. 1883 bestimmten J. Liebig und F. Wohler Benzaldehyd, das Aldehyd, das für den fruchtigen Duft des Pfirsichkerns und bitterer Mandeln verantwortlich ist. Liebig entdeckte auch etwas, das seither vielfach für Kosmetika verwendet worden ist: die rosarote synthetische Farbe Alloxan.

Ein weiteres deutsches Genie, F. August Kekulé (1829–1896), quälte sich wegen der widersprüchlichen chemischen Natur von Benzol, das sich jeder Art von Formel bisher entzogen hatte. Schließlich schlief er ein, und in einem berühmtgewordenen Traum sah er Myriaden von Schlangen, die umherwirbelten und sich schließlich in ihre eigenen Schwänze bissen. Als er erwachte, löste er das Problem, indem er den Benzolring beschrieb, heute eine der vertrautesten Vorstellungen in der organischen Chemie und von großer Bedeutung für die Parfümerie, die so oft mit den aromatischen Benzolring-Chemikalien zu tun hat. Ein weiterer deutscher Wissenschaftler,

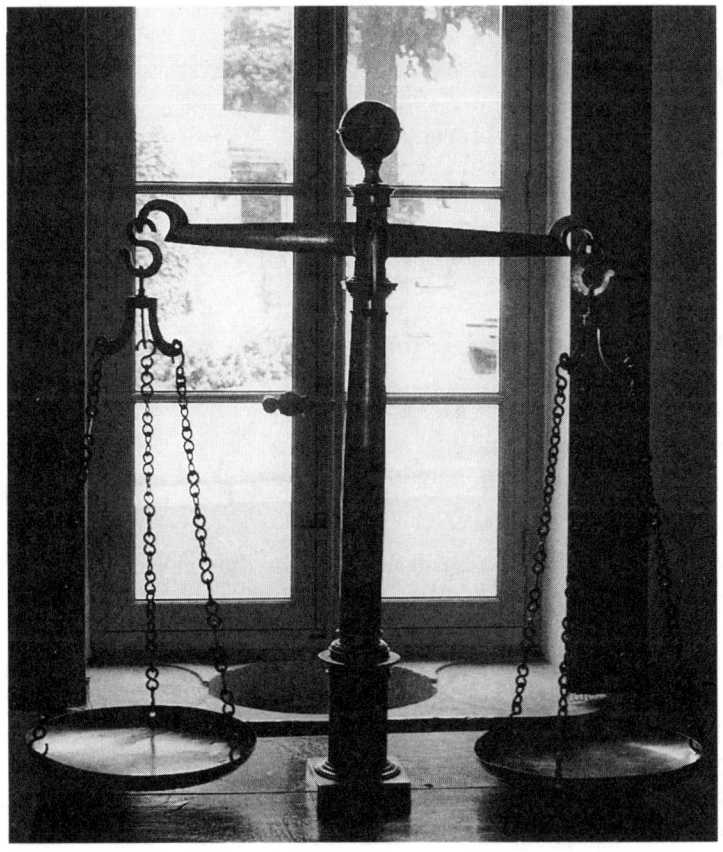

Alte Parfümwaage, Grasse. Im neunzehnten Jahrhundert verwandelte sich die Parfümerie von einem anspruchsvollen Handwerk zu einer modernen Industrie, die sich die verbesserten Extraktionsverfahren und die Fortschritte in organischer Chemie zunutze machte. Aber die ersten Dekaden des Jahrhunderts waren Zeiten des Experimentierens, und es fehlte die sichere Kundschaft des früheren Adels. Abb.: Colette Hoffman.

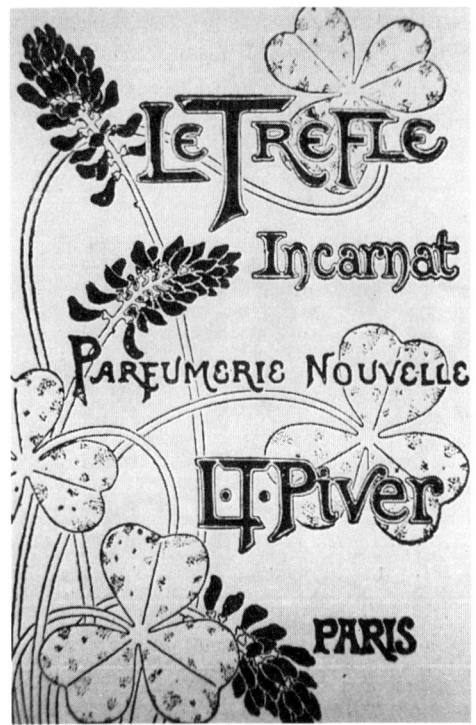

*Le Trèfle Incarnat wurde 1898
geschaffen und war eines der
ersten Parfüms, die Amylsalizylat
enthielten, einen vor kurzem
entdeckten synthetischen Stoff,
der nach Klee roch.
Abb.: Marylène Delbourg-Delphis.*

Otto Wallach (1847–1931), vergrub sich so tief in die Erforschung der ätherischen Öle, daß er vom Pharmakologen A. Flückiger der «Messias der Terpene» genannt wurde. F. W. Semmler (1860–1931) war ein weiterer Pionier, dessen Strukturanalysen den Weg für synthetische Duftstoffe pflasterten, die auf dem natürlichen Molekül beruhten.

In England synthetisierte William Perkin, Entdecker der Anilinfarben, den Duftstoff Kumarin (1868), der nach frischgemähtem Heu riecht. Weitere folgten nach: synthetischer Moschus (1888), synthetische Vanille (Vanillin) 1890, synthetischer Veilchenduft (1893) und synthetischer Kampfer (1896). Außerdem war die Analyse natürlicher ätherischer Öle so weit vorgedrungen, daß bestimmte Elemente der Öle mit der für sie charakteristischen Geruchsnote rein dargestellt werden konnten.

Verbesserungen in der Seifenindustrie

Die Chemie der ätherischen Öle war nicht das einzige Gebiet, das sich in diesem goldenen Zeitalter erweiterte. Seife herzustellen, wurde unendlich billiger aufgrund französischer Entwicklungen. Kurz vor der Revolution finanzierte der Herzog von Orléans die Bestrebungen von Nicolas Leblanc, Ätznatron zu synthetisieren, das man für die Verseifung der Fette brauchte. Früher hatte man Holzasche verwendet, aber man konnte für diesen Zweck nicht allzu viele Bäume opfern. Leblanc gelang sein Vorhaben, aber sein Geldgeber, der Herzog von Orléans, wurde ein Opfer der Revolution, und Leblanc selbst nahm sich 1806 das Leben. M.E. Chevreuil griff Leblancs Entdeckungen auf, bestimmte das genaue Verhältnis von Natron und Fett und ging, zwischen 1811 und 1813, weiter zu epochemachenden Arbeiten über die Natur von Fetten und Ölen. Die Erfindung des Dampfschiffs im frühen neunzehnten Jahrhundert verschaffte der emporstrebenden Seifenindustrie große Mengen pflanzlicher Fette (Öle der tropischen Palme und der Kokosnuß), und 1850 war Seife keine Rarität mehr. Die Seifenindustrie war geworden, was sie heute noch ist: die größte Verbraucherin von ätherischen Ölen. Die Erzeugnisse der früheren Fabrikanten – in Kastilien, der Provence und in Ligurien – wurden von normalen zu Luxusseifen.

Die Destillationstechnik tat einen weiteren Schritt nach vorn, als Aimé Argand 1780 den *chauffevin* erfand, der dann auch für die Destillierung der Duftöle verwendet wurde. Das Prinzip war einfach und elegant. Anstatt kaltes Wasser wurde der zu destillierende Wein für die Kühlung des Kondensators gebraucht. Dann wurde er in den Destillierapparat geleitet, schon vorgewärmt, so daß Brennstoff gespart werden konnte. Und als Folge von Napoleons Lob der Zuckerrübe hatte die französische Industrie eine weitere Quelle von Zucker, der sich in Äthylalkohol verwandeln ließ.

Zur selben Zeit verbreiteten sich die landwirtschaftliche Wissenschaft und Praxis in den europäischen Kolonien, die Duftpflanzen anbauten. In Südafrika waren die Duftgeranien entdeckt worden *(Pelargonium graveolens)*, und britische Botaniker kreuzten sie in Kew Gardens, um eine Art zu entwickeln, die besonders viel ätherisches Öl enthielt. Die Franzosen legten 1847 auf der Mitidja-Ebene in Algerien Pelargonien-Plantagen an, später auch in Marokko und auf der Insel Réunion. Heute gibt es wenig ätherische Öle, die wichtiger sind als die rote Geranie.

Ein weiteres, sehr wichtiges Öl, das in Mengen gebraucht wird, ist Eukalyptusöl, ein ungemein billiges Öl. Labilladière entdeckte als erster den

Eucalyptus globulus, 1792 in Tasmania, und es entstanden in Australien große Plantagen wegen des scharfen und heilsamen Öls in seinen Blättern. Es wird heute in der Parfümerie, der Geschmacksindustrie und der Medizin gebraucht.

Die Holländer führten komplizierte Erforschungen aller tropischen Pflanzen durch, einschließlich des Anbaus von Gewürzpflanzen. Dies geschah in ihrem botanischen Garten in Buitzenborg (heute Bogor) auf Java. Ylang-ylang (Tagala für «Blume der Blumen») wurde 1770 von Kapitän d'Etcheverry auf Ceram im indonesischen Archipel entdeckt, aber eine systematische Ausbeutung dieser schwerduftenden Blüten nahm ihren Anfang erst, als ein Deutscher, Albertus Schwenger, auf der Insel Luzon in den Philippinen strandete. Er verliebte sich in den süßen Duft dieser cremefarbenen Blume und beschloß, ihre Destillierung zu versuchen. Seine Bemühungen waren erfolgreich: Die Ylang-ylang-Blüte gehörte zu den wenigen Blumen, die das Verfahren ohne Änderung des ursprünglichen Dufts überstanden. Wieder ein Deutscher, F. Steck – einer der vielen deutschen Drogisten auf den Inseln – systematisierte den Anbau von Ylang-ylang, und Muster des neuen Duftes wurden an der Pariser Weltausstellung 1878 vorgelegt. Bis 1893 legte man Plantagen auf der Insel Réunion an, und es ist zu einer der Hauptstützen der französischen Parfümerie geworden. Erstklassiges Öl von *Cananga odorata* nennt man «Ylang-ylang-Öl», weniger feines Öl, das sich eher für Seife eignet, heißt «Cananga-Öl».

Bois de rose war wiederum ein neues Produkt für die alten Parfümeure. Es ist ein nach Rosen duftendes Öl, das aus Spänen des Baumes *Aniba rosaeodora* gewonnen wird. Wilde Bäume wurden gefällt und flußabwärts nach Cayenne geschwemmt, wo sie registriert und von wo sie an die europäischen Parfümerien versandt wurden. Das erste *bois de rose* erschien 1866 im europäischen Handel.

Die Südstaaten der USA produzierten Zedernöl, destilliert aus dem duftenden rötlichen Holz, das für die Anfertigung von mottensicheren Truhen verwendet wird. Der Baum ist nicht wirklich eine Zeder, sondern der *Juniperus virginia*, verwandt mit dem *Juniperus communis* oder Wacholder von Europa, dessen Beeren zum Würzen von Gin dienen. Zedernblattöl ist ein billiges amerikanisches Öl; es wurde erstmals im neunzehnten Jahrhundert hergestellt; destilliert wurde es aus den Blättern von *Thuja occidentalis*. Die Plantagen von Orangen, Zitronen, Grapefruits und Mandarinen in den Vereinigten Staaten verschafften der internationalen Industrie eine reichliche Quelle von Zitrusöl, einem Nebenprodukt der Früchteproduktion.

Ein andersgearteter Typ von Öl war Petroleum – das erste Petroleum schoß 1858 in Pennsylvania aus der Erde. Der neue Rohstoff wurde von organischen Chemikern zunehmend als synthetische Geruchsquelle benutzt, aber ebenso wichtig war 1874 Hirzels Vorschlag, daß man Petroläther, nicht Benzol, für die Extraktion von Blüten einsetzen sollte. Louis Roure war der erste Fabrikant, der Handelsmuster von konkreten Blütenölen vorlegte, und 1868 baute Léon Chiris eine große Extraktionsfabrik in Grasse. Charles Garnier brachte das Verfahren nach Bulgarien, Ägypten und den französischen Besitzungen Algerien, Marokko und Réunion.

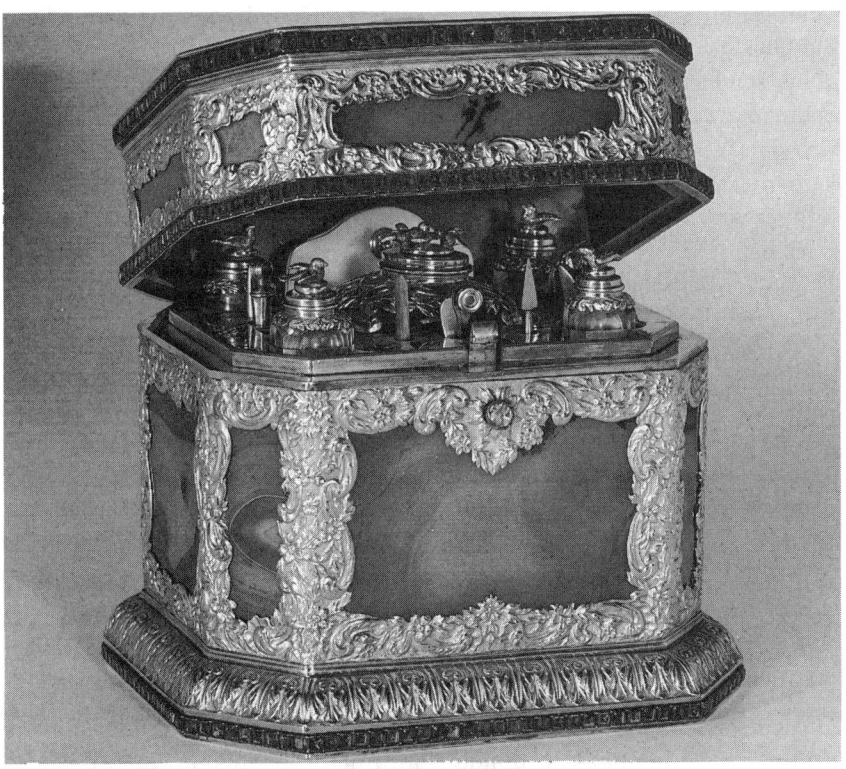

Ein britisches Toilettenkästchen aus dem neunzehnten Jahrhundert. Es besteht aus Rauchachat und enthält fünf Parfümflaschen, Feilen und ein Stück aus Elfenbein zum Schreiben kleiner Botschaften.
Abb.: Metropolitan Museum of Art (Geschenk von Admiral Harris, 1946, zum Gedenken an seine Frau, Dena Sperry Harris).

Weitere Fortschritte in der Glasherstellung

Eine weitere Technologie, die auf die Parfümherstellung großen Einfluß hat, ist die Glasherstellung. Die französische Weinindustrie, die Flaschen in Massen produzierte, regte die Parfümeure an, und das wirkte sich auf die kleineren Fläschchen aus, die man für Kölnisch Wasser und Parfüms brauchte. 1886 war die Mechanisierung des Glasblasens in Formen vollendet.

Zwei wichtige Namen in Glaswaren für Parfüm waren Baccarat, 1822 in Fortführung einer älteren Firma gegründet, und Brosse, gegründet 1854. Glashersteller wie sie versuchten im letzten Drittel des 19. Jahrhunderts, die Glasformen zu standardisieren, nicht weil es ihnen an Fantasie mangelte, sondern weil die gedruckte Etikette immer wichtiger wurde. Als Schutzmarken zur Jahrhundertwende an Bedeutung gewannen, wandte sich der Trend in die entgegengesetzte Richtung, und die Glasbehälter bekamen ganz verschiedene Formen, währenddem die Etikette immer unauffälliger wurde. Klares Glas blieb die Norm, obschon getöntes Glas reichlich zu haben war.

Die kosmetischen Töpfe, die für Grasse hergestellt wurden, waren – ehe 1863 die Eisenbahn kam, schwer verstärkt, um die Gefahren des Transportes auf Tieren über die Berge zum Markt im Norden überstehen zu können. Nach diesem Datum wurden sie leichter und eleganter; sie spiegelten die Umwälzung in der Transporttechnik wider.

La Belle Epoque

All diese Faktoren – neue Chemikalien, neue Duftpflanzen, neue Extraktionsmethoden, leichterer Zugang zu den Grundstoffen, neue Märkte infolge besserer Verkehrswege, Verbesserung der Alkohol- und Glaserzeugung und eine wachsende Mittelstands-Kundschaft ließen die Parfümindustrie Ende des neunzehnten Jahrhunderts förmlich explodieren. Unter den großen Parfüms der Belle Epoque nennen wir Fougère Royale, das Paul Parquet 1882 für Houbigant schuf, das erste Parfüm, das auf dem synthetischen Kumarin beruhte. Es wurde sowohl als Seifenparfüm wie auch als eigentliches Parfüm verwendet und war in beiden Formen höchst erfolgreich. 1889 brachte Guerlain das Parfüm Jicky auf den Markt. Aimé Guerlain hatte es geschaffen und nach dem jungen Jacques Guerlain benannt («Jicky» war sein Kosename); es wurde in einem Fläschchen vertrieben, das Gabriel Guerlain entworfen hatte, der in der Glasfabrik von Baccarat arbeitete. Das Parfüm verwendete die neuen reinen Substanzen, die durch die Solventextraktion erzielt wurden, sowie synthetische Stoffe, unterstützt von Iriswurzel, Bergamottöl und Lavendel. Obschon sein Name für Männer

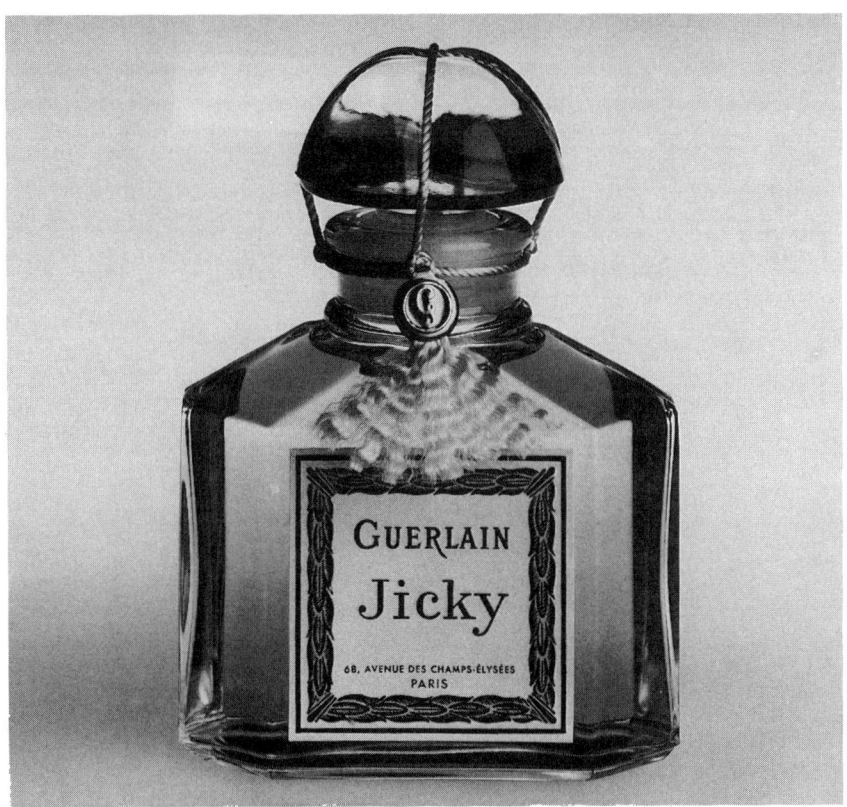

Jicky war in der Guerlain-Familie der Spitzname des jungen Jacques Guerlain, das Parfüm schuf sein Onkel Aimé Guerlain 1889. Die Mischung war durch Verbindung der damals neuen Solventextraktion mit Schwertlilienwurzel und Lavendel erzielt worden, dazu kamen einige Elemente aus der in Entwicklung begriffenen organischen Chemie. Es wurde als Herrenartikel lanciert, aber von den führenden Damen der Belle Epoque übernommen.
Abb.: Guerlain, Inc.

gedacht war, wurde Jicky sehr rasch von den Grandes Dames jener Zeit übernommen. Es wird bis heute noch in Paris verkauft. 1890 lancierte Aimé Guerlain Cuir de Russie, und 1895 Le Jardin de Mon Curé in einem von Baccarat entworfenen Flakon. 1898 brachte das Haus von L. T. Piver Trèfle Incarnat (Roter Klee) heraus, geschaffen von Jacques Rouché, einem vielseitig begabten Mann, der später Direktor des Nationaltheaters in Paris wurde. Rouché verwendete Amylsalizylat, ein Synthetikum, um dem Parfüm seinen süßen Heuduft zu verleihen.

9. Das zwanzigste Jahrhundert

*D*as Jahr 1900 war die Apotheose der blendenden Belle Epoque. Ganz Paris sah sich die verschwenderische Ausstellung an, die in diesem Jahr abgehalten wurde. Modische, müßige Damen füllten die Cafés, gekleidet in die fließenden Linien von Jacques Doucet und dem jüngeren Worth, wie die geschmeidigen Schönheiten, die Jules Chernets Plakate zierten. Die Lebenskunst hatte einen nie zuvor gesehenen Standard erreicht, und für das Parfüm begann das goldene Zeitalter. In dieser Zeit verband der Couturier Paul Poiret Parfüm unwiderruflich mit Mode, und François Coty startete seine lange Karriere, indem er den blühenden Art-Nouveau-Stil verwendete, der Frankreich überflutete.

Die Pariser Ausstellung wurde durch die Kreation eines speziellen Parfüms von Houbigant, Cœur de Jeanette, zelebriert. Paul Parquet hatte es gemischt, indem er einige der neuen Stoffe, die die Forschung des späten neunzehnten Jahrhunderts hervorgebracht hatte, verwendete. 1903 wurde das Flakon für Les Violettes vom Meister-Glasmacher Emil Gallé entworfen, und im folgenden Jahr feierte Guerlain das Leben auf den Boulevards mit Champs Elysées in einem von Baccarat erzeugten Flakon.

Paul Poiret (1879–1943) führte den Begriff des Couturier-Parfüms ein, indem er die Parfüms Rosine lancierte, eine Firma (nach seiner Tochter benannt), die Düfte produzieren würde, welche passende Accessoires für die Moden dieses Genies aus der Zeit vor dem Ersten Weltkrieg sein sollten. Poiret war zur Zeit Sarah Bernhardts und Edouard Vuillets aufgewachsen. Sein Frauenideal war elegant, luxuriös, frei von Beengung durch Korsette, und in fließende Linien und prächtige orientalische Farben gekleidet. Er war Lehrling sowohl bei Worth wie bei Doucet, eröffnete aber bald sein eigenes Geschäft mit seiner Frau Denise, die seinen New Look verkörperte. Sein Stil eroberte Paris, als die Gräfin Greffulhe (Prousts Duchesse de

Guermantes) an der Hochzeit ihrer Tochter in einem von dem neuen Couturier entworfenen Gewand erschien. Poiret entnahm seine Ideen der reichdotierten Kunstwelt seiner Zeit: Raoul Dufy, Sonia Delaunay, Paul Iribe, George Lapape, Edward Steichen, Man Ray und Erté. Seine Parfüms wurden in Zusammenarbeit mit dem Parfümeur-Glasmacher M. Schaller und später mit dem berühmten Almeiras geschaffen. Die Behälter seiner Parfüms glichen in Aussehen und Material seiner Mode; sie hatten leuchtende Farben, luxuriöse Strukturen und waren wie Harlekine oder Lampenschirme geformt. Die bloßen Namen dieser Parfüms rufen die exotischen Vorstellungen herauf, die Poiret vermitteln wollte: Le Fruit défendu, Nuit de Chine, Shakhyamuni, Borgia und Le Balcon.

Der Trend, den Poiret 1910 einleitete, erwies sich als einer der bedeutendsten in der Industriegeschichte des zwanzigsten Jahrhunderts. Zwei der ältesten französischen Luxusbranchen hatten sich vereinigt: Mode und Parfüms.

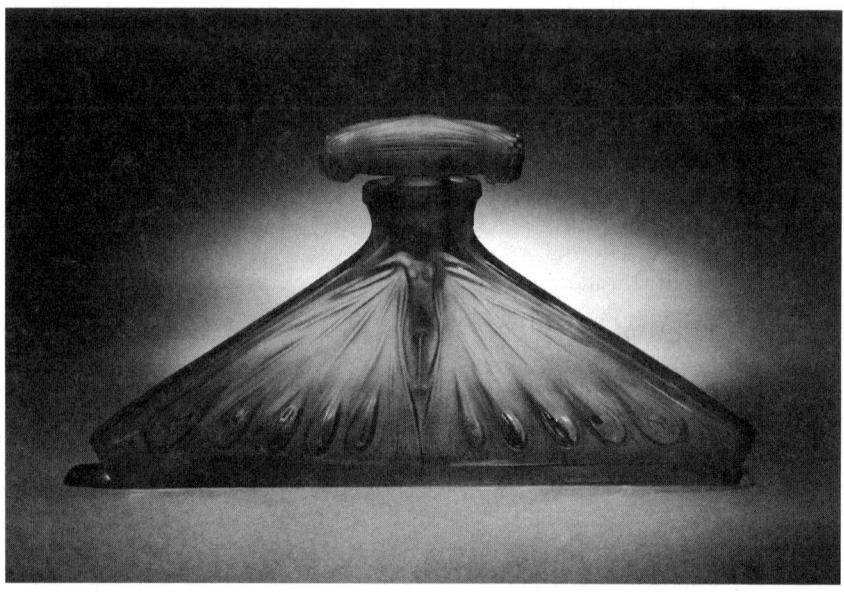

Parfümflakon, Unikat, vom Art-Nouveau-Glasmacher Lucien Gaillard. Gaillard arbeitete im Gegensatz zu René Lalique nicht für die Massenproduktion der Parfümeure.
Abb.: Metropolitan Museum of Art (Geschenk von Mr und Mrs Lloyd Macklowe, 1981).

1912 kamen drei wichtige Parfüms auf den Markt, die auch heute noch vorhanden sind: Houbigants Quelques fleurs, gemischt von Robert Bienaimé, Assistent und Schützling Paul Parquets, Carons Narcisse Noir

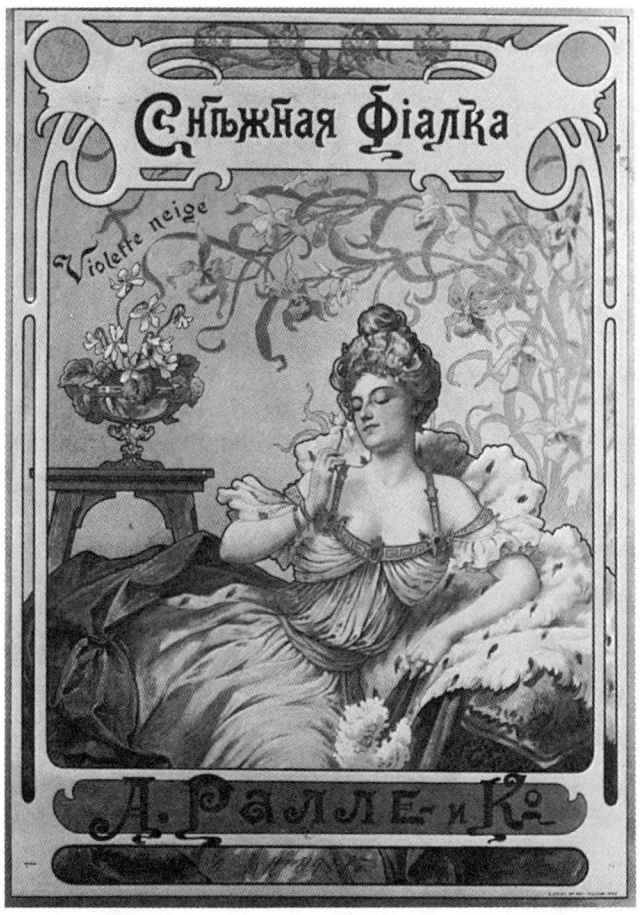

Eine russische Adlige des Fin de siècle *genießt das Parfüm Weiße Veilchen der Firma Rallet & Cie. Ein Franzose, der sich in den vierziger Jahre im kaiserlichen Russland niedergelassen hatte, hatte sie gegründet; bei der Revolution 1917 ging sie ein. Ernest Beaux, der Schöpfer des Parfüms Chanel Nr. 5, war einer der vielen kreativen Emigranten aus Russland, die nach Frankreich kamen, und seine Tätigkeit in der Parfümerie-Industrie fing bei Rallet an.*
Abb.: Französische Nationalbibliothek, Plakatsammlung.

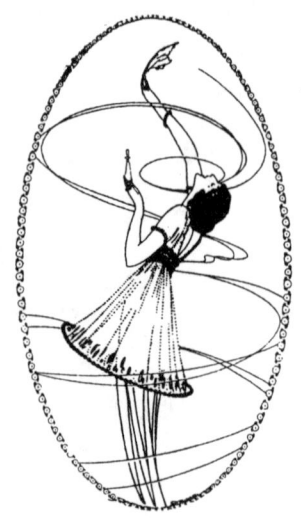

*Eine Schönheit aus der Vorkriegszeit
umgibt sich mit Schleiern von Pravia,
einem Parfüm der Firma Pinaud.
Sie trägt einen «Lampenschirmrock»
und die Haremhosen, die Paul Poiret
eingeführt hatte.
Abb.: Cooper-Hewitt-Museum.*

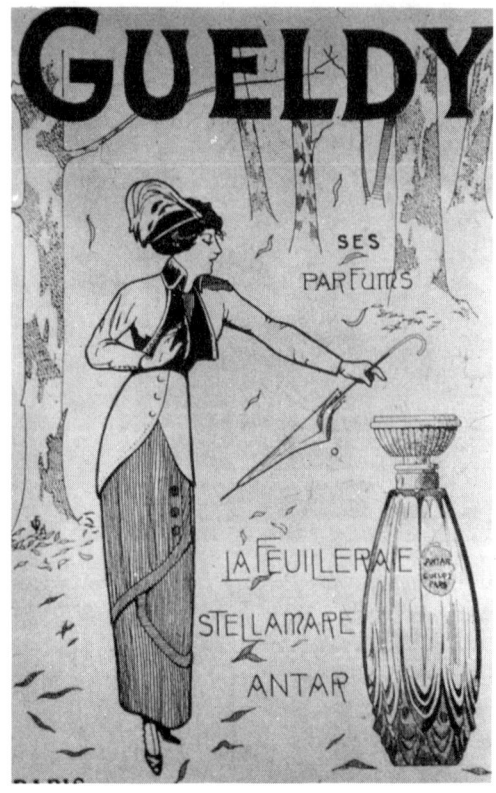

*La Feuilleraie lebte als
Handelsprodukt zwar nur
neun Jahre lang, aber diese
Illustration von 1911 zeigt den
Humpelrock und die Reiher-
feder, die Paul Poiret vor dem
Ersten Weltkrieg in Mode
gebracht hatte. Poiret war der
erste Couturier, der ein
Parfüm lancierte.
Abb.: Marylène Delbourg-
Delphis.*

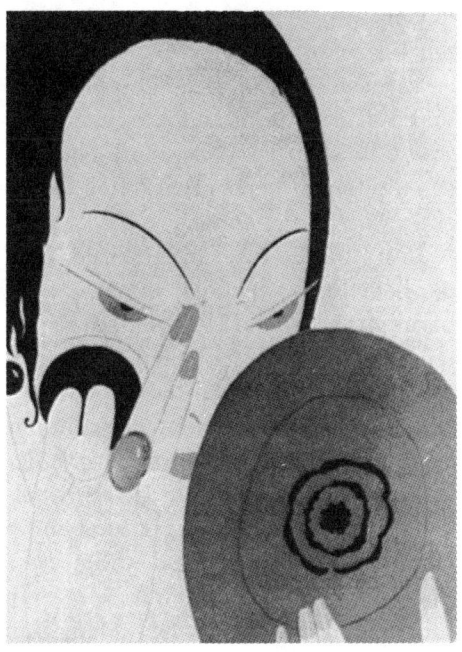

Georges Lepape, Frau vor rotem Spiegel, 1919. Lepape entwarf Modeplakate für Paul Poiret, ebenso Stoffmuster.
Abb.: Museum in Grasse.

von M. Daltroff, der den Duft der Frühlingsblume in Persien und China verwertete, und Jacques Guerlains L'Heure bleue aus Weihrauchharz, Ladanum, Perubalsam und einigen der neuesten Synthetika.

Coty

Im Gegensatz zur Firma Poiret waren die Firmen Houbigant, Guerlain und Carot vor allem darauf ausgerichtet, Parfümrezepturen zu erfinden und Parfüms zu verkaufen. Die berühmteste Erscheinung dieser Art, die ausschließlich Parfüm verkaufte, war François Coty. Coty (1876–1934) war als Frances Sportuno in Korsika, in mittelständischen Verhältnissen, geboren worden. Es zog ihn nach Frankreich, wo er Sekretär eines Politikers, Emmanuel Arene, wurde. Auf seinem Arbeitsweg lernte er einen Drogisten kennen, der es liebte, Duftstoffe zu mischen, die er in fantasielosen Apothekerkrügen verkaufte. Dieser Beruf dünkte den jungen Coty so interessant, daß ihn das Parfümmachen bald völlig in seinen Bann zog.

Coty ging auf Pilgerfahrt nach Grasse und verband sich dort mit der alten Firma von Antoine Chiris. Er lernte die Nuancen einer jeden Blüte, eines jeden Krautes, die es dort gab, vom Anbau über die Destillierapparate und die neue Methode der Solventextraktion. Wir wissen nicht genau, wie weit Coty seine Parfüms selbst schuf oder einfach aus Mustern auslas, aber er hatte einen hochentwickelten Geruchssinn und konnte jedes Element einer Mischung nennen.

Ihm kam die Idee, aus einer der Hundertblättrigen Rosen, die während der Belle Epoque populär waren, ein Parfüm zu machen, das er nach einem berühmten General La Rose Jacqueminot nannte. Seine Familie und mehrere Grossisten unterstützten ihn, und er schuf ein ausgezeichnetes Parfüm mit Hilfe von Rosenöl und einem der neuen Synthetika, Ionon, das nach Veilchen duftete. Trotz seiner Qualität war es nicht leicht, 1905 in die Welt der Pariser Mode einzudringen. Man sagt, Coty habe, ärgerlich über das laue Interesse für La Rose Jacqueminot im Warenhaus Le Louvre ein Flakon des Parfüms auf den gekachelten Boden geworfen; es zerbrach und sein Duft verbreitete sich. Bald wollte jedermann wissen, «was das war», und Cotys Karriere nahm ihren Anfang. Sein erstes Geschäft befand sich an der Rue de La Boétie 61, aber es gelang ihm schon bald, an die vornehme Rue de la Paix umzuziehen. Spätestens 1910 galt Coty als *der* Parfümeur von Paris. Seine Kundschaft schloß den Zar und die Zarina ein, die Parfüms für ihre Töchter bestellten.

Es gab mehrere Gründe für den kometenhaften Erfolg. Cotys scharfer Geruchssinn und seine Kenntnis der Grundstoffe; die Sorgfalt, mit der er seine Produkte verpackte; sein Gefühl für den Markt. Coty bediente zwar die *grandes dames* und Großherzoginnen, aber er war auch einer der ersten, der die Preise seiner Waren senkte, um auch Verkäuferinnen zu erreichen. Er benützte kleinere Flakons, damit Parfüm ein erreichbarer Luxus für einen ganz neuen Markt wurde, und war bei der Verteilung von Mustern großzügig. Er erkannte auch die Bedeutung des amerikanischen Markts und bemühte sich aktiv darum, zu einer Zeit, als französische Firmen, die dort Fuß fassen wollten, die Arbeit Vertretern überließen, die oft unzuverlässig waren.

Cotys Verpackung zeichnete sich durch ihre Verknüpfung mit einem anderen Neuerer, René Lalique (1860–1945) aus. Die Verbindung hatte 1907 begonnen. Lalique hatte seine Berufslaufbahn als Schmuckentwerfer bei Cartier und Boucheron begonnen. Unter seinen Kundinnen war die «göttliche» Sarah Bernhardt. Aber 1895 begann Lalique, mit einem anderen

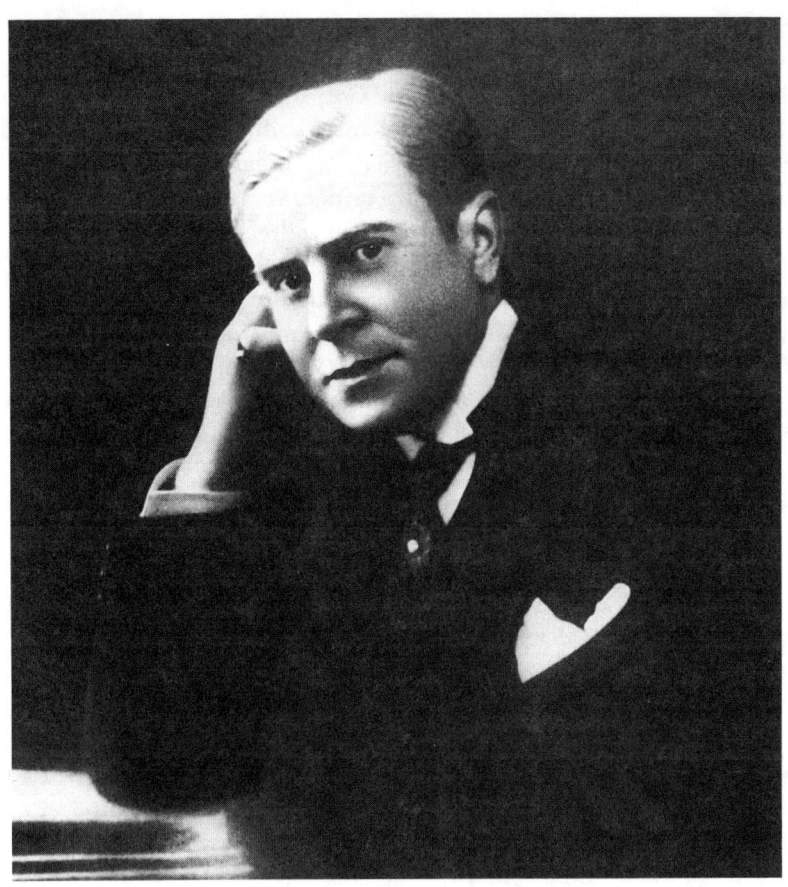

François Coty (1873–1934) revolutionierte die Parfümindustrie. Er hatte eine
äußerst empfindliche Nase, eine glänzende Kenntnis der Parfüm-Grundstoffe, ver-
packte seine Produkte in die allerschönsten Behältnisse und verkaufte kleinere
Mengen zu günstigen Preisen, um neue Gesellschaftsschichten mit dem Gebrauch
von Parfüm vertraut zu machen. Coty arbeitete mit René Lalique (1860–1945), dem
Meister der Glasmacherkunst, zusammen. Sie waren sich einig, daß Massenproduk-
tion keine Verminderung der Qualität zur Folge haben müsse.
Abb.: Coty Division, Pfizer Corporation.

Werkstoff zu experimentieren: Glas. Seine Plastizität eignete sich glänzend für den Art-Nouveau-Stil, dem er sich verschrieben hatte. Sein eigenes Heim war in diesem Stil gehalten, und Coty und Lalique waren sich einig, daß Art-Nouveau die Flakons kennzeichnen sollte, die sie zusammen entwickeln würden. Coty forderte, daß sich die Gestaltung des Glases für die Massenproduktion eignete, was mit seiner Vorstellung von einem erweiterten Markt übereinstimmte; dennoch sollten die Flakons schön sein. Lalique verwendete eine ganze Anzahl von Motiven für seine Parfümfläschchen: Blüten, Farn, Grillen, Griechische Jungfrauen und Medaillons. Laliques Fabrik in Saint-Denis, einer nördlichen Vorstadt von Paris, arbeitete auch für Worth (Je Reviens), Roger et Gallet (Le Jade), Houbigant (La Belle Saison), Molinard (L'Ile d'Or) und andere, aber die Verbindung zwischen Lalique und Coty ist die bekannteste, und die beiden veränderten die Parfümindustrie nachhaltig.

Cotys Interesse an der Qualität der Präsentation erstreckte sich bis auf die Papierqualität der Etiketten und die Schachteln, die seine Puder und Seifen enthielten. Der Onkel seiner Frau war Graveur, und die beiden Männer verbrachten viele Stunden damit, Farbe, Gewicht und Struktur von Papier und die Schärfe der Druckbuchstaben zu beurteilen. Poiret war nicht der einzige, den der Orientalismus, der Frankreich vor dem Ersten Weltkrieg überflutete, erfaßt hatte. Coty beauftragte Léon Bakst, der die Kulissen für *Schéhérazade* der *Ballets Russes* entworfen hatte, die Schachtel für seinen Puder zu gestalten, wobei er rotes, schwarzes und goldfarbenes Papier brauchte. Die Farbenexplosion, die die *Ballets Russes* (die ihrerseits von der thailändischen Tanzgruppe beeinflußt war, die vorher St. Petersburg besucht hatte) auslösten, trug zur Beliebtheit des Lippenstifts bei, der seither ein wichtiges Duftprodukt geworden ist. Vor Poiret hatte man Lippenstift und Mascara als schreiend und vulgär betrachtet; jetzt wurden sie ein Teil des orientalischen Chics. 1924 verbrauchten die Amerikanerinnen dreitausend Meilen Lippenstift im Jahr.

Die letzte Phase der Belle Epoque wurde brutal abgebrochen durch den Krieg von 1914. Die Fortschritte des späten neunzehnten und des frühen zwanzigsten Jahrhunderts wurden für den Krieg genutzt, und Frankreich und England waren die ersten, die alle Schrecknisse chemischer Waffen erlebten. Mode und alles, was dazugehörte, war von minimalem Interesse während der fürchterlichen Jahre zwischen 1914 und 1919. Nordfrankreich wurde verwüstet, aber die Provence, die Gegend der Parfümherstellung, blieb verschont.

Das Kriegsende brachte den Überlebenden schwindelerregende Erleichterung und ein Gefühl des Nicht-Glauben-Könnens, das den *années folles* der nächsten Dekade vorausging. Die zwanziger Jahre wurden zu einer Zeit der berauschenden Freiheit – zum Zeitalter des Jazz, der Autos, des Rauchens und Trinkens, des Flappers und des Bubikopfs. Die Mode war in den Kriegsjahren nicht vergessen worden, ganz und gar nicht: sie, und mit ihr die Duftwaren, kam mit erneuertem Glanz zurück, und Paris war mehr denn je Zentrum des Stils, allerdings eines stark veränderten Stils.

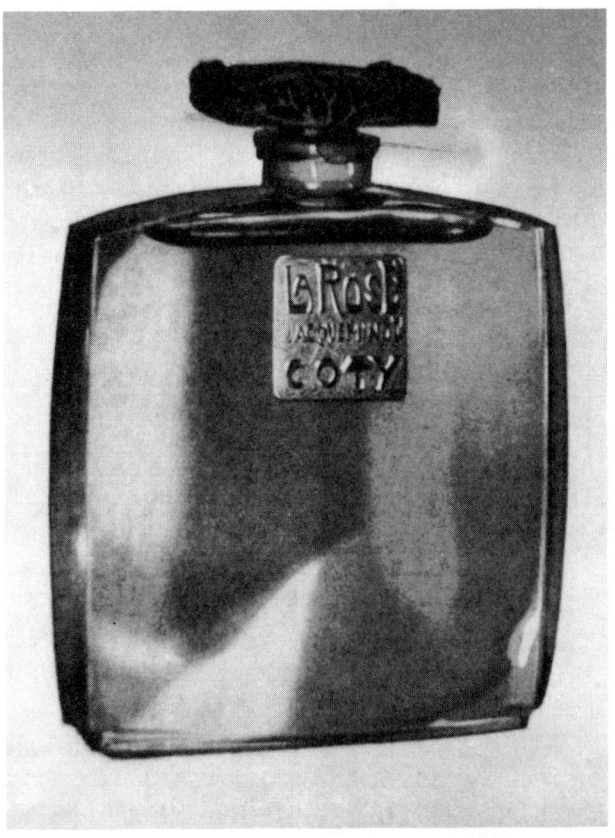

La Rose Jacqueminot war das Parfüm von 1902, das den Erfolg von François Coty begründete; die Flasche schuf 1907 René Lalique. Coty gab zum Rosenduft eine Veilchennote, um ihn zu verstärken und zu vertiefen.
Abb.: Marylène Delbourg-Delphis.

Die Designers der zwanziger Jahre – die Heirat zwischen Parfüm und Mode

Der Trend, den Poiret vor dem Krieg begonnen hatte, breitete sich in den zwanziger Jahren rasch aus. Jeder größere Couturier mußte sein eigenes Parfüm haben. Das hieß, daß die Industrie von Grasse in großen Sprüngen anwuchs, denn nach dem Krieg hatte man ein ganz neues Verständnis des Stils, und zahlreiche Designer vertraten ihn.

Die wichtigste Persönlichkeit dieser neuen Welle war Gabrielle (Coco) Chanel (1883–1971). Chanel verwarf das exotische Ideal, dem Poiret nachgeeifert hatte, vollständig. Sie verabscheute seine Reiherfedern, schwingenden Röcke, Haremshosen, Plüsch und levantinische Farben. Chanel liebte das spartanische Aussehen der britischen Aristokratie. Sie war so genial, den Strohhut, die Strickjacke und den Pullover von England nach Frankreich zu verpflanzen und den männlichen Gebrauch zu femininem Chic umzuwandeln. Das Khaki der Soldaten wurde eine vorherrschende Farbe in Chanels Kollektion – man sagt, sie habe aus Restbeständen der Armee und

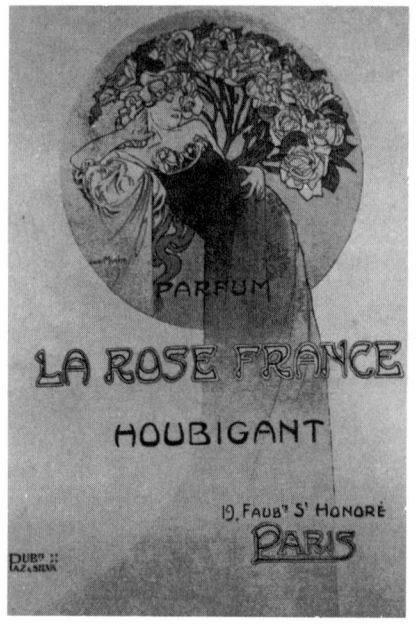

Das Plakat für La Rose France war von Mucha, dem bekannten Plakatkünstler der Belle Epoque, gestaltet worden. Das Parfüm hatte Paul Parquet 1911 für Houbigant geschaffen; es hieß La France nach einer Rosensorte, die zu jener Zeit sehr beliebt war. Abb.: Marylène Delbourg-Delphis.

228

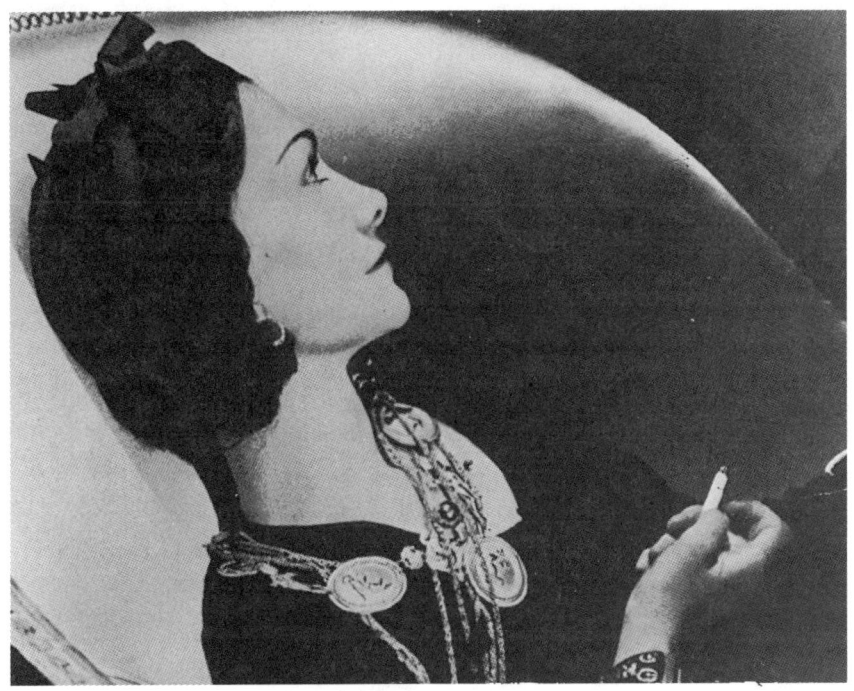

Gabrielle (Coco) Chanel schuf einen neuen Stil, indem sie Herrenkleidung und -Zutaten für Frauen umgestaltete. Diese Technik wendete sie sogar bei ihrem berühmten Nr. 5 an, indem sie Herren-Cologne zum strengen Chic eines klassischen weiblichen Parfüms verwandelte. Abb.: Chanel, Inc.

Flotte Stoff gekauft, um ihn zu Kleidern zu verwandeln. Persönlich liebte sie Schwarz, und ihre Kleider und Anzüge wiesen keinerlei Verzierungen auf – das war der luxuriöse und gleichzeitig karge Ausdruck, den sie zu vermitteln suchte. Chanel und die anderen Designer der zwanziger Jahre bevorzugten einen *garçonne*-Stil, der Hüften und Brust ignorierte und die Taille unbetont ließ.

Die gleiche Gabe, männliche Kleidung zu femininem Stil umzuwandeln, kennzeichnete auch die Verpackung ihres berühmten Chanel Numero Cinq, das kurz nach dem Krieg, 1921, lanciert wurde. Da gab es die satten Farben nicht mehr, die Poirets Schachteln geziert hatten: die Cartonnage war grau, die Etikette in strengem Schwarz und Weiß. Das Flakon war scharf rechteckig, eine Annäherung an die Flasche der Herrencolognes, aber elegant wie ein geschliffener Diamant. Selbst der Name war lakonisch. Fünf war Chanels Glückszahl.

Auch das Parfüm selbst wagte sich auf neuen Boden vor. Die Rezeptur war die gewagte Schöpfung von Ernest Beaux, einem Emigranten aus Russland, der vor der Revolution mit dem Haus von Rallet zusammengearbeitet hatte. Ein scharfes, durchdringendes Synthetikum, ein Aldehyd, bildete die Kopfnote, gemildert durch den empfindsamen Gebrauch köstlicher Naturstoffe – Ylang-ylang, Jasmin, Rose und tierische Materialien. Numero Cinq läutete ein neues Zeitalter der Parfümerie ein (die Verwendung von Aldehyden), genau wie Chanels Kleider zur Mode des neuen Zeitalters wurde.

Ein weiterer großer Couturier im Stil der zwanziger Jahre war Jean Patou. Er hatte in der französischen Armee gedient und dann in Paris eine Couturier-Firma gegründet, die Chanels spartanischen Linien folgte. Er arbeitete mit Jean Almeras, dem Parfümeur, der mit Poiret begonnen hatte. Poirets Firma überlebte, nebenbei bemerkt, die veränderte Mode der zwanziger Jahre nicht.

Das erste Patou-Parfüm war Amour-Amour, im Jahre 1925 ein großer Erfolg. Dieser Designer schuf zwei Jahre später das erste Sonnenschutzmittel (Huile de Chaldée); die Welle der Sonnenverehrung hatte eben begonnen, als Chanel nach einer Kreuzfahrt auf der Yacht des Herzogs von Westminster braungebrannt zurückkam. 1929 wurde Patous Le Sien angepriesen als «männliches Parfüm für die Frau, die das Freie liebt», die «raucht, Golf spielt und einen Wagen mit 120 km fährt»[1].

1930 lancierte Jean Patous Parfümeur eine Art «Bar» von Parfüms, die Cocktail Dry getauft wurde. Am innigsten mit seinem Namen verbunden ist Joy, 1931 kreiert. Dieses Parfüm sollte jegliche Vulgarität vermeiden, «koste es, was es wolle». Und kosten tat es. Joy enthielt Bulgarische Rose und absolutes Jasminöl, zwei der noch heute kostspieligsten Substanzen, neben ungewöhnlichen Synthetika, ebenfalls teuer und schwierig herzustellen. Das Parfüm war augenblicklich erfolgreich. Joy wurde ursprünglich in beschränkten Auflagen fabriziert, und die Interessenten mußten subskribieren. Viel Werbung wurde aus seiner Bezeichnung als «das teuerste Parfüm der Welt» herausgeholt. Patou übergab seinem Schwager die Parfümlinie, und die Patou-Parfüms wurden darauf im Haus gemacht.

Der Ire Captain Edward Molyneaux war der dritte Anführer der Mode in den zwanziger Jahren. Er kopierte Chanel ganz offen, indem er sein Parfüm Le Cinq de Molyneaux nannte (1925), ein aldehydisches Parfüm mit einer weichen Basis von Eichenmoos. Dieser Duft wurde später berühmt, weil Edith Piaf ihn trug. Das Parfüm rentierte, und bald folgten andere: Charme (1929), Vivre (1930) und Le Chic de Molyneaux (1932).

Der vierte berühmte Name der Nachkriegszeit in Frankreich war derjenige Jeanne Lanvins. Sie begann ihre Laufbahn als Designer für die *Maison de Haute Couture*, gegründet 1889. Ihre Linien waren neu, aber es fehlte ihnen Chanels Strenge. Wie Chanel war auch Jeanne Lanvin an dem regen künstlerischen Leben ihrer Zeit interessiert. Armand Rateau gestaltete die Möblierung ihres Hauses, und das dramatische Boule Noire (1925) entwarf Paul Iribe. Das Lanvin-Signet zeigt Madame Lanvin und ihre Tochter, die sich für einen Ball ankleiden. Der Duft war gemischt blumig, sein ursprünglicher Name Mon Péché, doch kam er in Frankreich nicht an. In den USA war das Produkt als My Sin verkauft worden, und dieser englische Name hatte dann auch zu Hause Erfolg. André Fraysse war Lanvins Chemiker-Parfümeur. 1927 schuf er das berühmte Arpège, nach dem Musik-Fachausdruck Arpeggio, dem es mit seinen Düften nacheiferte. Arpège ist reich an Jasmin und anderen Blüten, eine warme, anziehende Mischung.

Für die Couturiers, die wie Poiret Duft mit Mode verbanden, ergab sich ein neues Bedürfnis. Parfümerie war neu für sie, sie hatten keine Ahnung von Kopfnote, Mittelnote, Basisnote, vom Unterschied zwischen einem Chypre und einem orientalischen Duft und von den komplizierten fetten Aldehyden. Chanel und Patou hielten ihre eigenen Parfümeure, aber die meisten anderen taten das nicht und tappten im Dunkeln. Louis Amic vom Haus Roure Bertrand Dupont sah diese Marktlücke und arbeitete mit diesen neuen Couturier-Parfüm-Händlern zusammen, um einen Weg durch unvertraute Gewässer zu finden. Jean Amic war der Schwiegersohn von Louis Maximilien, dem ersten, der die absoluten Blütenöle industriell nutzte. Sein Sohn, Louis Amic, brachte eine funktionierende Zusammenarbeit zwischen Grasse und dem Paris der Mode zustande.

Obschon die zwanziger Jahre durch den Erfolg der Couturier-Parfüms gekennzeichnet waren, blieben die reinen Parfümfirmen nicht müßig. François Coty hatte mit Erstaunen beobachtet, wie die heimkehrenden amerikanischen Soldaten Parfüm aufgekauft hatten, und er faßte diesen neuen Markt ins Auge. Seine amerikanische Niederlassung wurde eröffnet, ehe noch dasselbe in London geschah.

Im Jahr 1921 sandte Coty Jean Despres nach New York. Despres war der Sohn eines Lehrers, der Cotys eigenen Sohn unterrichtet hatte. Despres zog bald einen enormen Handel für das Pariser Parfümhaus auf. Die Firma war so klug, die ätherischen Öle und die kunstvollen Packungen nach Amerika zu schicken, die Parfüms aber erst dort, mit einheimischem Alkohol, fertigzustellen; so vermied sie den Zoll auf Fertigwaren. 1925 kostete L'Origan in Amerika einen Dollar, gleich viel wie in Frankreich. Coty hatte den ergiebigsten neuen Markt der Welt angezapft. Cotys Parfüms umfaßten das klaßische Chypre (1907), L'Origan (1907) – es war nach dem wilden Majoran genannt – und Jasmin de Corse (1911), nach seinem Geburtsland getauft. In den zwanziger Jahren erschien das orientalische Emeraude und L'Aimant. Das Flakon für Emeraude imitierte einen viereckig geschliffenen Smaragd, was viel Bruch in der Fabrik zur Folge hatte, weil das Glas an den Schultern des Flakons fast papierdünn war. Coty starb als reicher Mann während des Tiefpunkts der Wirtschaftskrise (1934). Er besaß ein großes Schloß namens Longchamps, unweit von seiner Fabrik, der «Stadt der Parfüms», in Suresnes an der Seine.

Das Haus Guerlain war nach dem Krieg ebenfalls außerordentlich aktiv. Jacques Guerlain schuf 1925 Shalimar. Mit seiner reichen Basis aus Sandelholz, Ambra, Moschus und Zibet wurde dieses Parfüm zum Archetyp des modernen orientalischen Typs. Das Flakon zeigte die Brunnen eines Mogul-Gartens; Raymond Guerlain und Baccarat hatten es entworfen. Mitsouko wurde während des Krieges geschaffen und bald danach (1919) lanciert. Mitsouko war der Name Madame Butterflys, die einen englischen Marineoffizier liebte; die Charaktere hatte der Romanschriftsteller Claude Farrère geschaffen. 1929 lancierte Guerlain Liu, nach dem chinesischen Sklavenmädchen in Puccinis Oper, die sich lieber erstach, als Prinzessin Turandot zu verraten. So rauh das Jazz-Zeitalter war – oder vielleicht gerade wegen seiner Rauheit – gab es immer noch einen Markt für Illusionen und die Romantik ferner Länder, – wenn man die Parfüms betrachtet. Und man glaube nicht, daß alle Verpackungen die asketische Zurückhaltung eines Chanel No. 5 aufwiesen. Die Mehrheit arbeitete mit romantischen Etiketten und Plakaten.

Parfums Caron, an der Rue de la Paix, war von Ernest Daltroff 1904 gegründet worden; es war eine reine Parfümfirma. Tabac Blond, 1919 herausgekommen, hatte einen weichen, süßen Lederduft, und Nuit de Noël, 1922, erschien in einem auffallenden schwarzen Flakon. Dieses Parfüm hatte eine klassische Eau-de-Cologne-Kopfnote auf einer Basis von Vanille, Rose, Iris, Eichenmoos und Ylang-ylang. Bellodgia (1927) und Fleurs de Rocaille (1926) waren ebenfalls berühmte Caron-Parfüms. Mme Félicie Bergaud war an den Entwürfen der Flakons beteiligt.

Im allgemeinen brachten die reinen Parfümhäuser mehr Parfüms heraus als die Couturiers; für die Parfümhäuser stand Parfüm im Mittelpunkt, die Couturiers aber mußten sich ihre Parfüms meist auswärts herstellen lassen. In ihrem Buch *Les Sillages des Elégantes* sagt Marylène Delbourg-Delphis, die Frauen seien auf neue Parfüms so gespannt gewesen wie auf

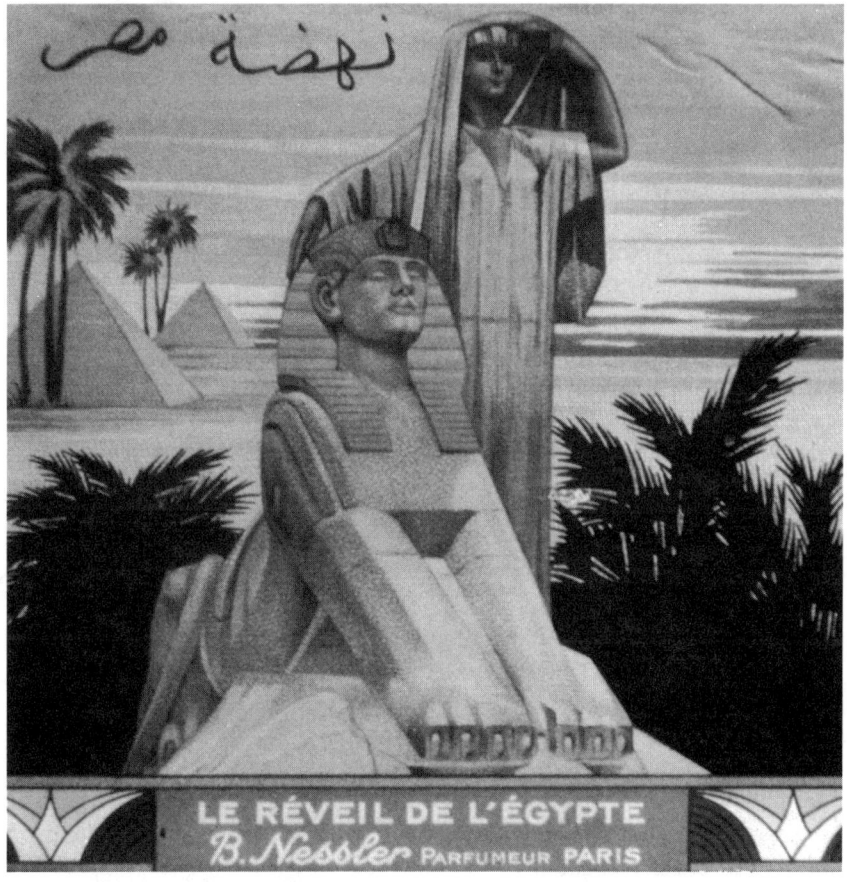

Die zwanziger Jahre waren charakterisiert durch die Sehnsucht nach fernen Orten, weit weg vom Alltag, und Parfüm konnte, wie der Geist aus der Flasche, die Menschen dorthin entschweben lassen. Le Réveil de l'Egypte war kein bedeutendes Parfüm, aber es illustriert ein wichtiges Thema der Zeit.
Abb.: Marylène Delbourg-Delphis.

neue Kleidermoden. Aber als die Couturier-Parfüms populär wurden, wurde das Parfüm zu einem Anker im Wechsel der Stile. Diese Tendenz setzte sich durch, und nach 1919 verlangsamte sich das Tempo der Parfüm-Neuheiten. Immerhin waren die halbjährlichen Modeschauen regelmäßig Gelegenheiten, um für die Parfüms zu werben.

Die dreißiger Jahre

Die *garçonne*, das knabenhafte Mädchen, hatte die Frauen von bestimmten Schablonen befreit, aber in den Dreißigern erhob sich eine neue Stimme: «Der Körper darf nie vergessen werden.» Elsa Schiaparelli fürchtete sich nicht, die Kurven des Körpers zu zeigen; sie verhalf Hüften und Taillen zu neuer Beachtung. Diese römische Modeschöpferin, die ihr Geschäft Ende der zwanziger Jahre eröffnete, war sowohl Aristokratin als auch Rebellin. Sie wählte die feinsten Stoffe und drapierte sie wunderschön, aber sie liebte es auch, Feuerwerk-Kaskaden loszulassen. Wie Poiret entwarf sie lichte Kleider und hielt sich nicht an das Beige und Schwarz, die Chanels Kennzeichen gewesen waren. «Shocking Pink» (Schockierendes Rosa) war ihre Lieblingsfarbe, und deshalb wählte sie für ihr 1937 lanciertes Parfüm den Namen Shocking. Die Idee für die Flasche kam von einem Gipstorso, den Mae West Schiaparelli aus Hollywood gesandt hatte; es war die Venus von Milo. Schiaparelli fand ihn amüsant und beschloß, eine Flasche nach diesem Torso zu gestalten. Das Parfüm war warm, da es eine Basis aus Patschuli und eine Kopfnote aus Hyazinthen hatte. Salut erschien 1931, und Snuff (1939) war in eine kristallklare Pfeife in einer Zigarrenschachtel verpackt. Schiaparelli verkehrte mit den Surrealisten und teilte ihre Liebe zum Ausgefallenen. Sie machte Knöpfe aus Lutschbonbons, Briefbeschwerern und Miniaturgitarren. Einer ihre Hüte war ein riesiger Schuh, ein anderer ein Schafskotelett. Handtaschen spielten Melodien, wenn man sie öffnete, und sie erfand phosphoreszierenden Schmuck. Wie bei Poiret wurde die Mode fast zum Theater.

Schiaparelli verbrachte die Jahre des Zweiten Weltkriegs in New York; ihre «dekadente» Kunst hätte die Nazis kaum angesprochen. Aber bald nach Kriegsende ließ sie Dali das Flakon für Roi Soleil entwerfen, und 1948 war sie wieder ganz die alte und taufte ein neues Parfüm Zut, ein nicht allzu vornehmes Wort aus dem französischen Slang. Chanel schloß ihre

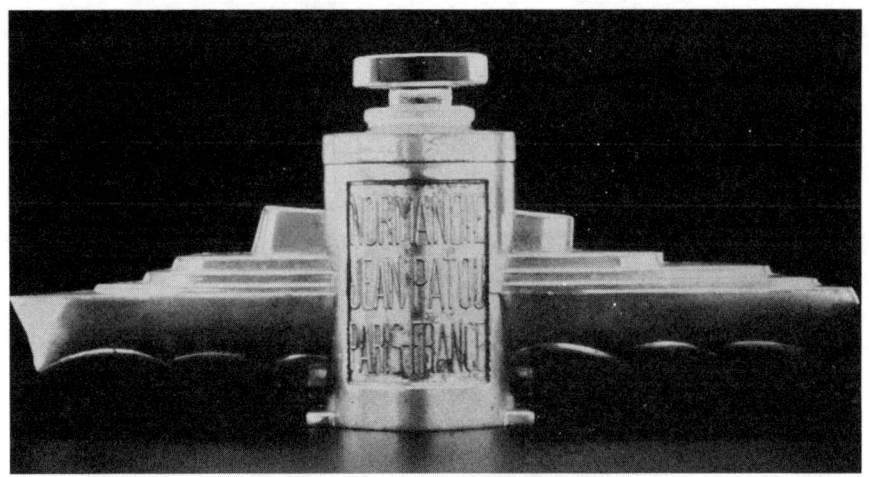

La Normandie, für den Couturier Patou gemischt, erinnerte an die Jungfernfahrt des berühmten Luxusdampfers. Die Parfümwerbung romantisierte in den zwanziger und dreißiger Jahren das Automobil, die Ozeandampfer und die Flugreisen. Abb.: Marylène Delbourg-Delphis.

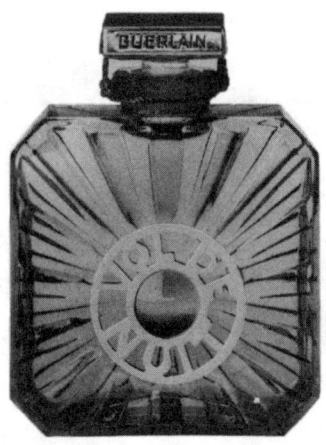

Vol de Nuit, 1933, war nach dem Roman von Antoine de Saint-Exupéry benannt und ist mit seinen Flugzeug-Flügeln geprägt. Der Duft setzt sich aus vielen Komponenten zusammen, darunter Gewürze, Iriswurzel, aromatische Holzöle und Eichenmoos. Abb.: Guerlain, Inc.

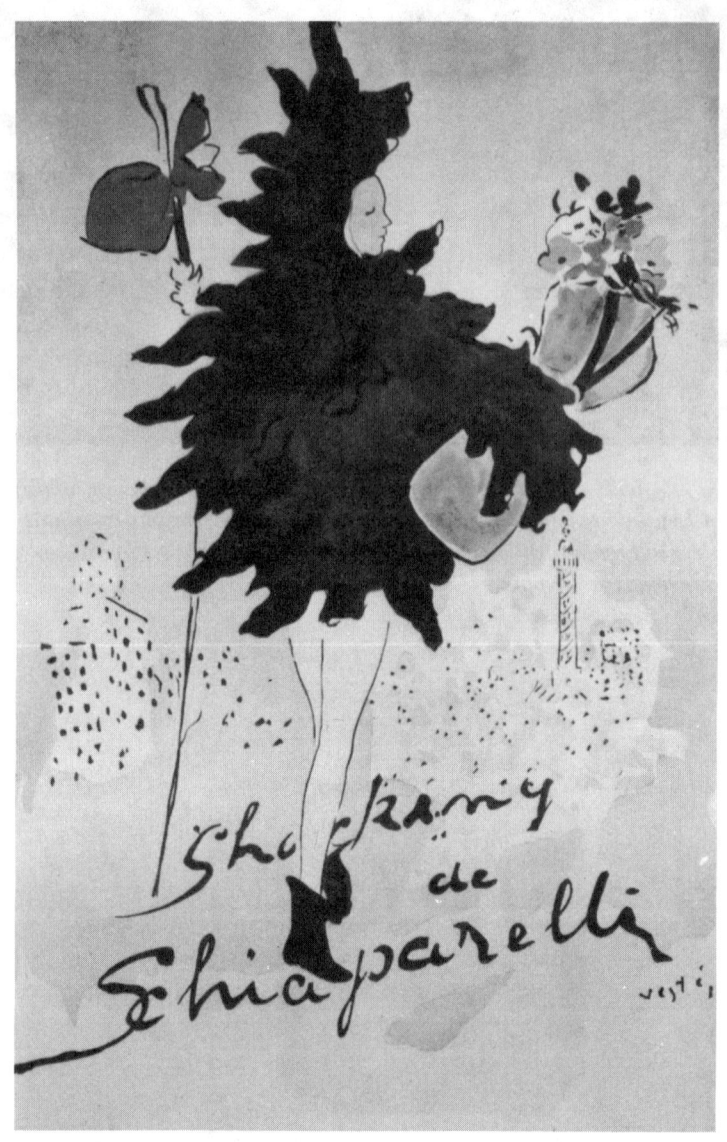

Elsa Schiaparellis Shocking, 1937. Madame Schiaparelli stand den Surrealisten sehr nahe und teilte ihre Vorliebe für Kunst, gemischt mit Clownerie.
Abb.: Marylène Delbourg-Delphis.

Tore während des Krieges, aber wie Elsa Schiaparelli war sie unbezähmbar und präsentierte später neue Kollektionen.

Die Krisenjahre waren in Frankreich so schwierig wie überall, dennoch schufen die Parfümeure viele klassische Düfte. Tabu (1931), von Jean Carles für die spanische Firma Dana gemischt, war luxuriös und orientalisch, der Prototyp der späteren Youth Dew und Opium. Vol de Nuit (1932) von Jacques Guerlain brachte den Akzent von Aldehyden in die Guerlain-Sprache. Das Flakon war etwas ganz Neues: Es zeigte Flügel der französischen Luftwaffe. Das Thema entsprach der Magie, die Flugzeuge auf die dreißiger Jahre ausübten. 1933 produzierte Dana Twenty Carats – Parfüm statt Geld, das nur wenige besaßen – und 1935 lancierte Isabey Grand Slam, auch dies ein weit verbreiteter Traum in den Jahren der Armut.

Coty starb 1934, doch sein Nachfolger, Henri Robert, schuf 1936 Muguet des Bois zur Erinnerung an Cotys Brauch, am 1. Mai allen Angestellten ein Bukett von Maiglöckchen aus dem Park seines Schloßes von Puy d'Artigny zu schenken.

Dior und der Aufschwung der Nachkriegsjahre

Die Kriegsjahre waren für die französischen Industrien, die sich mit Spiel und Fantasie beschäftigten, düster. Es wurden sehr wenig Parfüms kreiert. Frankreich war von den benötigten Rohstoffen aus Indien und Ostindien abgeschnitten, wie auch von seinen traditionellen Märkten in Amerika und England. Immerhin erschienen Chantilly (1941), Replique (1944) und das neue Wege einschlagende Bandit (1944) von Mademoiselle Cellier. Edmond Roudnitska, der bald Diors Parfümeur werden sollte, schuf Femme (1944) und Jacqueline Fraysse kreierte Antilope, das 1945 für das Haus Weil erschien.

Kurz vor der Wirtschaftskrise waren die Modeartikel der zweitgrößte Exportfaktor Frankreichs gewesen. Nach dem Krieg beschloß die Regierung, etwas zu unternehmen, um die Verluste in einer einst rentablen Branche wieder wettzumachen. 1945 subventionierte sie ein *Théatre de la Mode* im *Musée des Arts Décoratifs*, wo die Entwürfe vieler neuer Designer ausgestellt waren: Pierre Balmain, Hubert de Givenchy, der Spanier Cristobal Balenciaga und Christian Dior. Aber das war nur die erste Runde in der Schlacht um verlorenes Territorium. Die französische Textilfirma finanzierte Christian Dior großzügig, damit er den «New Look» lancieren konnte. Mit einem Schlag löschte Dior die praktische, haltbare Kriegsmode aus. Die schwingenden Röcke, die am 12. Februar 1947 einem verblüfften Publikum präsentiert wurden, schienen sogar aus der Zeit vor Schiaparelli und Chanel zu stammen. Da waren sie wieder: die runden Hüften, die volle Büste, die schmale Taille, die bloßen Schultern und langstulpigen Handschuhe einer fast vergessenen Ära. Den britischen und amerikanischen Verteilern, denen bewußt war, wie knapp das Angebot an Stoffen immer noch war, schien dies wieder einmal ein Beweis für die Frechheit der Franzosen, und die britische Regierung verlangte einen Boykott der neuen Pariser Mode. Solchen Kritikern und Feministen, die ungern sahen, wie die Frauen Rückschritte erlitten (alles, was die zwanziger Jahre erreicht hatten, schien negiert zu sein), hielt der Designer entgegen: «Ich danke dem Himmel, daß ich in Paris die letzten Jahre der Belle Epoque erleben durfte. Sie haben mich fürs Leben geprägt. Ich erinnere mich an volles Glück, Überschwang und Frieden. Alles widmete sich der Kunst zu leben.»[2] Der New Look (oder der alte Look) überflutete alles andere, und Kleiderfirmen in London und New York konnten Kleider, die aus der Zeit davor stammten, nicht einmal verschenken.

Diors Arbeit war sehr genau; sie erinnerte an das Haus Worth. Schneider und Schneiderinnen, die seine Stoffe begutachteten, waren glücklich; neue Techniken mußten entwickelt und vergessene wiederbelebt werden. Die Welt hatte Krise und Krieg satt, und der New Look war ein gelungener Coup für Frankreich. Paris erntete Bestellungen, währenddem die übrige Textilwelt Widerstand leistete oder aufzuholen versuchte.

Die Parfüms profitierten natürlich von diesem Aufschwung. Der New Look fiel mit dem Anfang zweier Dekaden unerhörter Prosperität zusammen. Diors eigenes Miss Dior, das Roudnitska in seinem Labor in Cabris kreiert hatte, erschien im selben Jahr wie sein Mode-Umsturz. Die eleganten Plakate für die Dior-Parfüms hatte der *affichiste* René Gruau entworfen. Die Dior-Parfüms (die von der Moët-Gruppe finanziert wurden) wurden auf Plakaten symbolisiert durch eine aristokratische Schwan-Frau, die eine schwarze Schleife nach sich zog. Diorama erschien 1949 und Diorissimo 1955. Balenciagas Le Dix wurde im selben Jahr lanciert wie der New Look, Miss Balmain erschien 1958 und Ivoire 1979. Robert Ricci entwarf das berühmte Taubenpaar von L'Air du Temps 1948 mit seinen Gewürz- und Blumennoten. In der nächsten Dekade wurde L'Interdit, inspiriert von Audrey Hepburn, für Givenchy kreiert; er hatte viele von Hepburns Filmkostümen entworfen. 1959 hatte Madame Grès ihren Parfümeur Omar Arif gebeten, einen Duft zu schaffen, der sie an ihre Reise durch die Gewürzinseln erinnern würde; das Resultat war Cabochard, ein Parfüm, das zum Klassiker wurde.

Frankreich und die sechziger Jahre

Während der späten fünfziger und der sechziger Jahre prosperierte die westliche Welt wie noch nie zuvor. Die entsetzlichen Kriegswunden heilten dank dem Fleiß der europäischen Industrie und ihrer politischen Anführer, unterstützt durch den enorm erfolgreichen Marshallplan der Vereinigten Staaten. Die französische Luxusindustrie hatte die Kühnheit gehabt, mit der Eleganz von Christian Diors New Look auf einen Schlag die Mode zu erobern. Der New Look brachte gewaltige Gewinne auf dem amerikanischen und den sich wieder belebenden europäischen Märkten. Französische Gewänder rauschten über die Leinwände der amerikanischen Kinos, und die französische Autorität über alles, was elegant war, blieb unangefochten.

Aber die sechziger Jahre erwiesen sich als unruhig und spannend. Der große Meister war 1957 plötzlich gestorben und hatte das Schicksal des Hauses Dior den schmalen Schultern des einundzwanzigjährigen Yves Saint-Laurent überlassen. Der junge Couturier erlitt mehrere Nervenattacken unter dem ihm auferlegten Streß – Luxusgüter stellten einen beträchtlichen Anteil der französischen Exporte dar –, und schließlich verließ Saint-Laurent das Haus Dior. Die Karriere eines Couturiers in den sechziger Jahren würde nicht einfach sein, denn der Babyboom der Kriegsjahre hatte im Aufstand der Jugend geendet, die jegliche Autorität in Frage stellte. Die Generation, deren Kindheit in den Wirren des Krieges gelegen hatte und die als Halbwüchsige unerhörten Wohlstand erlebt hatte, war nicht bereit, irgend etwas anzunehmen, nur weil es immer so gewesen war. Der Algerische Krieg und der Vietnamkrieg mit seiner französischen und amerikanischen Phase schufen ein Klima der Verachtung konventioneller Anführer und führten zum Versuch, eine Gegenkultur zu gründen. Rock- und Volksmusik verliehen dieser Rebellion Ausdruck, und die Zentren der Mode und der Gegenmode lagen, wo immer sich die Jugend versammelte – Berkeley, Haight-Ashbury, New York, Liverpool und London. Mongolische Hirtenblusen, Dashikis, Nehru-Jacken, indische Pyjamas und wallende marokkanische Burnusse folgten einander als Mode der Stunde. Männer ließen Bärte wachsen, steckten sich Blumen ins Haar, trugen Holzperlen, Sandalen und die allgegenwärtigen Jeans. Auch im Handel begann Frankreich, die wachsende Reife der Vereinigten Staaten als Zentrum für Luxusgüter zu fühlen. Mode-, Kosmetika- und Parfümindustrie begannen ihre eigenen, durchaus respektablen Produkte zu erzeugen.

Angesichts dieser Konsumentenrebellion und der Konkurrenz durch die stets wachsende amerikanische Schönheitsindustrie schlossen eine Anzahl von Couturierhäusern, wie zum Beispiel Balenciaga 1968, oder versuchten, so gut als möglich bei Trends mitzumachen, deren Urheber sie nicht mehr waren. Courrèges lancierte ein durchsichtiges Kleid, Saint Laurent kleidete seine Modelle in Babydolls und weiße Vinylstiefel, die Röcke stiegen und fielen bis zum Boden, und man versuchte es mit Op- und Pop-Stil. Modepäpste bemühten sich, den Konsumenten auf halbem Weg entgegenzukommen, und wagten sich auf den Konfektionsmarkt. Auf vielfache Weise trübte dies den Glanz des Couturiers, dessen Kunst zu den großen Leistungen Frankreichs gehörte und sich im Bereich des Hofes entwickelt hatte. Kein Konfektionskleid konnte hoffen, mit auch nur einem Bruchteil der feinen Handarbeit genäht zu werden, die das Entzücken der mit Dior-Entwürfen beschäftigten Schneider und Schneiderinnen hervorgerufen hatte: Kunstwerke, die von Museen gesucht werden. Aber so konnte die traditionelle französische Mode wenigstens mit der verwandelten Welt der neuen Generation leben. Dazu gehörte auch, daß viele Modeanführer Lizenzen erteilten, wodurch ihre Namen für eine große Anzahl Verbrauchsgüter benutzt werden durften – Lederwaren, Schreibwaren, Möbel, Sportartikel, Haushaltgegenstände und jede Art von Mode-Accessoires. Wie wir sehen, wurde der Couturier zum Designer. Diese Umwandlung war sehr wichtig für den heutigen Parfümabsatz, denn genau wie die *Haute Couture* dem Parfüm genützt hatte, als sie es in den zwanziger Jahren mit der Mode eng verbunden hatte, so wurden die siebziger und achtziger Jahre zu einem Zeitraum, in dem Designers neue Rekorde beim Verkauf von Parfüm erreichten.

Das Chaos der sechziger Jahre hielt nicht ewig an. *Do your own thing* (tu, was dir liegt) blieb nicht die Parole der siebziger Jahre, und viele Konsumenten wünschten sich etwas Führung in der Mode. Andererseits hatte die Modewelt begreifen müssen, daß Geschmäcke weit auseinandergehen können und daß ihr Auftrag oft lediglich war, Schönheitstrends, die anderswo in der Welt entstanden waren, gutes Design zu verleihen. Aber wir werden sehen, daß Paris ein wichtiges Zentrum der gegenwärtigen Modewelt und ihrer unzähligen Parfüms geblieben ist.

10. Die Parfümerie in Amerika

Frankreich und Amerika sind heute bei weitem die größten Verbraucher von Parfüm. Wir haben gesehen, wie sich die Industrie in Frankreich entwickelt hat; nun wollen wir herausfinden, wie die amerikanische Parfümindustrie zu ihrem heutigen Stand aufstieg.

Im siebzehnten Jahrhundert dachten die Engländer und Engländerinnen, die der Felsküste von New England zusegelten, wohl kaum an die Produktion von Parfüm. Die Puritaner lehnten das Schmücken ihrer Person ab, und wir wissen, daß in Harvard 1636 schwere Bußen erhoben wurden, wenn jemand lange, gepuderte Locken trug. Aber ein paar Dekaden später zeigte sich in Boston schon ein wenig Modebewußtsein, da die Gesetze der Kolonie Massachusetts den Mitgliedern bedeutender Handelsfamilien das Tragen von Seide und Spitzen sowie eine einfache Kosmetik erlaubten, den unteren Klassen aber verboten.

Im achtzehnten Jahrhundert wurden Philadelphia, New York, Williamsburg und Charleston Sitz der britischen Kolonialverwaltung, und die Höfe der Regierenden folgten der englischen Mode. Cromwell und die Puritaner waren spätestens 1660 geschlagen, und die Perücke eroberte Amerika, wie sie schon im England der Restauration obsiegt hatte; bald trug jeder Offizier der Armee ein Kästchen mit sich, in dem sich Rasierzeug, Eau de Cologne, eine Perücke und Puder befanden. Die erste Perückenmode ging auf die Stuarts zurück – lange, braune Locken, aber nachdem 1714 die Hannoveraner (vom Kontinent) den Thron bestiegen hatten, trug man leichtere Perücken.

Die Parfüms, die in den Kolonien verwendet wurden, glichen denjenigen von Europa: Ungarisches Wasser, Orangenblütenwasser, Lavendelwasser und Eau de Cologne. Im Süden war der elisabethanische Brauch, Sachets, Pomander und Potpourris zu verfertigen, erhalten geblieben. Da

Gärten dort so beliebt waren wie in England, hatten die Frauen auf den Plantagen ein vollständiges Repertoire von Kräutern und Blüten, mit denen sie arbeiten konnten.

Bei den Kolonisten war die Parfümerie die winzigste aller Industrien, aber im Hintergrund entwickelte sich bereits die nötige Technik. John Winthrop Jr., Sohn des Gouverneurs von Massachusetts, besaß als erster ein modernes europäisches Laboratorium. Im achtzehnten Jahrhundert brachten die schottischen und irischen Immigranten praktische Kenntnisse der Destillation mit. John Lucena erhielt 1761 das Patent zur Herstellung von Olivenöl-Seife. Feines Glas wurde zuerst von Henry Stiegel 1761 bei Lancaster, Pennsylvania, erzeugt. Dies waren die Vorläufer der riesigen amerikanischen Destillations-, Seifen- und Glasindustrien – alle mit Parfüm verbunden.

Die ältesten Firmen

1729 wurde in Philadelphia die erste amerikanische Apotheke eröffnet. 1752 ließ sich ein englischer Apotheker, Dr. William Hunter, in Newport, Rhode Island, nieder und eröffnete ein Geschäft, in dem er Medikamente und Parfüms verkaufte. Als die amerikanische Revolution ausbrach, schlug sich Dr. Hunter auf die Seite der Tories und starb beim Versuch, den Aufstand niederzuschlagen. Seine Witwe war bestrebt, der Konfiszierung durch die Revolutionäre zu entgehen, indem sie die Firma unter dem Namen Charles Feke, der einer der Angestellten ihres Mannes gewesen war, registrieren ließ. Die List gelang, und das Geschäft blühte; unter den Kunden waren Transportfirmen von Newport, die mit dem Chinahandel reich wurden. Nach Fekes Tod ging die Firma an Rowland Hazard und Philip Caswell über. Ein kanadischer Partner wurde gefunden, und die Firma hieß nun Caswell-Massey. Heute kann Caswell-Massey, das nach New York gezogen ist, von sich sagen, sie seien die ältesten Detaillisten von «Chemikern und Parfümeuren» in den Vereinigten Staaten.

Der älteste Grossist in ätherischen Ölen ist Fritzsche, Dodge und Olcott in New York. Der ursprüngliche Inhaber war Robert Back, der 1798 ein Geschäft mit Medikamenten und Importen an der Adresse 128 Pearl Street eröffnete; er verkaufte ätherische Öle, Seifen und Parfüms. 1840 hieß die Firma Dodge, Cuming und Cie, und 1851 Dodge und Olcott. Sie waren spezialisiert in Sandelholzextrakten, Muskatnuß, Gewürznelken und Lorbeer.

Die Firma fusionierte später mit Fritzsche Brothers, die als amerikanische Niederlassung von Schimmel und Cie in Leipzig begonnen hatte, einer europäischen Firma, deren Interesse für die organische Chemie ätherischer Öle bekannt war.

New England war zwar gegen Schmuck, aber sehr für den Handel. Reichtum galt als Beweis dafür, daß man Mitglied des Bündnisses der Auserwählten war. Yankee-Händler lernten, aus der ungünstigsten Lage noch ein Geschäft zu machen. Nach der Revolution gaben die napoleonischen Kriege der neuen Republik, die im Krieg zwischen Frankreich und England neutral blieb, goldene Gelegenheiten zum Handel, und zu Hause blühten die einheimischen Geschäfte.

Die amerikanischen Chemiker verfolgten die Entwicklung der Versuche mit Seifen und ätherischen Ölen, die Napoleons Förderung der Wissenschaft zu verdanken waren. William Colgate war einer der ersten Nichtfranzosen, der die Entdeckungen in Chevreul in seiner Fabrik verwertete, die seit 1806 Seifen, Kerzen und Stärke herstellte. 1837 taten sich Procter, ein Engländer, und Gamble, ein Irländer, in Cincinnati zusammen, um Seife herzustellen. Die Palmolive Company of Milwaukee, die ebenfalls Seifen fabrizierte, wurde erst später gegründet (1864).

Als in Pennsylvania Mitte des 19. Jahrhunderts die Erdölquellen entdeckt wurden, begannen die Vereinigten Staaten ihre lange Liebesgeschichte mit Petroleum und Petroleumprodukten. Eine weitere Quelle von Synthetika wurde 1857 aufgedeckt, als S. Warren mit der kommerziellen Destillation von Steinkohlenteer begann.

Zwei der als beste geltenden Seifenparfüms von Amerika waren Ivory mit ihrem starken Duft nach Zitronellöl, und die blumige, an Puder erinnernde Cashmere Bouquet, das ursprünglich als Parfüm gedacht war, jedoch von William Ungerer zu einem höchst beliebten und langlebigen Seifenparfüm umgewandelt wurde.

1878 wurde in Newark, New Jersey, die Mennen-Firma gegründet, die auch Produkte für die Körperpflege vertrieb. 1882 wurde in Cincinnati die Andrews Soap Company eröffnet, die später Andrew Jergens Company hieß. Ihre Jergen's Lotion, die stark nach bitteren Mandeln roch, war ein wichtiges frühes Schönheitsmittel in den Vereinigten Staaten. Lever Brothers wurden 1885 in England gegründet und 1895 nach Amerika gebracht. Bristol Myers wurde im selben Jahr errichtet, und Johnson & Johnson geht auf 1887 zurück. Reinlichkeit war im neunzehnten Jahrhundert in Amerika fast gleichbedeutend mit Strebsamkeit und Frömmigkeit, – und heute noch zählen die Seifenfabriken zu den größten Verbrauchern von ätherischen Ölen.

Ende des neunzehnten Jahrhunderts waren fast alle Lieferanten von ätherischen Ölen eng gedrängt in einem schmalen Streifen bei den Häfen an der Spitze Manhattans gelegen. An der South Street berührten die Bugspriete der Handelsschiffe sozusagen die Lagerhäuser. Hier bezogen die Hersteller ätherischer Öle Gewürze zum Destillieren, verarbeiteten Öle und fertig gemischte Parfüms aus Paris, denn viele von ihnen vertraten führende französische Häuser. Da die französischen Firmen ihre amerikanischen Agenten verdächtigten, die Parfüms mit minderwertigen ätherischen Ölen zu strecken, wurden die Leute immer wieder ausgewechselt. Das war die Fallgrube, die Coty umging, indem er seine eigenen Vertreter entsandte, die die Produktion überwachten und sich aktiv um den Verkauf kümmerten. Nach dem Boom der zwanziger Jahre hatten die meisten Häuser von Paris und Grasse ständige Tochterfirmen in den USA.

Einige der alten Lieferanten von ätherischen Ölen, die heute noch bestehen, sind J. Manheimer, Inc; D.W. Hutchinson und Cie; Magnus, Mabee and Reynard, Inc. (jetzt zur Firma Crompton and Knowles gehörend); Ungerer und Cie; Florasynth, Inc.; und Felton International. International Flavors and Fragrances entwickelte sich aus Van Amerigen-Haebler, Inc., 1929 gegründet, aus Holland stammend. Unter Ernest Shiftan und Henry G. Walter Jr. ist dieses Unternehmen zum größten Lieferanten der Welt geworden, das einzige, das an der New Yorker Börser vertreten ist. Givaudan Corporation war der amerikanische Partner von L. Givaudan et Cie, SA, von Genf, gegründet, als die Schweizer Firma 1924 die amerikanische Firma kaufte, die sie bisher vertreten hatte. Auch dieses Unternehmen ist eins der größten der Welt; ihr Einkommen rührt weitgehend daher, daß sie viele in Amerika hergestellte Artikel parfümierte, zum Beispiel Textilien, Gummiwaren, Druckerschwärze, die sonst unangenehme, ja brechreizerregende Gerüche haben.

Der Anfang der kosmetischen Industrie in Amerika

Der erste Amerikaner, der mit Entschiedenheit die Branche der Kosmetik aufgriff, war Richard Hudnut, der Sohn eines New Yorker Drogisten, dessen ganz gewöhnlicher Laden an der Ecke von Ann Street und Broadway gelegen war. Richard Hudnut hatte Princeton absolviert und wünschte sich glühend eine Reise nach Frankreich. Dort war er von den Schönheiten der Belle Epoque überwältigt und auch von der Selbstverständlichkeit und Ungezwungenheit, mit der in Frankreich Parfüms, Kosmetika und Rouge verwendet wurden. Ihm schien das weder vulgär noch gewagt; er war der Ansicht, solche Hilfsmittel sollten auch den Amerikanerinnen zugänglich gemacht werden. Nach seiner Rückkehr verwandelte er den Familienladen in ein Geschäft mit Böden aus schwarzem und weißem Marmor und mit Leuchtern, die denen von Versailles nicht nachstanden. Das neue Hudnut-Geschäft, für Auge und Nase gleich angenehm, zog Touristen an. Schließlich wurden die Hudnut-Produkte so beliebt, daß er seinen glitzernden Laden schloß und nur noch Engrosbestellungen ausführte. Seine Produkte waren Violet Sec Toilet Water, Du Barry Schönheitsmittel, und Mischungen mit den Namen Yankee Clover und Three Flowers. Er führte auch Haarpflegemittel. 1916 verkaufte Richard Hudnut sein florierendes Geschäft und ging in den Ruhestand – nach Frankreich.

Wenn man Hudnut den Vater der amerikanischen Kosmetik nennen will, so war Florence Graham – Elizabeth Arden – deren Mutter. Ihr professioneller Name stammt aus einem Buch, das Miß Graham gefallen hatte: *Elizabeth and her German Garden*. Sie war eine kanadische Krankenschwester und überzeugt, daß die Haut durch Reinigen, Stärken und Nähren schöner würde. Die hübschen New Yorker Frauen, die viel mehr Zeit für ihre Pflege aufwendeten, als es zu Hause in Woodbridge, Ontario, üblich war, hatten sie sehr beeindruckt. Nach Jahren des Wartens und Planens eröffnete sie 1910 einen Schönheitsladen, wo sie Haar- und Hautpflegeprodukte und Parfüms verkaufte. Der Ruhm ihres Salons verbreitete sich, und ähnliche Etablissements öffneten bald ihre roten Türen in Boston, Washington und Chicago. Miß Graham liebte Blumen und Pflanzen, und ihr berühmtestes Parfüm war nach der Aussicht aus ihrem Landhaus in Virginia benannt: Blue Grass.

Eine weitere Frau war für die frühe Geschichte der amerikanischen Kosmetik von Bedeutung: Helena Rubinstein. Sie stammte aus Krakau in Polen, hatte 1907 in London einen Salon eröffnet und kam dann nach den Vereinigten Staaten. Charles Jundt kam 1818 in New York an und eröffnete seinen Salon im Ritz Carlton, so wurde er Charles of the Ritz. Seine Firma spezialisierte sich auf maßgemischte Puder, Parfüms und Seifen für bestimmte Kunden.

Die California Perfume Company, 1886 gegründet, wurde in den dreißiger Jahren zu Avon Products, Inc., von Suffern, New York, mit einem reichhaltigen Angebot von Seifen, After-shaves, Babyprodukten und Parfüms, die von Haus zu Haus verkauft wurden. Avon ist zu einer der erfolgreichsten Firmen geworden, die massenmarktorientierte Schönheitsprodukte im Detail verkaufen.

Unter den Produkten für Herren figurierte Bay Rum, ursprünglich westindischer Rum, der von verschiedenen Destillateuren mit Öl von *pimento acris* vermischt wurde. Diese Pflanze ist eng verwandt mit Nelkenpfeffer. Florida Water war ein weiteres amerikanisches Produkt, bestehend aus klassischem Eau de Cologne und mehreren Gewürzölen. Pinaud's Lilac Vegetal wurde um die Jahrhundertwende in amerikanischen Coiffeurläden verwendet.

After-shaves wurden wichtig, weil die Bärte des neunzehnten Jahrhunderts glattrasierten Gesichtern gewichen waren. Der Trend verstärkte sich, als 1906 die Steuer auf Parfümalkohol abgeschafft wurde. Das Reglement über die Besteuerung denaturierten Alkohols anerkannte den Unterschied zwischen Getränk und industrieller Verwendung von Äthylalkohol. Das Aqua velva der Williams Company erschien 1917. 1935 wurde Canoe zum meistverkauften After-shave. Die Rezeptur des Duftwassers war ursprünglich für Frauen gedacht gewesen, fand dann aber ihre wahren Liebhaber. Old Spice (1938) war eine weitere Mischung, die ursprünglich Early American Old Spice geheißen hatte und für Frauen bestimmt war. Aber Shulton, der Hersteller, bat den Parfümeur von Dodge and Olcott, die Rezeptur so zu ändern, daß der Duft Männern gefalle, und dies geschah durch Beifügung von mehr Zitrusöl. Old Spice wurde in einem cremefarbenen Gefäß verkauft, der einem Rosenblattbehälter aus dem achtzehnten Jahrhundert glich und mit einem Motiv aus Westindien geschmückt war. Es wurde ein gewaltiger Erfolg.

Der Erste Weltkrieg verschaffte vielen Frauen eigene Saläre, und der Aufschwung der Filmindustrie popularisierte die Verwendung von Kosmetika. So stieg denn der Absatz in den zwanziger Jahren. Amerikanische Truppen, die nach dem Krieg mit vielen Parfümflaschen aus Europa zurückkehrten, hatten ebenfalls zur Ausweitung des Marktes beigetragen. Sogar die Krise brachte den Verkauf von Duftwassern und Schönheitsmitteln nicht völlig zum Erliegen. Parfüms hielten sich lange und waren als Geschenke beliebt, und Seifen und Kosmetika waren nicht teuer.

Eine wichtige Firma, die in der Krise entstand, war Revlon. Charles Revson (1906–1975), Sohn eines russischen Auswanderers, arbeitete in einem Kleidergeschäft an der Seventh Avenue und begann dann, für einen Grossisten Nagellack zu verkaufen. Sein Verkaufstalent war so auffallend, daß er und sein Bruder beschlossen, zusammen mit einem Chemiker, Charles Lachmann, selbst ein Geschäft zu eröffnen. Lachmann wurde durch das «l» in «Revlon» repräsentiert. Kapital war 1932 schwer aufzutreiben, und für die dreihundert Dollar, die sie sich liehen, wurde 24 Prozent Zins verlangt. Lachmann entwickelte eine cremige, undurchsichtige Nagelpolitur. Revson stellte sie den Schönheits-Salons vor. 1939 wurden Polituren den Farben der Lippenstifte angeglichen, und nach dem Zweiten Weltkrieg erstreckte die Firma ihre Tätigkeit auf Cremen, Kosmetika und Parfüms. 1967 stellten Kosmetika und Parfüms einundneunzig Prozent des Umsatzes dar.

Revsons erstes Parfüm wurde nach dem amerikanischen Designer Norman Norell benannt. Ein Grossist, der auf ätherische Öle spezialisiert war, hatte es für Revlon entworfen. Revsons Partner opponierten gegen die Wahl des einundsiebzigjährigen Designers als Inspiration für das Parfüm, aber Revsons Frau Lynn trug seine Kleider, und ihre Befürwortung siegte. Norell selbst sollte die Verpackung in eigener Verantwortung entwerfen; eine großartige Präsentation lancierte das Parfüm 1968 in Bonwit Teller's. Im ersten Jahr verzeichnete Revson einen Bruttoertrag von einer Million Dollar für Norell, und das Jahr darauf waren es dreimal soviel.

Estée Lauder und ihr Mann Joseph gründeten eine Firma, die stets eine Rivalin von Revlon war. Sie entstand 1946, nach dem Krieg, zur Vermarktung von Produkten, die ihr Onkel, ein Chemiker, entwickelt hatte. 1953 brachte Estée Lauder ihr Youth Dew heraus, einer der größten Parfüm-Bestseller aller Zeiten. Der Duft war orientalisch und enthielt Noten von Weihrauch, Patschuli, Kuskusgras, Gewürznelken und Moschus. Youth Dew kam in neuer Form auf den Markt, es war ein Badeöl, nicht ein typisches Alkoholparfüm, und seine Konzentration von ätherischen Ölen war dreimal so stark wie diejenige des damals beliebtesten Parfüms. Diese Form war gut ausgedacht und paßte zur Zeit, denn viele Frauen hielten Parfüm immer noch für etwas Luxuriöses, geeignet vielleicht für einen Anlaß am Abend, aber ein Badeöl konnte man sich bei jedem Bad leisten.

Auch der Name Youth Dew (Tau der Jugend) gefiel den Frauen – es war ein gutes Parfüm, es versprach einer reifen, wohlhabenden Kundschaft Jugend, und auch die Form des Flakons, die Knospe einer Lotusblüte, fand Anklang. Es wurde zu einem der drei meistverkauften Parfüms der USA, und sein Absatz ist heute noch eindrucksvoll. Sein Erfolg rief einige Konkurrenten auf den Plan. Aramis wurde 1964 von den Lauders als Herrenduft lanciert. Auch dieses war ungeheuer erfolgreich, und Estée Lauder,

Inc., eine Privatfirma, kann einen Jahresumsatz von nahezu einer Milliarde Dollar aufweisen.

Norell, Youth Dew und Aramis gehören zur Kategorie, die die Franzosen «große Parfüms» *(les grands parfums)* nennen. Schließlich sollte aber bedacht werden, daß es die Verkaufsbegabung der Yankees war, die entdeckte, daß man Parfüm auch verkaufen konnte, um Möbelpolitur, Windeln, Seifenflocken, Baby-Lotionen, Deodorantien, Gummispielwaren und Puppen anziehend zu machen. Heute haben auch Franzosen gelernt, einen Markt wahrzunehmen, der eine andere Höhe als Mode und Eleganz hat. Baudelaires *calme, luxe* und *volupté* waren nicht amerikanische Wunschvorstellungen, wohl aber Reinlichkeit. Das Ergebnis war, daß die amerikanischen Hersteller von ätherischen Ölen zusammen mit der Seifenindustrie wuchsen und Anwendungen auch für andere Haushaltwaren ausfindig machten.

Wir haben die Geschichte des Aufschwungs der Parfümindustrie beidseits des atlantischen Ozeans zusammengefaßt, und nun wollen wir uns der gegenwärtigen Industrie zuwenden: woher sie ihre Rohstoffe bezieht, wie sie industriell verarbeitet werden, wie sie in einigen Fällen verkauft werden.

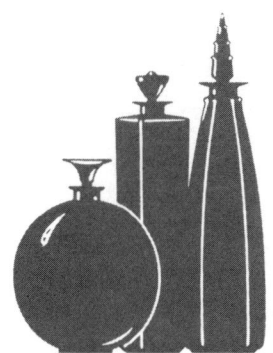

Teil III

*Parfümerie
heute*

11. Rohstoffquellen der modernen Industrie

*W*enn, wie Napoleon sagte, eine Armee mit dem Magen marschiert, so marschiert die Parfümindustrie mit ihren Rohstoffen. Grossisten erzittern auch heute, wenn sie von Taifunen auf den Gewürzinseln hören oder von politischen Wirren in den Regionen, wo man Jasmin anbaut, oder von Knappheit an Petroleumderivaten. Wir haben gesehen, wie die tierischen, pflanzlichen und synthetischen Duftstoffe früher verarbeitet wurden, und nun wollen wir diese Quellen und die Form ansehen, in der sie der heutigen, wachsenden Industrie zugeführt werden.

Tierische Quellen

Wie wir gesehen haben, ist Ambra eine Ausscheidung des Pottwals, *Physeter macrocephalus.* Sie spielte im arabisch-chinesischen Handelsnetz eine große Rolle. Die Chinesen schreiben ihr aphrodisische Kräfte zu. Dieser Mythos ist heute noch einigermaßen lebendig, denn die Werbetexte für viele Parfüms der zwanziger Jahre unterstrichen deren «Ambra-Eigenschaften», die Liebe wecken sollten. Tatsächlich ist der Geruch von Ambra dem natürlichen Duft einer Frau ähnlich. Heute verwendet nur noch die Sowjetunion und vielleich in beschränktem Maß auch Japan diese kostbare Substanz. Der Rest der Welt hat freiwillig auf das Schlachten dieser bedrohten Art verzichtet. Jetzt muß die Ambra-Note für 99,9 Prozent der Welt synthetisch erzeugt werden, aber es ist auch denkbar, daß man die Pottwale, wenn die Jagd auf sie bald gänzlich aufhört, wissenschaftlich, in Herden, züchtet, um ihrer vielen wertvollen Produkte willen.

Natürlicher Moschus war in der Vergangenheit sehr wichtig für die Parfümindustrie, hat aber heute eine viel geringere Bedeutung. Der Duft ist zwar beliebter denn je, aber er ist synthetisch erzeugt. Er ist weich, sexy und ein wenig mit dem Geruch menschlicher Haut verwandt, was ihn in den sechziger Jahren, als «Sinnlichkeit» entdeckt wurde, zu einem großen Erfolg machte. Moschus ist heute eines der beliebtesten Parfüms, die sich auf eine Note beschränken.

In den Bergen der Anhui-Provinz in Zentralchina hat man versucht, Moschushirsche *(Moschus moschiferus)* dazu zu bringen, daß sie sich in Wildfarmen paaren; die Resultate sind ermutigend. Die ersten Versuche endeten traurig, die Hirsche starben häufig; dann studierte man ihre Gewohnheiten, um herauszufinden, von welchen Pflanzen sie sich nährten. Löwenzahn und Geißblatt sagten ihnen zu. Als es der Herde besser ging, wollte man herausfinden, ob der Moschus dem Tier abgenommen werden konnte, ohne daß es geschlachtet werden mußte. Man entdeckte, daß man den Hirschen dreimal den Moschus wegoperieren konnte. Jedesmal bildet sich neuer Moschus, und das Tier bleibt am Leben. Früher mußte man hundertvierzig Hirsche töten, um ein Kilo Moschus zu erhalten. Wenn wir die Hirschherden auf sichere und wissenschaftliche Art erhalten (und sogar vermehren) und den Moschus auf ebenso gefahrlose Weise entnehmen, können wir die natürlichen Quellen von Moschus vielleicht wieder beleben.

Castoreum (Bibergeil) ist ein Nebenprodukt des kanadischen und sibirischen Pelzhandels, eine Ausscheidung des Bibers *(Castor fiber)*. Die Castoreum produzierenden Drüsen liegen bei beiden Geschlechtern zwischen Genitalien und Anus. Sie enthalten eine ölige Substanz, die stark und warm nach Leder riecht. Die Ausscheidung des kanadischen Bibers gilt als besser als die des russischen Bibers. Wie alle tierischen Produkte dieser Art ist Castoreum ein ausgezeichnetes Fixativ und wird daher in modernen Parfüms häufig verwendet.

Zibet ist eine Ausscheidung von *Viverra civetta,* auch der indischen *Viverra zibetha* und der indonesischen *Viverra megaspila*. Am meisten wird für Parfümzwecke das Sekret der *Viverra civetta* aus Äthiopien gebraucht. Dort ist die Zucht von Zibetkatzen ein Staatsmonopol. Der Katze wird einmal in der Woche Zibet entnommen; sie wird nicht getötet, aber die Methode der Gewinnung ist unangenehm. Die Katzen werden in Käfige gesteckt und mit Bambusrohren geplagt, bis sie Adrenalin und Zibet produzieren; dann wird das Zibet durch den Anus herausgezogen. Der Geruch dieses Drüsensekrets ist unsagbar fäkal und widerlich. Aber verdünnt wird er warm, sexy und ledrig und ist außerdem ein bemerkenswert wirksames Fixativ.

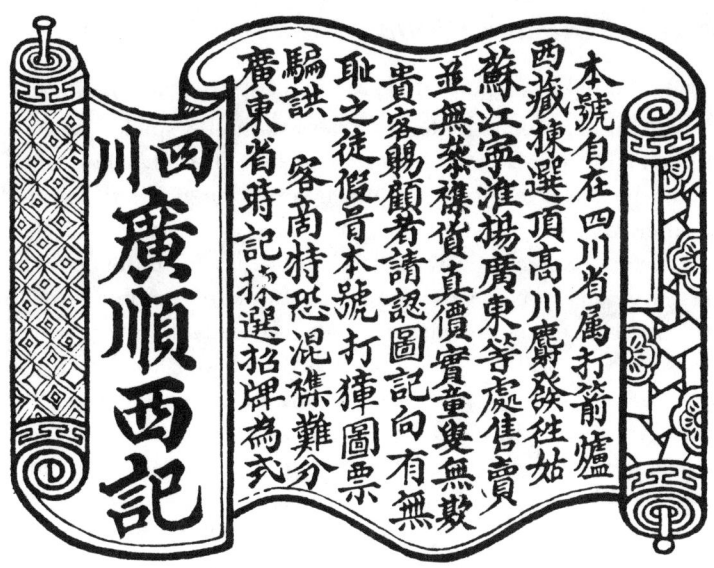

Chinesisches Qualitätszeugnis für Moschus aus Szetschuan; neunzehntes Jahrhundert. Der Moschushirsch kam ursprünglich in ganz China vor, aber der süße Duft aus den Duftdrüsen des männlichen Tieres machte den Hirsch zur Seltenheit, außer in den wilden Gebieten von Westchina, nahe der tibetischen Grenze. Heutzutage wird das Tier von den Chinesen gezüchtet, und es wird nicht mehr wegen des Moschusbeutels getötet.

Tierische Quellen sind selten im Vergleich zur riesigen Auswahl an Pflanzen, die ätherische Öle enthalten, und den ständig zunehmenden synthetischen Aromachemikalien, die sich aus Petroleum und Kohle gewinnen lassen. Und es sieht auch nicht so aus, als ob sich viele andere tierische Öle zu der mageren Liste hinzugesellen würden. Möglicherweise wäre das europäische Wildschwein, *Sus scrofa*, als Quelle eines Geruchs geeignet, der mit dem des Mannes verwandt ist. Das Parfüm Andron enthält die tierischen Steroide Androstenon und 5-Alfa-Androstenol, aber die Herkunft der Grundstoffe ist ein Firmengeheimnis. Das Stinktier gibt einen durchdringenden Geruch von sich, und es gibt sicher viele unangenehme Substanzen, die angenehm werden, wenn sie in winzigen Mengen Parfüm zugesetzt werden, aber bis jetzt ist das mit dem Stinktier nicht versucht worden.

Ätherische Öle aus Pflanzen

Pflanzliche Duftstoffe haben die Geschichte des Parfüms eindeutig dominiert, und trotz der großen Bedeutung der Synthetika spielen sie auf diesem Gebiet die Hauptrolle. Ein Duft, der keinerlei natürliche Öle enthält, wird schrill und blechern und kann Kopfweh verursachen; die Pflanzenöle verleihen einer Mischung Weichheit und Ründe. Auch wurde auf Grund der Pflanzenöle eine Sprache entwickelt, mit der man auch die neuen Synthetika beschreiben kann. Sehr wenig Parfümeure nennen ein Produkt «methyl-phenylazetatisch» oder rühmen eine «2-methyl-2-pentyl-cyclopent...usw.» Note, und keinesfalls wird das ein Texter für Parfüms tun. Ein Parfüm hat eine «Rosen»-Note oder es enthält ein bisschen «Kiefer» oder «Pfirsich».

Wir werden die wichtigsten Pflanzenöle und ihre Haupteigenschaften wie folgt einteilen: Blütenöle, Kräuteröle, Gewürzöle, Wurzelöle, Zitrusöle, Harze und Dufthölzer. Wir werden über jedes Öl kurz sprechen und die Länder nennen, die sie heutzutage produzieren, denn die Parfümerie ist unumkehrbar kosmopolitisch geworden.

Die Blütenöle

Die Rose war die erste Blüte, die destilliert wurde, und gehört daher zu den meistverwendeten Essenzen der Welt. Die heutige Industrie unterscheidet zwei Typen: *rose bulgare (Rosa damascena)* und *rose de mai (Rosa centifolia)*. Die *rose bulgare* hat eine tiefe, rosenhafte Note, und ist im wesentlichen immer noch ein Destillationsprodukt; dagegen wird die *rose de mai* entweder destilliert oder, verbreitet, mit der neuen Methode der Solventextraktion behandelt. Auch sie hat einen süßen Geruch nach Rose, ist aber etwas leichter als Damaszenerrose.

Die *Rosa damascena* war die von Sufi-Dichtern im Iran und in der Türkei gefeierte Rose, und es war ein türkischer Händler, der sie nach Bulgarien brachte. Sie fand eine Heimat im Kazanluk-Tal, das nach Osten und nach Westen quer durch Bulgarien verläuft, vor Wind und Wetter durch Berge im Norden und Süden geschützt. Bulgarien ist der weltweit größte Erzeuger dieses unglaublich teuren Öls. Als nach dem Zweiten Weltkrieg Bulgarien ein Satellit der Sowjetunion wurde, wurde die Erzeugung von Rosenöl zu einem Staatsmonopol. Jedes *koncoum* (Vase) wurde mit dem Siegel *Bulgarska rosa* versehen und war von einer Reinheitsgarantie begleitet.

Die Türkei ist der zweitgrößte Produzent solchen Rosenöls; die meisten Plantagen befinden sich in der Gegend von Isparta. Ein wenig wird in der Sowjetunion, in der Nähe des Schwarzen Meeres, erzeugt, ebenso in Syrien und Indien, aber sie liegen alle weit hinter Bulgarien und der Türkei. Bulgarisches Rosenöl gilt als das feinste der Welt, aber die Türkei produziert fast die gleiche Qualität.

Rosenöl ist aus verschiedenen Gründen teuer. Einmal ist die Rose keine pflegeleichte Blume; sie muß gestutzt, gedüngt und gegen Schädlinge besprüht werden, damit sie gesund bleibt. Neue Felder müssen mit Sprößlingen von Rosen bepflanzt werden, ein sorgfältig gepflegtes Feld produziert allerdings dann zirka vierzig Jahre lang. Wenn die Blüten zur Verarbeitung kommen, müssen die Petalen von den unten sitzenden Kelchblättern vollständig getrennt werden. Grüne Pflanzenteile gäben dem Destillat eine grüne, nicht eine rosenhafte Note. Das Destillieren der Blüten benötigt Kohobierung, das heißt, eine zweite Destillation, denn im Gegensatz zu anderen Ölen läßt sich das Rosenöl nur schwer vom Wasser trennen. Manchmal ist sogar eine dritte Destillation nötig, was Brennstoff und Arbeit kostet. Viertausend Kilo Blütenblätter ergeben nur ein Kilo Rosenöl. Trotzdem sind die bulgarischen Landarbeiter berühmt für ihr Geschick bei der Destillation und ihre Fähigkeit, aus ihren Ernten jedes Molekül von Öl herauszupressen.

Der Franzose Charles Garnier brachte 1904 eine Ausrüstung für die Solventextraktion nach Bulgarien, aber Wasserdestillation blieb die bevorzugte Methode. Die bulgarische Regierung fördert die Bestrebungen der Forschung, die überlieferte Methode weiter zu verfeinern.

Es ist der Preis, der die Verwendung dieses Materials einschränkt. Bloße Spuren von Rosenöl können eine Parfümmischung weich machen, ja verwandeln. Das Öl der Damaszenerrose läßt sich auch als Geschmack verwenden, wie zum Beispiel in *Locoum*. Wahrscheinlich wird es auch in alkoholfreie Getränke gegeben, um sie runder und fruchtiger zu machen.

Rose de mai war immer eine Spezialität der Gegend um Grasse, aber die dortigen Plantagen werden seit dem Zweiten Weltkrieg immer kleiner. Heute ist Marokko der größte Lieferant, seine Kulturen breiten sich zwischen dem Hohen Atlas und dem Djebel Sarro aus. Die Rose von Marrakesch ist eine Sub-Varietät, die in Marokko äußerst beliebt ist, aber es gibt auch noch andere Typen: die Pflanze ist dafür bekannt, daß sie sich leicht kreuzen läßt. Marokkanisches Öl ist für die Parfümindustrie sehr wichtig; es kostet nur die Hälfte des bulgarischen Öls.

Wenn die Rose die Königin des Duftes ist, so ist Jasmin sicherlich der König. Seit den moslemischen Zeiten wurde Jasmin als Bestandteil von Kosmetika aus Persien und Kaschmir über ganz Europa, Asien und Nordafrika verbreitet. Jasmin war mitverantwortlich für den Aufschwung der Parfümerie während der Renaissance in Italien, und als die italienische Lebensweise auf Frankreich übergriff, war der Anbau dieser Blume eingeschlossen. Heute ist französischer Jasmin aus Grasse zweifellos das Feinste, obschon nur wenig davon geerntet wird. Auch Italien erzeugt ein hochqualifiziertes absolutes Jasminöl. Aber Ägypten produziert 80 Prozent des Weltbedarfs.

Charles Garnier brachte 1912 eine Ausrüstung für die Solventextraktion auch nach Nordägypten, und von da an florierte die ägyptische Industrie. Jasmin braucht sehr viel Sonne und warme Sommer. Weil die Winter in Südfrankreich häufig so kühl sind, daß die Pflanzen darunter leiden, wird *Jasminum grandiflorum* auf Wurzelstöcke von *J. officinale* gepfropft. In Ägypten werden sowohl *officinale* als auch arabischer Jasmin *(Jasminum sambac)* angebaut.

Jede Blüte muß von Hand gepflückt werden, einer der Gründe, warum der Anbau in Frankreich zurückgegangen ist. Die abgepflückten Blüten werden dann mit der alten Enfleurage-Methode oder mit Solventextraktion behandelt. Das absolute Öl kostet über 1500 Dollar pro Pfund.

Jasmin verströmt seinen schönsten Duft in der Morgendämmerung, der Stunde, die Paracelsus die «Zeit der Balsame» nannte. In Ägypten ist das die Zeit, in der Halbwüchsige die Blüten pflücken, nicht weil man Kinder ausbeuten will (die nachher zur Schule gehen), aber weil sich die Erwachsenen an den niedrigen Büschen fast den Rücken brechen.

Während des Zeitraums von *La France Outre-Mer* entstanden Pflanzungen in Algerien, im Tal der Mitidja, und im damaligen Französisch-Syrien bei Beirut. Heute fallen sie nicht mehr ins Gewicht. Zukünftige Rivalen könnten Ägypten in Indien und China erwachsen, wo körperliche Arbeit immer noch sehr billig ist. Jasmin wird jetzt in beiden Ländern kultiviert.

Nicht eines der *grands parfums* ist ohne Jasmin. Sein komplexer und restlos angenehmer Duft ist heute so beliebt wie eh und je. Synthetischer Jasmin läßt sich leicht herstellen, aber selbst ihm wird ein wenig echtes absolutes Jasminöl beigefügt, um ihm die Härte zu nehmen.

Die Tuberose *(Polyanthes tuberosa)* hat ihren Namen von den Tuberosen, d. i. knolligen Wurzeln, denen sie im Frühjahr entspringt; mit «Rose» hat er nichts zu tun. Die Pflanze stammt aus Mexiko, wo die aztekischen Drogisten sie *omixochitl*, Knochenblume, nannten, nach ihren knochenweißen Blüten. Aber während der Zeit der Eroberungen gelangten die Tuberosen auf Umwegen nach Europa. Sie waren aus Acapulco nach den Philippinen exportiert worden und von dort nach Ostindien. Simon de Tovar, ein Arzt aus Sevilla, erhielt die Pflanze 1594, und aus Spanien kam sie nach Frankreich und Italien. Viele Jahrhunderte lang blühte die Pflanze in Pégomas, Auribeau und Madelieu in der Nähe von Grasse, aber heute sind nur noch Bruchteile der ehemaligen Plantagen vorhanden. Marokko ist der führende Produzent dieses unentbehrlichen Blütenöls. Auch Indien hat die besten Extraktionsgeräte vom Haus Tournaire in Grasse bezogen und erzeugt ein ausgezeichnetes absolutes Öl. Der indische Name, *rat ki rani*, Herrin der Nacht, inspirierte den ersten botanischen Namen der Europäer: *Amica nocturna*, Nächtliche Freundin.

Wie Jasmin läßt sich die Pflanze durch Enfleurage oder durch Solventextraktion bearbeiten, denn beide Pflanzen geben, was eine große Seltenheit ist, nach dem Pflücken noch Duft ab. Der Geruch der Tuberosen ist eindringlich süß, hat aber eine merkwürdige kampferähnliche Note. Die *absolue d'enfleurage* riecht ein wenig nach Fett, weil winzige Fettreste bleiben, und das absolute Öl der Solventextraktion riecht ein wenig grün, von Blütenteilchen.

Manchmal wird aus den übriggebliebenen Blumen in Blumenläden ein absolutes Öl gemacht. Obwohl es sich um gefüllte Blüten handelt, duftet die in der Parfümerie verwendete einfach blühende Varietät stärker.

Tuberosenöl gehört zu den teuersten Parfümölen, ein Pfund kostet 2000 Dollar. Die Tuberosennote ist wichtig für Parfüms wie White Shoulders und Chloë.

Auf ein und demselben Feld kann man Tuberosen nur zwei Jahre lang anbauen. Dafür gedeihen sie auf Böden mit hohem Salz- und Alkaligehalt – Böden die weit weniger aristokratische Pflanzen verschmähen würden.

Ginster *(Spartium junceum)* heißt im Parfümhandel *genêt*, vom lateinischen Wort *genista*. Die Plantagenets *(planta genet)* leiteten ihren Namen von dieser Pflanze ab. Die Blüte ist gebaut wie die der Wicke, mit der der Ginster verwandt ist. Die Blätter sind lang und binsenähnlich, das Parfüm süß mit einer Note von Heu. Ginster blüht reichlich auf den Hügeln der Provence und des Languedoc und ist deshalb eines der billigsten absoluten Blütenöle, nur 1200 Dollar das Pfund. Er wurde seit dem sechzehnten Jahrhundert für die Parfümeure von Montpellier und Grasse angebaut, und

Frankreich ist immer noch einer der wichtigsten Produzenten von *genêt*, einer der wenigen traditionellen Duftpflanzen, die man nicht wegen der steigenden Bodenpreise irgendwo anders anbauen muß. Auch Spanien und Italien, diese alten Parfümländer, erzeugen noch absolutes Ginsteröl. Es wird manchmal dazu gebraucht, ein fruchtiges Aroma zu verstärken, und eine alte Spezialität der Provence ist Ginsterhonig. Das absolute Öl wird verwendet, um den aufdringlichen Geruch synthetischer Aldehyde zu dämpfen.

Die alte Art, Ginster aufzubereiten, war Mazeration im heißen Öl. Heute wird ausschließlich Solventextraktion angewendet. Die Blüten müssen sofort nach der Ernte ins Extraktionszentrum gebracht werden, da der Duft rasch verdirbt.

Eine weitere Pflanze aus der Familie der Hülsenfrüchte ist die Kassie *(Acacia farnesiana)*, eine Pflanze aus der Neuen Welt, die während der Renaissance einen der Anziehungspunkte der berühmten Villa Farnese in Rom bildete. Heute wird sie in Südfrankreich und in Nordafrika angebaut. Die eng verwandte *Acacia cavenia* wird auch wegen ihrer eigenen Blüten verwendet, oder aber auf ihre Wurzelstöcke wird die bessere *Acacia farnesiana* aufgepfropft. *Mimose* bedeutet in der Parfümerie-Sprache *Acacia dealbata*, eine Blume, die in der Provence für die Schnittblumen- und die Parfümerie-Industrie gezogen wird. Das konkrete Öl hat einen angenehmen Geruch nach Bienenwachs.

Die Amaryllidaceae umfassen, was die Parfümherstellung angeht, die folgenden Blumen: Jonquille *(Narcissus jonquilla)*, deren Duft als der Feinste gilt, die Paperwhite-Narzisse *(N. tazetta)* und die Dichternarzisse *(N. poeticus)*. Die Fachleute Y.R. Naves und G. Mazuyer sagen wenig Gutes über den Duft der beiden letzteren. Derjenige der Paperwhite-Narzisse sei «heftig, roh und wild» und der der Dichternarzisse «deutlich fäkal»[1]. Was diesen illustren Autoren mißfällt, ist der intensiv grüne Duft, der sich bei der Solventextraktion ergibt. Aber genau diese grüne Note kann ein geschickter Parfümeur zu etwas Anziehendem verwandeln.

Das absolute Jonquillenöl hat eine tiefe, süße Note und manchmal einen grünen Unterton. Der Duft gleicht dem der Tuberose. Jonquillen werden in Frankreich angebaut, aber ein absolutes Öl wurde auch schon in Holland hergestellt als Nebenerzeugnis der Blumenzwiebeln- und Schnittblumenindustrie.

Die Nelke *(Dianthus caryophyllus)* ergibt ein süßes, honigähnliches absolutes Öl, das erst erkennbar nach Nelken duftet, wenn es stark verdünnt ist. Es wird als Nebenprodukt der Schnittblumenindustrie in Frankreich und Holland hergestellt; im ganzen etwa dreißig Kilo im Jahr. Das ätherische Öl ist nur in minimen Mengen in den Blütenblättern enthalten. Ein guter Prozentsatz des Öls enthält Eugenol, dasselbe Molekül, das man im Gewürznelkenöl findet.

Das Öl der Hyazinthe *(Hyacinthus orientalis)* – der Lieblingsblume der Madame de Pompadour – wird durch Solventextraktion gewonnen. Die Blüten wurden auch mit einer neuen Methode verarbeitet, indem man den Duft an absorbierende Kieselerde oder Holzkohle bindet, und zwar in einem Zylinder, durch den Kohlendioxid oder Stickstoff geleitet wird. Hyazinthenduft ist äußerst beliebt, aber natürliches Öl wird nur für die allerteuersten Parfüms verwendet. Es ist blumig und grün.

Cassis ist eigentlich nicht ein Blütenextrakt, sondern ein Blütenknospenextrakt, aus der Schwarzen Johannisbeere *(Ribes nigrum)* gewonnen. Das konkrete Öl enthält sechzehn Prozent eines Öls, das stark fruchtig duftet und wunderbar intensiv schmeckt. Kleine Dosen können einem Parfüm ein interessantes, fruchtiges Cachet verleihen. Frankreich (Burgund) ist der größte Erzeuger und auch der größte Verbraucher dieses Produkts.

Die Kamille ist eins der ältesten Heilkräuter Europas. Sie wurde in allen Klostergärten gezogen. Als Tee wurde sie stets zur Fiebersenkung gebraucht. *Matricaria chamomilla* wird in Ungarn, Jugoslawien, der Tschechoslowakei, der Sowjetunion, Deutschland und Spanien angebaut. Für die Extraktion werden die Blüten verwendet und, weil diese so klein sind, auch viele Stengel. Das Öl läßt sich destillieren, oder man kann durch Eintauchen in Alkohol eine Tinktur erzeugen. Der Duft der Kamille macht einen Teil des Geruchs alter Liköre wie D.O.M. und Bénédictine aus. Das Destillat hat eine ungewöhnliche blaue Farbe; erst glaubte man, sie rühre von den kupfernen Laborgefäßen her, aber 1664 destillierte man das Öl in einer Glasretorte, und es ergab sich dieselbe Farbe. Die erste kommerzielle Destillation wurde 1822 von einem ungarischen Apotheker, Franz Steer von Kaschau, vorgenommen. Heute braucht man Kamille, um einem Parfüm eine süße, kräuterähnliche Note zu geben, die sich durch alle Stadien der Verdunstung hält.

Ylang-ylang ist eins der meistgebrauchten blumigen Öle, weil es in tropischer Fülle blüht. Die Blume stammt aus Indonesien und den Philippinen und wird dort noch für den Handel angebaut. Für die Parfümherstellung gibt es Pflanzungen auf Réunion und als Schmuckblume in Kuba, in der Dominikanischen Republik und in Puerto Rico. Auch Nossi Bé und die

Komoren im Indischen Ozean erzeugen ein feines kommerzielles Ylangöl. Die Blumen gibt es in zwei Qualitäten, die die Industrie als «Ylang-ylang», das feinere, blumigere Öl, und als «Cananga» kennt (vom botanischen Namen des Baumes, *Cananga odorata*), das gröber ist. Klimatische und botanische Unterschiede sind hiefür verantwortlich. Die reifen Blüten sind gelb, hängen nach unten und haben schmale Petalen. Sie blühen auf Bäumen, die über fünfundzwanzig Meter hoch werden, aber in Plantagen stutzt man sie gewöhnlich. Wilde Pflanzen werden stets von Vögeln gesät, die die Früchte essen und die Samen weit herum ausscheiden.

In ländlichen Gegenden auf den Philippinen und Java werden die Öle durch einfache Wasserdestillationsgeräte, genau wie die in Destillier-Lehrbüchern unseres sechzehnten Jahrhunderts, extrahiert. Wo das einheimische Gewerbe kapitalisiert wurde, holen größere Dampf-Destilliergeräte die Essenz aus den Blüten. Die hohen Kosten von Brennstoff hat die einfachere Art der Destillation in den ganzen Tropen überleben lassen. Das destillierte Öl ist hellgelb und duftet kräftig süß mit einer fast bananenähnlichen Note.

Absolutes Boronia-Öl ist ein hinreißendes Öl, reich an Veilchennoten von Betaionon. Es ist teuer, ungefähr so teuer wie Jasmin, und ist eines der wenigen Blütenöle aus Australien. Die Pflanze wächst in den südwestlichen Sümpfen unweit von Perth. Der naße Boden hat Boronia vor den Waldbränden geschützt, die diese Gegend häufig verheeren. Die Waldbehörde erlaubt es nicht, diese Bäume auszugraben, und so werden, aus Umweltschutzgründen, nur die Blüten gepflückt. Boronia wächst in so tanninreichem Morast, daß die Australier ihre bewußt angelegten Boronia-Kulturen mit ausgelaugten Teeblättern düngen. Das Boronia-Öl wurde 1924 an der British Empire Exhibition zum erstenmal vorgestellt, und seither ist es in der Welt-Parfümerie vertreten.

Champak *(Michelia champaca)* ist noch ein ungewöhnliches Blütenöl, das in Indien und China durch Solventextraktion mit Petroläther gewonnen wird. Sein Duft ist samten und schwer; er verträgt sich gut mit Rosen, Nelken und Sandelholz. Obschon die Blüten nur fünf Zentimeter lang sind und einen Durchmesser von nur anderthalb Zentimeter haben, strömen sie ein kräftiges Parfüm aus. Diese Blüte wird wahrscheinlich in der modernen Industrie mehr und mehr gebraucht werden.

Die europäische Industrie hat stets viel Lavendel verwendet. Die Pflanze ist als Kraut von Bedeutung und bezeichnet eine Farbe. Mitcham in Surrey war das Zentrum der englischen Lavendelerzeugung, und man baut dort so guten Lavendel an, daß alles zu Hause verwendet und nichts exportiert wird.

Auch Frankreich hat eine enge Beziehung zu dieser Blume, aber es exportiert Lavendel in großem Maße. Die klassische *Lavandula officinalis* («offizinal» bedeutet «arzneilich») ist exakter in *Lavandula angustifolia* umgetauft worden. Sie erregte hohe Aufmerksamkeit bei den Spezialisten der Hybridenerzeugung und wurde mit dem Großen Spik *(Lavandula latifolia)* gekreuzt; daraus ergab sich die neue Erntepflanze Lavandin *(Lavandula hybrida)*. Heute hat die Lavandinöl-Erzeugung diejenige von Öl aus echtem Lavendel weit überholt: 140000 Tonnen jährlich gegen 7000 Tonnen. Beiden sind von großer Bedeutung für Südfrankreich. Ausgezeichnete Kulturvarietäten sind entwickelt worden; ihre Öle weichen um Nuancen voneinander ab: «Abrial», «Super», «Grosso», «Standard» «Maime Epis

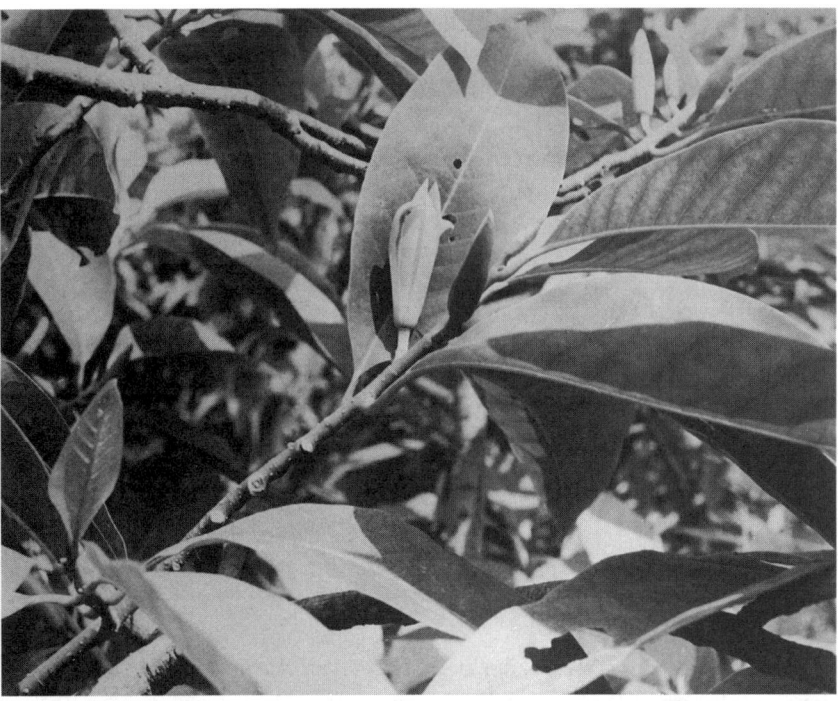

Die Champak-Blüte hat einen betörenden, an Gardenien erinnernden Duft. Sie wurde in Indien und China jahrhundertelang verwendet. Heute wird ihr Öl mit modernen Methoden extrahiert und in Hochqualitäts-Parfüms gemischt.

261

Tête». Ein Grund für die Entwicklung so vieler Varianten war, daß Lavandin hohe Gewinne abwirft und so intensiv angebaut wurde, daß in gewissen Gegenden die Ernte wegen des ausgelaugten Bodens zurückging.

Lavendelblüten und -stengel werden entweder dampfdestilliert oder (seltener) mit Solventextraktion behandelt. Lavendel hat einen erfrischenden blumigen und kräuterhaften Duft mit angenehmen balsamischen Untertönen. Lavandin ist weniger fein und hat mehr holzige Untertöne, aber es eignet sich trotzdem ausgezeichnet für die Parfümerie. Die Lavendelnote ist unübertroffen in Colognes und Mischungen mit einem frischen sportlichen, ans Draußen erinnernden Geruch. In Herrendüften darf sie nicht fehlen.

Frankreich ist der größte Lavendelerzeuger, aber Lavendel wird auch angebaut in Spanien, Italien, Südrußland, Ungarn und Tasmanien. Im letzteren wurde, wie in Frankreich, viel auf die Vollmechanisierung des Pflanzens, Pflückens und Verarbeitens der Ernte verwendet, mit beachtenswertem Erfolg. So blieb ein sehr altes, natürliches Produkt selbst in den industrialisierten Gegenden der Welt konkurrenzfähig.

SICALAV, der größte Destillateur Frankreichs, trocknet fünfzig Tonnen Lavendelblüten allein für Sachets und Potpourris. Keine andere Blume ist in dieser Hinsicht so beliebt. Jeder Wäscheschrank in Frankreich duftet danach.

Die Kräuteröle

Rosmarin *(Rosmarinus officinalis)* verdient den ersten Rang unter den vielen Kräuterölen, die in der Parfümerie verwendet werden. Rosmarin hat eine gesunde, reine, sportliche Note. Seine Schärfe und die Tatsache, daß wir es häufig als Speisewürze brauchen, verlangen bei der Dosierung Fingerspitzengefühl. Rosmarin wird reichlich in der italienischen und der französischen Küche verwendet, aber seine schöne, starke, frische, kieferartige Note macht es zum idealen Bestandteil von Parfüms und Eau-de-Colognes für Männer. Das erste Kölnischwasser Giovanni Maria Farinas enthielt Rosmarin.

Wie viele andere Mitglieder der Minzenfamilie stammt Rosmarin aus dem kalkhaltigen Boden der Mittelmeerregion. Die meisten Amerikaner und Nordeuropäer kennen es als bescheidenes Küchenkraut, aber am Mittelmeer und in Kalifornien wächst es zu einem verholzten Busch von bis zu einem Meter achtzig Höhe heran. Die industrielle Destillierung geschieht in großem Maßstab in Spanien, Tunesien, Frankreich und Marokko. Die Blätter, Blütchen und manchmal Zweige werden dampfdestilliert.

Basilikum stammt vom griechischen Wort für König, *basileus*, ab. Basilikumöl ist süß-würzig, mit holzigen Untertönen. Man baut es für Duft und Geschmack in Frankreich, Italien, Spanien und Marokko an. Ein ihm eng verwandtes Basilikum, *Ocimum basilicum*, ist das «Réunion-Basilikum», das auf Réunion und den Komoren gezogen wird. Der genaue botanische Unterschied zwischen den beiden ist umstritten, aber das Réunion-Öl duftet krautiger. Auch Basilikum wird dampfdestilliert.

Muskatellersalbei gehört zur selben Familie wie Basilikum. Man hat damit schon Liqueurs und Weinessenzen gewürzt, aber besonders dramatisch wirkt er als Parfümbestandteil. *Salvia sclarea* hat einen prächtigen weinartigen Duft, ist aber frischer und flüchtiger als Weingeruch. Man ist der Meinung, daß unter den Pflanzen der Muskatellersalbei der Ambra am nächsten kommt. Es ist eines der interessantesten Parfümerieöle und wird in Colognes und Chypre-Mischungen verwendet.

Thymian *(Thymus vulgaris)* wird in Frankreich und Spanien wegen seines bräunlichroten Öls destilliert. Es ist satt und kräftig, mit einem süßen, warmen Duft. Man gibt es gerne in Medizinalseifen.

Majoran *(Origanum vulgare)* wird ebenfalls in Frankreich und Spanien angebaut. Das Destillat ist würzig, aromatisch-kampferartig und erinnert an Kardamom. Es verleiht Colognes und orientalischen Parfüms eine pikante Note. *Origan* auf französisch meint *Thymus capitatus*, ebenfalls ein starkes Kräuteröl, das in Spanien kultiviert wird.

Mehrere Minzenöle finden in der Parfümerie Verwendung. Natürliches Menthol wird durch Dampfdestillation aus der Ackerminze extrahiert, die in Japan und Brasilien angebaut wird (vor allem von Nachkommen japanischer Immigranten, die die Technik aus Japan kennen). Auch China ist eine wichtige Quelle dieser Kristalle. Wie bei Kampfer bilden sich feste Kristalle an der Oberfläche des Destillats. Die Beigabe von Menthol bewirkt Lebendigkeit und Frische. Man mischt es manchmal in Lippenstifte, weil es kühlt. Pfefferminze *(Mentha piperata)* und Krauseminze *(Mentha spicata)* werden beide für Parfüms verwendet, aber dieser Gebrauch macht nur einen Bruchteil dessen aus, was in der ganzen Welt als Speisewürze dient. Die meisten dieser gefüllten Minzen wachsen in den Vereinigten Staaten. Poleiminze *(Mentha pulegium)* ist stark und beinahe herb minzig und wird gebraucht für die Extraktion von Menthol und für industrielle Duftstoffe. Sie enthält große Mengen Pulegon, das giftig ist; sie darf deshalb nur be-

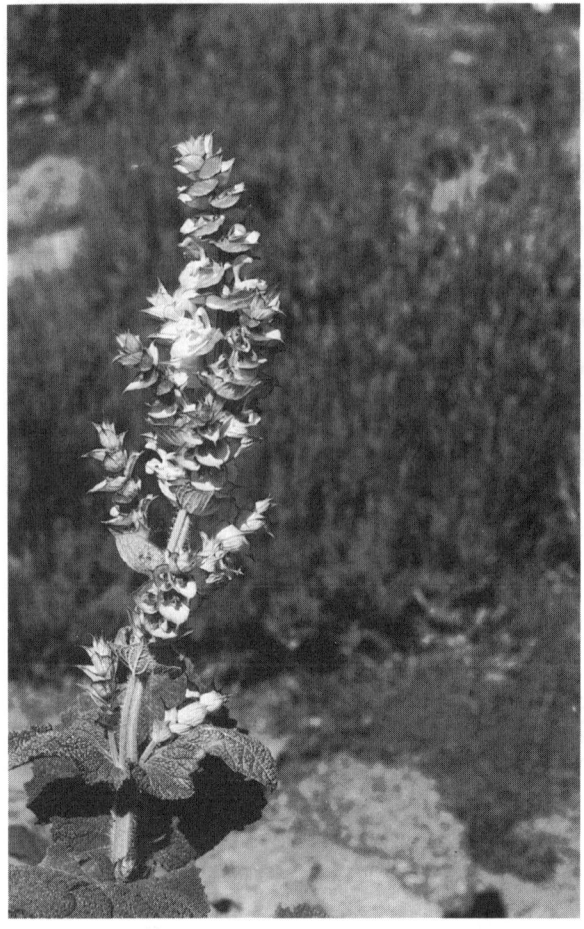

Blühende Rispe des Muskatellersalbeis. Dieses Kraut mit dem anziehenden Muskatellerduft wird für die Parfümerie destilliert. Es ist einer der wenigen Grundstoffe, die man für den Anbau und die Ernte in den Vereinigten Staaten in Betracht zieht.

schränkt für Speisen verwendet werden und ist in einigen Ländern überhaupt nicht zugelassen. Erzeugt wird sie in Nordafrika und Spanien.

Auch Thujon ist giftig; es ist in *Artemisia absinthum*, Wermutöl, enthalten. Auch sein Gebrauch als Geschmacksstoff ist beschränkt. Er ist zwar interessant (der Geschmack von Wermut), aber in großen Mengen schädlich (der französische *Absinthe*). In der Parfümerie hat das destillierte Öl eine krautige, warme, tiefe Note. Man kann das Thujon aus dem Öl entfernen, um verschiedenen Parfümmischungen eine einzigartige Kräuternote zu verleihen.

Lorbeeröl ist stark und würzig und paßt gut zu Zitrusölen, Gewürzölen und Kiefer. Lorbeer stammt aus der Mittelmeergegend und wird in Frankreich, Italien, der Türkei, Nordafrika und der Sowjetunion angebaut. Aus Blättern des *Laurus Nobilis* wurden im alten Rom die Siegerkränze geflochten. Selbst das Holz duftet und wurde deshalb für die Kunsttischlerei gebraucht. Lorbeer wird auch auf tausend Arten in der Küche verwendet.

Korianderöl wird aus den Samen des *Coriandrum sativum* destilliert. Er stammt aus Südeuropa und Kleinasien. Sein Geruch ist angenehm – würzig, süß und ein wenig holzig. Coriandre heißt ein modernes Parfüm (Courturier, 1973). Koriander paßt gut zu Muskatellersalbei und zu den blumigen Noten in Jasmin- und Fliedermischungen. Der Großteil der Welternte stammt aus der Sowjetunion.

Die Doldengewächse tragen ihre Blüten auf schirmähnlichen Dolden. Die Mohrrübe ist ihr verbreitetster Vertreter; sie wächst fast überall. Die meisten Öle dieser Familie sind Samenöle und einander sehr ähnlich. Sellerie-Öl (aus *Apium graveolens)* ist eins dieser Öle. Es wird in der Parfümerie häufig verwendet, aber nur in kleinen Mengen. Es kann einem Parfüm Wärme verleihen und ist äußerst haftfest. Das Öl wird vor allem in einer Stadt destilliert: Saint Rémy-en-Provence. Dill-Öl *(Anethum graveolens)* wird noch sparsamer gebraucht, es hat einen sehr verwandten Geruch, ist um ein weniges kräftiger. Kümmelöl *(Carum carvi)* läßt sich in kleinen Mengen in Jasminbasen oder Tabakparfüms verwenden; man maskiert damit auch Insektenvertilgungsmittel. Beide Pflanzen gedeihen gut in den kühleren Gegenden Europas. Kreuzkümmel *(Cumimum cyminum)* kann auch in winzigen Mengen eingesetzt werden, um grüne, würzige Noten zu erzielen. Das Öl der Karotte *(Daucus carrota)*, das in Frankreich für die Parfümerie destilliert wird, kann einer Mischung eine interessante Wärme verleihen und konventionellere Düfte wie etwa den der Rose verstärken.

Engelwurzöl läßt sich aus den Samen oder der Wurzel von *Angelica archangelica* gewinnen. Dies ist eines der größten Doldengewächse, ein enorm hohes Kraut, das mannshoch wachsen kann. Das Samenöl ist frisch, leicht und pfeffrig, das Wurzelöl erdhaft und kräuterig mit tierischen Untertönen. Engelwurzöl trägt zum Bouquet eines Cointreau-Liqueurs bei. Es wird als Handelsware erstmals in einer Frankfurter Verordnung von 1582 erwähnt, die die Preise festlegt, welche Drogisten für Heilmittel zahlten. Das Öl, das aus dem oberirdischen Teil der Pflanze destilliert wird, wurde erstmals in Brunschwigks «Großem» *Buch der Destillation* erwähnt, dem zweiten der beiden, die er schrieb.

Die Blätteröle

Die Blätteröle spielen im Reich der Parfümerie die Rolle der schweren Artillerie. Mit wenig Ausnahmen – etwa Veilchenblättern und Ladanum – bringt Mutter Natur reichliches Laub mit hohem Gehalt an ätherischen Ölen hervor, und diese Blätter lassen sich beliebig als solche verwenden oder als botanische Schatzkammern, aus denen sich bestimmte Komponenten extrahieren lassen, die erwünschter sind als das ganze Öl.

Lemongras *(Cymbopogon citratus)* ist ein gutes Beispiel. Fünfzehnhundert Tonnen werden jedes Jahr produziert; es gehört also zu den zehn größten ätherischen Ölen der Welt. Das Gras stammt aus Indien und Sri Lanka, wird aber jetzt in großem Maßstab in Zentralamerika, den Komoren, Madagaskar, Brasilien und China angebaut. Die frischen oder halbgetrockneten Blätter werden mit Dampf oder mit der Wasser- und Dampfmethode destilliert.

Wie der Name besagt, hat Lemongras einen starken Zitronenduft, weil es achtzig Prozent Zitral enthält. Für die Parfümherstellung wird gewöhnlich dieses Zitral von den übrigen Komponenten des Öls getrennt, und das Öl selbst kann als Ausgangsmaterial für erstklassige Ionone dienen. Interessanterweise ist Lemongras auch Ausgangsmaterial für Vitamin A. Lemongras Cochin stammt von dem verwandten Malabargras, *Cymbopogon flexuosus,* das in Südindien angepflanzt und ebenfalls für die Extraktion von Zitral verwendet wird.

Cymbopogum martini ist der botanische Name für Palmarosaöl, das süß und blumig-rosig duftet mit verschiedenen Untertönen je nach Alter und Qualität des Destillats. Es ist nicht teuer und eignet sich für Seifen und als Ausgangsmaterial für Geraniol, das einen rosenähnlichen Geruch hat. Dieser Stoff ist in der Parfümerie sehr wichtig; sein Name kommt von der Rosengeranie, die selbst ein Blattöl liefert, und nicht von den vertrauten Pelargonienvarietäten, die wir in Töpfen ziehen.

Palmarosa wird in Indien, Brasilien, Java und auf den Seychellen angebaut. Blätter, Stengel und Blütenköpfe werden in Destilliergefäße gefüllt. Das Öl wird durch einfache, mit Holz beheizte Apparate produziert, die neben den Feldern aufgestellt sind.

Zwei weitere Cymbopogon-Arten sind wichtige Parfümstoffe: *C. nardus,* Ceylon-Zitronella, und *C. winterianus,* Java-Zitronella. Der Westen entdeckte Zitronella gegen Ende des letzten Jahrhunderts (obwohl es seit langem ein Teil der indischen und singhalesischen Kultur war), und es wurde zu einem wichtigen Teil der Seifenfabrikation. Die ersten Muster wurden an der Weltausstellung 1851 im Londoner Kristallpalast vorgestellt. Die Ceylon-Zitronella wird ausschließlich in Sri Lanka angebaut, die Java-Zitronella in Indonesien, Zentralamerika, China und Taiwan. Der Java-Typ ist etwas frischer und süßer als das Öl aus Sri Lanka und dient als Quelle für die Gewinnung von Zitronellal und seinen Derivaten.

Was Botaniker das «indo-malaiische» Zentrum nennen, hat ein weiteres wichtiges Blattöl hervorgebracht, das zweifellos aristokratischer ist als die *Cymbopogon*-Öle: Patschuli. Dieses Öl aus *Pogostemon cablin*, der Patschulipflanze, ist ausgezeichnet und wird in der Parfümerie so reichlich verwendet, daß China in den letzten Jahren immer mehr davon anbaute. Andere größere Produzenten sind Indonesien, Indien, Malaysia, Brasilien und die Seychellen. Dieses tropische Mitglied der Minzenfamilie wird (Blätter und Stengel) dampfdestilliert. Das Verfahren kann bis zu vierundzwanzig Stunden beanspruchen; dann wird das Öl gelagert, damit es altert und etwas von seinem grünen und herben Charakter verliert.

Während der sechziger Jahre wurde Patschuliöl zu einem Kennzeichen der Hippies, die damit den Geruch von Marihuana verdeckten. Da sie nicht gerade die besten Ölqualitäten verwendeten, haben heute viele erwachsen gewordene Hippies Patschuli in schlechter Erinnerung. Beim Fachautor und Parfümeur Steffen Arctander steht aber zu lesen: «Patschuliöl (in der Heimat destilliert) ist eine dunkelorange oder bräunliche viskose Flüssigkeit mit äußerst reichem, süß-krautigem, aromatisch-würzigem und holzig-balsamischem Geruch. Eine fast weingleiche, ätherisch-blumige Süße in den Anfangsnoten charakterisiert ein gutes Öl.»[2]

Arctander erwähnt auch, «Patschuli wird so vielseitig gebraucht, daß man seine Verwendungen kaum aufzählen kann».[3] Patschuli wird gegenwärtig zu orientalischen Düften, Chypres und Puderparfüms gegeben, und es verträgt sich gut mit Sandelholz, Rose, Lavendel und Bergamottöl. Berühmte Parfüms, die Patschuli enthalten, sind Jicky (1889), Tabu (1931), Shocking (1935), Miss Dior (1947), Aramis 900 (1970), Bill Blass (1970) und Polo (1978).

Im Gegensatz zu vielen ätherischen Ölen, die sofort nach der Ernte destilliert werden müssen, wird Patschuli durch Altern und Trocknen besser. Die Häuser, die in Grasse, London und New York ätherische Öle vertrieben, erwarteten jeweils Schiffe mit Ballen von getrockneten Blättern, die sie Ölfässern vorzogen, und destillierten dann selbst. Die U-2-Boote des Zweiten Weltkriegs unterbanden das, und die Patschuli-Bauern, bei denen sich die

Blätter türmten, fingen an, das Öl in Ostindien zu destillieren. Heutzutage wird sehr wenig im Westen destilliert.

Europäische Forscher, die im siebzehnten Jahrhundert die Kap-Provinz in Südafrika bereisten, entdeckten die uns heute so vertraute Geranie in sechshundert Arten. Botaniker in Kew arbeiteten mit den Pflanzen, bis sie durch Kreuzungen Schmuckpflanzen wie die *Pelargonium × hortorum* und Nutzpflanzen wie *Pelargonium graveolens × Pelargonium radula* erzielt hatten. Wegen dieses Hintergrunds geschieht die Vermehrung von Garten- und von industriell angepflanzten Geranien stets durch Stecklinge; Samen bringen Abarten hervor. Die ersten Pflanzen, die für die französische Parfümerie angebaut wurden, wurden 1847 in Algerien geerntet. 1880 wurden ausgedehnte Pflanzungen in Réunion angelegt. Heute ist noch Ägypten dazugekommen (eins der schnellstwachsenden Gebiete für *alle* ätherischen Öle) sowie Marokko und China. Wie bei jeder Pflanze muß ein *vin du pays* seinen Ursprung angeben, denn die jeweiligen geographischen und klimatischen Verhältnisse beeinflussen den Duft jeden Öls. So ist Bourbon Geranienöl (das ist der alte Name für Réunion) bekannt für seinen kräftigen, blättrig-rosigen Geruch und die Rosenähnlichkeit der Basisnote.

Die Geranienöldrüsen sind reichlich über die weichen, behaarten Blätter verteilt. Diese werden in anderthalb Stunden in kleinen Felddestillationsgeräten behandelt. Siebenhundert Gramm Öl ergeben sich aus zweihundertfünfzig Kilo frisch geschnittener Blätter. Geranienöl wird für alle Duftprodukte gebraucht, aber nicht in Geschmacksstoffen.

Dieselbe Pflanzenfamilie (die *Geraniaceae)* bringt auch Zdravets *(Geranium macrorhizum)* hervor, mit einem lebhaften, an Muskatellersalbei erinnernden Duft. Es findet Verwendung in Parfüm, durch Solventextraktion, und in der *materia medica* von Bulgarien.

Eukalyptusöl wird vom Blaugummibaum *(Eucalyptus globulus)* in Tasmanien und Australien reichlich produziert. Die blaugrünen Blätter sind sowohl abgerundet wie lanzettförmig. Kommerzielles Stutzen der Bäume wird in Spanien, Portugal und Indien vorgenommen, und der Baum wurde überall in den Tropen und Subtropen gepflanzt.

Die Blätter werden dampfdestilliert, um das Öl zu gewinnen. Es hat einen uns vertrauten Geruch und Geschmack. Es kommt in zahlreichen Rezepturen für preiswerte Parfüms vor, in Gurgelwassern und in industriellen Produkten, die einen starken, reinen Geruch brauchen.

Die Blätter der westindischen *Pimenta acris*, einem zehn Meter hohen Baum, verströmen den bekannten Geruch von Bayrum, Lorbeeröl oder

Pimentöl. Er ist frisch und würzig, mit einer medizinalen Note, und trocknet mit einer weichen, balsamischen Nachglut. Das Herrenparfüm namens «Bay Rum» wurde zuerst auf den Jungferninseln (damals Dänisch Westindien) hergestellt durch Destillation von Rum mit Blättern der *Pimenta acris*. Heute wird mit Dampf oder Wasser destilliert, dem Salz zugefügt wird, um den Siedepunkt herabzusetzen. Und heute enthält Bay «Rum» keinen Rum mehr, sondern regulären Parfümerie-Alkohol und Lorbeeröl.

Für die Kiefernote werden die Blätter und Zweige verschiedener Koniferen verwendet. *Tsuga heterophylla* wird destilliert, um «Westliches Schierlingsöl» zu gewinnen. «Fichtenöl» ist ein Gemisch aus *Tsuga canadensis*, *Picea mariana* und *Picea glauca* – östlichem Schierling, Schimmelfichte und Schwarzfichte. Der Duft ist frisch und balsamisch; das Öl wird für Kieferdüfte, Seifen und Reinigungsmittel verwendet.

Die Balsamtanne *(abies balsamea)* wird dampfdestilliert; das Öl ist farblos und duftet nach Weihnachtsbaum. Diese Tanne wächst überall in den Vereinigten Staaten und Kanada. Die sibirische Tanne *(abies sibirica)* produziert sibirische «Kiefer» mit ähnlicher Note.

Thuja occidentalis, die amerikanische Weiße Zeder, ist die Quelle von Zedernblattöl. Die Atlaszeder *(Cedrus atlantica)* aus Marokko wird geschnitten, zu Spänen verkleinert und um ihres kieferähnlichen Öles willen dampfdestilliert. Ihre nahe Verwandte, die Libanonzeder, ist heutzutage so bedroht, daß sie trotz ihres stark duftenden Öls nicht mehr destilliert wird: dieses gehörte einst zu den ersten Parfüms der Menschheit.

Ebenfalls zu den Koniferen gehört das «Zedernholz aus Virginia», in Wirklichkeit ein *Juniperus virginiana*, und «texanisches Zedernholz» *(Juniperus mexicana)*, beide ergeben ein duftendes Öl, das nicht teuer ist und in der Parfümerie verwendet wird. Wacholderbeeren trägt *Juniperus communis*, ein kleiner Baum mit Früchten, die zerdrückt und dampfdestilliert werden. Wacholderöl hat einen frischen, an Kiefernadeln erinnernden Duft und wird Colognes, Chypres und After-shaves beigegeben. Dieses europäische Produkt ist oft auf den Etiketten von Ginflaschen abgebildet. Tatsächlich kommt das Wort Gin vom französischen *genièvre* für Wacholderbeeren, die diesem Liqueur das charakteristische Bouquet verleihen. Nicht alle diese Koniferenöle sind Blattöle, aber sie werden der Ordnung halber zusammen besprochen. Die Namen allein sind verwirrlich genug – Kiefernöl aus Schierlingstannen und Zedernholz aus Wacholder.

Kampfer wird noch heute, wie eh und je, in China, Japan und Taiwan produziert. Blätter, Zweige, Wurzeln und Äste lassen sich destillieren, ebenso die Holzspäne von einem gefällten Baum. Reiner Kampfer (d-Kampfer) ist kristallin, andere Destillate enthalten weißes Kampferöl oder braune oder blaue Öle. Blaues Öl ist am stärksten und wird zur Übertönung unerfreulicher Gerüche oder für billige Seifen gebraucht. Reiner Kampfer hat einen sauberen, ätherischen Duft und ist ein sehr wirkungsvolles Tonikum; eine Empfindung von Kühle, ähnlich wie bei reinem Menthol, folgt dem Einatmen. Das braune Öl besteht hauptsächlich aus Safrol, das man isoliert und zur Herstellung von Heliotropin braucht. Kampferbäume werden über dreißig Meter hoch; gewichtsmäßig macht reiner Kampfer 0,8 Prozent eines Baumes aus und die übrigen Öle, weiß, braun und blau, 0,4 Prozent.

Die Insel Taiwan war einst berühmt für ihre Gruppen unberührter Kampferbäume mit den duftenden Blättern. Vor dem Zweiten Weltkrieg war die Destillation eine wichtige Industrie, aber als synthetischer Kampfer auf der Bildfläche erschien und die Wirtschaft ab 1949 industrialisiert wurde, fing der Niedergang dieses Gewerbes an. Einzelne, sehr alte Bäume stehen immer noch bei buddhistischen und taoistischen Schreinen. Die Volksrepublik China ist nach wie vor wichtigster Produzent dieses ätherischen Öles. China ist auch ein Hauptproduzent von *Litsea cubeba*, einem Lorbeergewächs; man gewinnt daraus Zitral und seine Derivate.

Die folgenden Öle sind Blattöle, die man per Kilo, nicht per Tonne erzeugt, man kann sie deshalb nicht zur *grosse artillerie* der Parfümerie zählen. Veilchenblattöl wird durch Solventextraktion aus *Viola odorata* gewonnen; es ist ein interessantes Material von durchdringend grüner Farbe mit dem scharfen Geruch eines zerquetschten Blatts. Es ist teuer, aber wenn es mit Fingerspitzengefühl beigegeben wird, verleiht es blumigen Parfüms und solchen vom Chypre-Typ ein ungewöhnliches Vibrato.

Veilchen werden im Schatten der Olivenbäume in Frankreich und Italien angepflanzt; auch Ägypten versucht es neuerdings mit dieser delikaten Pflanze. Veilchen sind für den Schnittblumenhandel geeignet, aber zu teuer für die heutige Parfümerie.

Artemisia pallens wird in Indien destilliert für das durchdringend riechende Davana-Öl; Rautenöl wird aus den Blättern einer spanischen Ölpflanze mit einem merkwürdigen Katzenurin-Geruch destilliert. Der botanische Name ist *Ruta graveolens*. Westliche Kräuterkundige nannten sie «Gnadenkraut», weil man glaubte, es halte Hexen und böse Geister fern. Ein Zweig dieser Pflanze schmückte in Guildhall die Bank des Sheriffs, um das «Gefängnisfieber» (Typhus) des Angeschuldigten abzuwenden.

Die Myrte *(Myrtus communis)* war eine der meistgeliebten Duftpflanzen in den Gärten von Bagdad, Damaskus, Granada, Cordoba und Isfahan, und sie wird jetzt noch in der Parfümerie verwendet. Das Destillat ist sehr frisch und stark, kampferähnlich und würzig – Material für eine Kopfnote, aber als Fixativ zu leicht. Die anziehende, kompakte Pflanze mit ihrem schönen immergrünen Laub wird kommerziell in Spanien, Marokko, Frankreich und Italien angebaut. Die biblische Königin Esther wählte den Namen *Hassadah* wegen des hebräischen Namens dieses Krauts *(hadas)*, und Griechen und Römer belohnten ihre Dichter mit einem Myrtenzweig, der besagte, daß ihr Ruhm ewig grün bleiben werde.

Ladanum ist eine weitere Pflanze, die seit mehreren tausend Jahren verehrt wurde. Die Blätter des *Cistus ladanum* schwitzen ein viskoses Harz aus, das Blätter und Zweige mit dem klebrigen Ladanum bedeckt. Dioskurides berichtet, wie diese Substanz in Kreta geerntet wurde: Schäfer und Ziegenhirten trieben ihre Herden in die Büsche und kämmten nachher das klebrige Ladanum mit einem *Ladanisterion*, einer Art von doppeltem Kamm, aus. Tournefort begegnete genau diesem Verfahren noch 1718, als er die Levante bereiste. Heutzutage werden die Büsche abgeschnitten und die Blätter und Zweige in Wasser gekocht. Das Harz steigt als dunkle Masse empor, wird abgeschöpft und in hölzerne Formen gegossen; das Wasser fließt weg und die Masse wird hart. Blöcke von zehn Kilo werden ausgeschnitten und gelagert, damit sie altern. Ein alkoholischer Extrakt wird aus dem rohen Harz gemacht, und im allgemeinen gibt man ein neutrales Lösemittel dazu, damit das Material gießfähig bleibt.

Solventextraktion läßt sich auch anwenden. Das spanische Wort für Ladanum, *jara*, stammt von den Mauren; zu moslemischen Zeiten gehörte es zur spanischen Kultur. Spanien und Frankreich sind heute die Hauptproduzenten von Ladanum. Ladanum duftet sehr süß und sehr angenehm. Es hat etwas von Honig und riecht leicht moschusartig-animalisch. Es wird in großem Maßstab verwendet für Parfüms und für teure Seifen.

Eichenmoos kann, wenn man den Begriff «Blatt» nicht allzu eng faßt, zu den Blattprodukten gezählt werden. Eigentlich ist es aber eine Flechte *(Evernia prunastri)*, eine Kombination von Pilz und Alge, keine höhere Pflanze. Der Pflanzenkörper (er sieht entfernt wie Blätter aus) hängt vom Stamm oder den Ästen verschiedener Eichenarten und anderer Laubbäume herunter. Es ähnelt dem Louisianamoos, mit dem es aber überhaupt nicht verwandt ist. Auch Eichenmoos kann auf eine lange Geschichte zurückblicken, wurde es doch seit den Zeiten der Pharaonen verwendet. Sein

Geruch erklärt, warum es so lange beliebt blieb: Er ist mild, voll und honigähnlich. Er erinnert auch an Puder und frisch gemähtes Heu. Er war eine Hauptkomponente des klassischen Chypre. Einer der Gründe, warum der Name «Chypre» gewählt wurde, liegt in der Tatsache, daß in Zypern Eichenmoos wächst. Heute wird es in Jugoslawien, Frankreich, Italien und Marokko kultiviert. Verarbeitet wird es durch Solventextraktion.

Mousse d'arbre oder Baummoos ist weniger feines Material aus ähnlichen Flechten, die auf Kiefern und Fichten in Mittel- und Südeuropa wachsen: *Evernia furfuacea* und *Usnea barbata*. Diese Flechten behalten den Terpentinduft der Bäume, auf denen sie wachsen; der Geruch ist schärfer als derjenige von Eichenmoos. («Moos» ist eigentlich eine falsche Bezeichnung, es sieht nur ähnlich aus. Man müßte es «Eichenflechte» nennen, aber der Ausdruck ist Parfümeuren völlig unbekannt.) Es gibt andere duftende Flechten, zum Beispiel die *Cladonia rangiformis*, die Hauptnahrung der Rene in Lappland, und mancher Sammler stößt noch auf weitere.

Die Gewürzöle

Viele Leute glauben, Gewürze brauche man nur zum Kochen, und ahnen nicht, welch wichtige Rolle diese kräftigen Aromatica in Parfüms spielen. Alle Speisegewürze werden auch in der Parfümerie gebraucht. Manche verwendet man ganz oder gemahlen in Potpourri- oder Sachet-Mischungen, aber ein Großteil wird destilliert und in Parfümmischungen oder Seifentröge gegossen.

Gewürznelken sind unentwickelte Blütenknopsen eines Baumes, der bis zu zehn Meter hoch wird. Der botanische Name ist *Syzygium aromaticum;* der frühere Name war *Eugenia caryophillata*, und daher kommt der Name Eugenol für den Hauptbestandteil des Gewürznelkenöls – Eugenol riecht wie eine Zahnarztpraxis.

Der Baum stammt wahrscheinlich aus den Molukken in Indonesien. Während der rauhbeinigen Tage, als die Holländer Ostindien eroberten, wurden alle Gewürznelkenbäume durch ein Gesetz entwurzelt außer denen auf Amboina, und ihr Anbau war einem strengen Monopol unterworfen. Viel Blut wurde wegen dieses schlichten Gewürzes vergossen.

Pierre Poivre riskierte sein Leben, als er die Samen von Gewürznelkenbäumen aus den holländischen Kolonien herausschmuggelte und sie in den französischen Territorien im indischen Ozean pflanzte. Als nächste verschafften sich die Engländer Samen und fanden für sie eine bereitwillige Heimat auf zwei Inseln vierzig Kilometer vor der ostafrikanischen Küste: Sansibar und Pemba. Das Klima war ideal, und die arabischen Händler fanden genügend Arbeiter unter dem Sklavensystem, das auf den Inseln vorherrschte. Das holländische Monopol war 1818 endgültig gebrochen, und heute sind Sansibar und Pemba für die Belieferung fast der ganzen Welt verantwortlich. Nur Madagaskar erzeugt noch Gewürznelkenöl. Indische Händler haben in Sansibar die Rolle der Makler übernommen und chinesische Kaufleute in Madagaskar.

Die noch geschlossene Knospe muß von Hand gepflückt werden für die Destillation des feinen «Knospenöls», aber auch die Blätter enthalten ätherisches Öl, das «Nelkenblattöl». Ein Baum beginnt fünf Jahre, nachdem er aus der Baumschule verpflanzt worden ist, zu tragen, und kann ein Jahrhundert lang fruchtbar bleiben. Nelkenknospenöl wird in der Parfümerie verwendet wegen seiner süß-würzigen Note; es bereichert Rosen und andere süße, blumige Düfte. Das Blattöl ist rauher und wird in Seifenmischungen gebraucht oder als Quelle für Eugenol, ein Anästhetikum, das Zahnärzte verwenden, oder als keimtötendes Mittel in Medikamenten.

Zimt *(Cassia zeylanicum)* stammt aus Ceylon, und Sri Lanka ist noch immer der wichtigste Produzent. Wie die Gewürznelken, hat auch Zimt eine farbige Geschichte. Die Portugiesen eroberten Ceylon 1505 und erzwangen einen riesigen Tribut dieses Gewürzes von den dortigen Herrschern. Sie errichteten auch ein Monopol, das von den Engländern schließlich 1796 gebrochen wurde. Als Ceylon in den Napoleonischen Kriegen in englische Hände überging, wurde die Fläche des zimtproduzierenden Landes auf 160 Quadratkilometer erweitert. Heute ist es beinahe so viel.

Die getrocknete innere Rinde liefert das gehandelte Öl, aber auch die Blätter werden destilliert zu einem ätherischen Öl. Das Rindenöl hat den vertrauten Zimtgeruch, es wird auch gebraucht, um Eugenol zu isolieren oder zur Herstellung von Vanillin, synthetischem Vanille. Kleine Mengen des Öls verstärken orientalische Mischungen. Als Gewürz ist Zimt sehr bekannt. «Stangen» sind Rindenstreifen, die in der Nahrungsmittelindustrie gebraucht werden; es ist dieselbe Rinde, die vor der Destillierung zerbröckelt wird.

Mit Zimt verwandt ist die Kassie, *Cinnamomum cassia,* ein Produkt aus den Provinzen Kuang-hsi und Kuang-chow in Südostchina. Öl kann aus Rinden, Blättern und Stämmen dieser Bäume destilliert werden; das Zimtaroma ist dabei unterschiedlich stark. Kassie wird oft als Würze gebraucht, vor allem in Cola-Getränken, aber viel seltener in der Parfümerie. Das Öl bewirkt in Seifen oft eine Verfärbung. Muskatnußöl wird reichlich in Herrenparfüms verwendet; in anderen Mischungen nur spärlich. Es ist ein blaßgelbes Öl mit frischem, leichtem und warmem Geruch, das aus den Samen von *Myristica fragrans* destilliert wird. Der selbe Baum produziert «Muskatblüte», nämlich den glänzend roten Samenmantel, der die Muskatnuß umgibt; ihr Geruch ist kräftiger.

Muskatnüsse waren in Genua 1158 im Handel. Als die Briten das holländische Monopol brachen, indem sie von 1796 bis 1802 die Molukken besetzten, brachten sie die Bäume nach Malaya und Grenada in Westindien. Heute sind Indien, Grenada und Sri Lanka die Haupterzeuger. Connecticut wird manchmal der «Muskatnuß-Staat» genannt, weil Schlaumeier von dort hölzerne Muskatnüsse geschnitzt hatten, um sie unter die echten zu mischen.

Die Monoterpene, die im Muskatnußöl enthalten sind, sind hitzeempfindlich und werden entweder gummig oder übelriechend. Man hat deshalb ein terpenloses Öl entwickelt. Die Muskatnuß selbst besteht zu etwa zehn Prozent aus ätherischen Ölen, die Muskatblüte zu neun Prozent. Jamaikapfeffer ist eins der wenigen Gewürze, die in Westindien, nicht in Ostindien beheimatet sind. Der weitaus größte Teil davon wird in Jamaika angebaut. Aus der Beere der *pimenta dioica* wird ein Öl dampfdestilliert, das allgemein verwendet werden kann und sich gut mit Ingwer, Rosengeranien, Patschuli und Iriswurzelöl verträgt. Die Kopfnote ist frisch und die Basisnote erinnert an Tee. Jamaikapfeffer wird auch Nelkenpfeffer oder Piment genannt.

Der Baum ist diözisch, das heißt es gibt ausschließlich männliche und weibliche Bäume – im Gegensatz zu den meisten Pflanzen, die männliche und weibliche Teile in ein und derselben Blüte tragen.

Das Wort Vanille kommt vom spanischen *vaina*, Bohne. Die Spanier lernten die getrockneten Bohnen der Orchidee *Vanilla planifolia* in Mexiko kennen, wo die Azteken sie benutzten, um ihre *chocalatl* zu würzen.

Vanille, die sich offensichtlich als Speisewürze eignet, läßt sich auch in der Parfümindustrie verwenden. Man benutzt dafür die Solventextraktion oder die Perkolation in einer Wasser-Alkohol-Lösung. Vanille verleiht Blütenmischungen Süße und Tiefe und verträgt sich gut mit Sandelholz und den Gewürzen in orientalischen Parfüms. Obschon das synthetische Vanillin um ein Mehrfaches billiger ist, kann die Nachfrage nach echter Vanille nicht vollständig gedeckt werden. Echte Vanille ist viel nuancenreicher, außerdem erwies sich das erste Synthetikum, Kumarin, als giftig, und so ist man mit Synthetika vorsichtiger geworden.

Vanille ist die einzige Orchidee, die in der Parfümerie verwendet wird, obschon viele Pflanzen aus dieser Familie wundervolle, verschiedene Düfte verströmen. Sie ist kein eigentliches «Gewürz» und wird nur deswegen dazu gezählt, weil sie zusammen mit Gewürzen gehandelt wird.

Mexiko ist die Heimat der Vanille-Orchideen, aber heutzutage produziert Madagaskar den Großteil des Weltbedarfs. Réunion, Java, Tahiti und die Seychellen sind weitere Erzeuger.

Die Geschichte der Vanille außerhalb von Mexiko ist interessant. Es war verhältnismäßig leicht, Vanille zu verpflanzen. Aber in ihrer Heimat wurde sie von Kolibris und Bienen der Gattung *Melipona* befruchtet, und die konnte man nicht mitnehmen. Deshalb wuchsen Vanillepflanzen in Réunion üppig heran, bildeten aber niemals die so wichtigen Schoten, denn die Blüten wurden nicht befruchtet. Aber ein freigelassener Sklave, Edmond Albius, entwickelte 1841 ein Verfahren, mit dem die Blütenstempel von Hand befruchtet werden konnten, und heute kann so ein Arbeiter bis zu dreihundert Blüten im Tag mit Pollen versehen. Diese Methode von Réunion wird heute überall angewandt, sogar in Mexiko, weil sie zuverlässiger ist als die Vögel und die Bienen.

Pfeffer *(Piper nigrum)* wird mit Alkohol oder Azeton extrahiert oder destilliert, weil er eine warme, trockene, holzige Note hat, die man als Glanzlicht oder für spezielle Effekte einsetzt. Haupterzeuger sind die Länder seiner botanischen Heimat: Indien, Indonesien, Malaia, Thailand und die indochinesischen Völker.

Ingweröl wird aus dem knolligen Wurzelstock von *Zingiber officinale* destilliert. Das Gewürz stammt ursprünglich aus der Region am Indischen Ozean, wird aber heute überall in den Tropen angebaut; für Parfüms wird es wenig verwendet, außer in Herren-Duftwassern. Kardamom ist ein Mitglied der Ingwerfamilie. Das Öl dieser Pflanze *(Elletaria cardamomum)* wird nicht aus dem Wurzelstock gewonnen, sondern aus den scharfen Samenkapseln. Gute Kardamomöle haben eine angenehme, frische Würzigkeit; billigere Öle haben einen harten, medizinischen und eukalyptusähnlichen Geruch.

Die Wurzelöle

Baldrian *(Valeriana officinalis)* hat den schlechtesten Ruf von allen aromatischen Wurzeln; sein ranziger Geruch erinnert an Limburgerkäse und ist so durchdringend, daß überliefert wird, der Rattenfänger von Hameln habe in seiner Gesäßtasche Baldrian getragen, um die Ratten anzulocken. Die Isovaleriansäure verursacht diesen üblen Geruch, aber darunter gibt es Schichten mit moschusähnlich-holzigen, balsamischen Tönen, die gewisse Mischungen verfeinern können, wenn sie klug eingesetzt werden. Die Blüten dieser Pflanzen werden «Sonnenwende» genannt und riechen angenehm. Großplantagen gibt es in der Sowjetunion, den baltischen Staaten, Belgien, Deutschland und Frankreich. «Kesso-Wurzel» ist eine japanische Varietät *(V. officinalis var. latifolia)*. Das Öl wird extrahiert, indem man die Wurzeln trocknet, zerdrückt und destilliert. Je älter das Wurzelmaterial ist, desto höher ist der Anteil an übelriechender Isovaleriansäure.

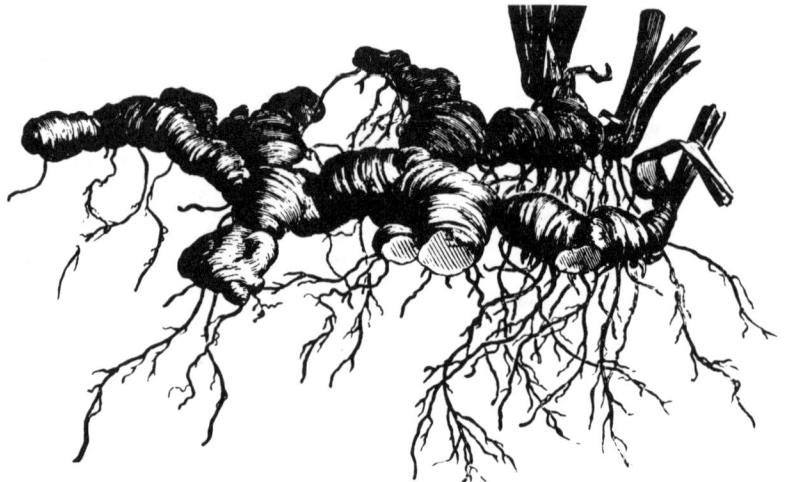

Die Wurzelstöcke der Florentinischen Iris (Iris germanica, var. florentina) *enthalten Drüsen mit veilchengleich riechenden ätherischen Ölen. Die vollkommene Erzielung dieser Note benötigt Monate des Trocknens und sorgfältiges Abschälen der äußeren braunen Haut. Die trockenen, geschälten Wurzeln wurden im achtzehnten Jahrhundert gewöhnlich zu Puder für Perücken und als Fixativ für Potpourris zermahlen. Iriswurzel wird heute noch in Potpourris gegeben, aber ihre häufigste Verwendungsform ist das Destillat in der Parfümerie.*
Abb.: George Nicholson, The Illustrated Dictionary of Gardening, *London 1888.*

Kuskusgras (oder Vetiver) riecht scharf und deutlich nach Wurzeln, hat aber sonst nichts Ungewöhnliches, es erinnert an den Geruch einer rohen, aufgeschnittenen Kartoffel. Die dünnen, drahtigen Wurzeln der *Vetivera zizanioides* werden in Indien, Java, Réunion, Haiti und Brasilien destilliert und ergeben ein viskoses Öl, das wegen seiner Frische und seiner erstaunlichen fixierenden Eigenschaften breite Verwendung findet.

Iriswurzel hat eine ganz andere Note. Sie ähnelt Veilchenduft mit fruchtigen Untertönen, die warm und haltbar sind; auch diese Wurzel ist ein gutes Fixativ. Die Wurzelstöcke von *Iris germanica, var. florentina,* und *Iris pallida* werden getrocknet, zwei bis drei Jahre gelagert und dann destilliert oder mit flüchtigen Lösemitteln extrahiert. Dieses schöne Material wurde jahrhundertelang hoch geschätzt. Die griechischen und römischen Kräuterkundigen – Theophrastus, Dioskurides und Plinius – kannten es, und die Pflanze wurde in den Gärten von Kaschmir gezogen; ihr persischer Name war *bihk-i-banafshah.* Heute ist das Dorf San Polo in der Toscana ein größerer Lieferant von Iriswurzel, ebenso Marokko. Das Material ist sehr teuer (25 000 Dollar pro Pfund), denn jede Wurzel muß von ihrer braunen Haut befreit werden, damit das cremeweiße Innere zum Vorschein kommt, und die ganze Ernte muß viele Monate lang getrocknet werden.

Die Gummiharze und Balsame

Weihrauch und Myrrhe werden noch immer produziert in Arabia Felix, in jenem Arabien, das den Römern «gesegnet» schien, weil diese zwei Gummiharz-Arten dort wuchsen. Eine nicht ganz so köstliche Spezies wächst in Somalia. Weihrauch wird durch Dampfdestillation extrahiert, und das Produkt nennt sich im Handel Olibanumöl. Oder man kann einen Auszug herstellen, mit Hilfe von Kohlenwasserstoff-Lösungen. Myrrhe kann man ebenso behandeln. Beide entzücken den Menschen wie eh und je.

Benzoeharz wird in Alkohol eingelegt, um die süße Balsamnote herauszuholen, die an Vanille erinnert. Das indochinesische *Styrax tonkinese* ist feiner als das *Styrax benzoin* aus Sumatra.

Galbanum ist ein weiteres Harz; es wird an der Basis der Blätter und Schößlinge von *Ferula galbaniflua* ausgeschwitzt und ergibt einen kräftigen, grünen und holzigen Duftstoff, der Chypre-, Kiefer- und Moosmischungen beigegeben wird, aber stets mit großer Zurückhaltung. Das Harz läßt sich in Alkohol lösen, destillieren oder mit Solventextraktion behandeln.

277

Perubalsam ist ein Harz aus der Rinde von *Myroxylon balsamum, var. Pereirae*, einem hohen Baum von der zentralamerikanischen «Balsamküste» in El Salvador. In dieser Gegend wurden seinerzeit peruanische Waren nach Europa umgeladen, und Perubalsam wurde dazugegeben, obschon er in Peru gar nicht vorkam.

Sein Duft ist balsamisch: rein, weich, süß und sehr haftfähig. Der Balsam wird gegenwärtig in Parfümalkohol aufgelöst. Tolubalsam *(Myroxylon balsamum)* ist ein verwandter Baum aus Kolumbien und Venezuela mit ähnlich mildem Duft.

Die Holzöle

Bois de rose (Rosenholz) ist ein weiteres Produkt der Wälder im nördlichen Südamerika. *Aniba roseodora* wird zerhackt und destilliert; das sich ergebende Öl wird hauptsächlich für die Isolierung von Linalool benutzt, das siebzig Prozent des Öls ausmacht. *Bois de rose* hat schon für sich einen süßen, hölzernen Duft, und das Linalool wird in Maiglöckchen- und Neroli-Mischungen verwendet.

Sandelholz *(Santalum album)* ist einer der ältesten Parfümstoffe, während zwei Jahrtausenden wurde er ununterbrochen verwendet und ist auch heute das wichtigste holzige Öl. Nur Indien und die Insel Timor in Indonesien erzeugen diesen ungewöhnlichen, halbparasitischen Baum, der zehn Meter hoch werden kann und das ätherische Öl erst nach dreißig Jahren Wachstum im Kernholz bildet.

Das Kernholz ist schwer, feinkörnig und läßt sich glattpolieren, als wäre es so etwas wie botanisches Elfenbein. Es ist so kostbar, daß es in Indien einem Staatsmonopol unterliegt, und es wird in achtzehn Grade eingestuft, bis hinunter zum Sägemehl.

Das Destillat ist blaßgelb und viskos und hat eine extrem süße, weiche Geruchsnote. Es bleibt lange Zeit unverändert und wird auch als Fixativ verwendet. Sein Preis setzt jedoch dem Gebrauch Schranken.

Die Zitrusöle

Die Zitrusöle bilden eine Klasse für sich. Es gibt nicht nur mehrere wichtige Pflanzen – Orangen, Limonellen, Zitronen, Mandarinen, Grapefruits – die ätherische Öle bilden, sondern das Öl kann aus den Schalen, Blüten und sogar den Blättern der verschiedenen Pflanzen extrahiert werden.

Für die Parfümindustrie am wichtigsten ist eine sonst wenig bekannte Pflanze: Bergamotte *(Citrus bergamia)*. Dieser Baum, der bis zu acht Meter hoch wird, wird fast ausschließlich auf einem schmalen Küstenstreifen in Südkalabrien angebaut. Bergamotte wurde nach Guinea eingeführt, als es zu Französisch-Westafrika gehörte, aber die dortige Produktion läßt sich nicht mit der süditalienischen vergleichen. Das Öl wird aus der Schale ausgepreßt und hat eine reiche, süßfruchtige Kopfnote, der eine ölige grüne Note folgt, und hierauf eine reiche Basisnote. Es wird viel in klassischen Eaux de Cologne und in Chypre und Parfüms von Aldehyd-Typ gebraucht. Der Duft ist uns vom «Earl-Grey-Tee» vertraut. Auch Süßigkeiten werden damit parfümiert.

Es gibt einen Bestandteil im Bergamottöl, der ausgeschaltet werden muß: Bergaptan, das die Haut reizt.

Neroli ist ein weiteres Zitrusprodukt, das für die Parfümindustrie von großer Bedeutung, Außenstehenden aber kaum bekannt ist. Das ist das Öl, das aus den Blüten der Bitterorange *(Citrus aurantium)* destilliert wird. Auch ein absolutes Öl aus Orangenblüten läßt sich herstellen. Die Bitterorange stammt aus Südchina und Indochina, wird aber heute in Südfrankreich, Italien, Marokko, Tunesien und Ägypten angebaut. Der Duft ist leicht und frisch, erinnert ein wenig an Maiglöckchen und ist unendlich ätherischer als irgendein Öl von der Schale. Neroli wird auch für Eaux de Cologne am liebsten verwendet, und es mischt sich gut mit allen absoluten Blütenölen.

Petitgrain ist der Fachausdruck für Öl, das aus den Zweigen und Blättern der Bitterorange gemacht wird; manchmal nennt man es auch «Petitgrain bigarade». Dieses Öl wird in Frankreich, Tunesien und Paraguay hergestellt. Der Ausdruck *Petitgrain* ist französisch und bedeutet «kleine Samenkörner», womit die unreifen Früchtchen gemeint sind, obschon das Öl ja aus Blättern und Zweigen stammt. Paraguay erzeugt den größten Teil des Weltbedarfs an Petitgrain dank einem vielgereisten französischen Botaniker, Benjamin Balansa (1825–1892); als erster destillierte er die Blätter von wilden Bitterorangenbäumen, die östlich vom Paraguay-Fluß wuchsen. Petitgrain wird häufig für Seifen und für Zitrus-Duftmischungen verwendet. Seine Kopfnote ist etwas herb, und die mittlere Note bitter-blumig.

Die Orange *(Citrus sinensis)* stammt aus China; daher auch der Name Apfelsine – Apfel aus China. Die Schalen werden in Sizilien, Kalabrien, Israel, Spanien, Florida, Kalifornien, Guinea und Brasilien verarbeitet. Jede Gegend produziert ein Öl mit eigenem Charakter, und die Parfümeure achten deshalb sehr auf die Provenienz dieser Materialien. Das Öl wird auch in Zitrusmischungen verwendet und für die Darstellung von Limonen und seinen Derivaten. Als Geschmack ist die Apfelsine einer der beliebtesten der Welt und wird unter anderem für Getränke, Sorbets, Konfekt und Pharmazeutika gebraucht. Für Getränke verwendet man terpenlose Öle, um die Wasserlöslichkeit zu steigern. Die Bitterorange *(Citrus aurantium)* dient im allgemeinen zur Herstellung von Marmelade, aber man kann sie auch kaltpressen und erhält ein ähnliches Orangenöl.

Auch die Mandarine wurde schon für Parfümeriezwecke eingesetzt. Die Schale dieser Früchte läßt sich auspressen und die Blätter dampfdestillieren. Im ersteren Fall entsteht Mandarinenöl, im letzteren Petitgrain mandarinier. Kalabrien ist ein Hauptzentrum für den Anbau dieses Zitrus.

Zitronenöl wird aus der Schale von *Citrus limonia* gepreßt, einem kleinen, aus Südchina stammenden Baum. Heute gibt es eine riesige Zitronenproduktion mit vielen Zentren: Kalifornien, Sizilien, Brasilien, Israel und Guinea. Der vertraute Duft erscheint in Colognes, Sprühdosen und Reinigungsmitteln.

Die Limette, *Citrus aurantiifolia*, stammt aus Indien und Südostasien und ist die zarteste aller Zitrusfrüchte. Sie gedeiht in vielen subtropischen Gebieten nicht, in denen sich andere Zitrusbäume wohlfühlen. Sie ist auch innerhalb ihrer Art ungewöhnlich, weil ihre Schale sich dampfdestillieren läßt. Es kommt auch die Kaltpressung vor, aber selten. Dieses Öl lieben die Parfümschöpfer, weil es «parfümiger» sei, wie der Geruch der Limette selbst, aber Geschmacksexperten verwenden sie wenig. Limettenöl ist in den meisten Colagetränken enthalten; es verträgt sich gut mit Kassienöl, das ebenfalls in sehr vielen Getränken vorkommt.

Die Grapefruit *(Citrus × paradisi)* kann kaltgepreßt werden; ihr Öl verstärkt manchmal eine Bergamotten-Zusammenstellung. Die meisten Grapefruits wachsen entlang der Golfküste und in Kalifornien.

So sind wir zum Schluß unserer Erklärungen zu den Zitrusbäumen gelangt; man sollte sich aber merken, daß hier die Variationen endlos sind. Die Blätter von Zitronen und Grapefruits lassen sich destillieren, und Züchter entwickeln ständig neue Abarten der wichtigsten Früchte. Diese Abarten liefern Schalenöle, die weiter variiert werden können. Die obige Liste enthält jedoch die wichtigen Zitrusöle, die der Parfümeur in seinem Arsenal hat. Die Basisnote von Zitrus gehört, mit all ihren Abstufungen, zu den beliebtesten in der Parfümerie und kennzeichnet noch immer die Note der Herrenduftwasser.

Synthetische Parfüm-Grundstoffe

Wir haben die tierischen und pflanzlichen Quellen der ätherischen Öle angeschaut und wenden uns nun den von Menschen erzeugten chemischen Materialien zu. Die Vielzahl der Synthetika ist von größter Bedeutung für die Parfümerie. In seinem zweibändigen Werk, *Perfume and Flavor Chemicals*, studierte Steffen Arctander über dreitausend Aroma-Chemikalien. Seit Erscheinen dieses Buches (1969) sind noch mehr dazugekommen. Die Wichtigkeit der Synthetika spiegelt die Blüte der organischen Chemie in den letzten hundert Jahren wider. Viele faszinierende Aromatika wurden von Parfümeur-Chemikern synthetisiert, die für Häuser wie Givaudan und Firminich of Switzerland, Dragoco Gerberdeing and Company, Haarman und Reimer in Deutschland, International Flavors and Fragrances und Florasynth in den Vereinigten Staaten arbeiten. Viele Duftchemikalien wurden durch glückliche Zufälle in Laboratorien der petrochemischen Industrie, der Pharmazeutik und der Holzpulpenindustrie entdeckt. Wollten wir die Namen der verschiedenen so gefundenen Essenzen aufzählen, so ergäbe sich eine unverständliche Liste, es sei denn, der Leser wäre organischer Chemiker. Aber ein paar allgemeine Bemerkungen können das Thema auch für den Nichtfachmann verständlich machen.

Synthetika erweitern die Skala des Parfümeurs auf wunderbare Weise. Wir haben schon gesehen, wie sich die Kreation verschiedener Parfüms vervielfachte, als die ersten Synthetika der Zusammenstellung beigegeben wurden: Fougère Royale 1882. Synthetika kämpfen nicht gegen die natürlichen Substanzen; sie verstärken sie. Santylylazetat bringt die Kopfnote von Sandelholz stärker zur Geltung, und Benzylazetat verstärkt den blumigen Charakter teurer absoluter Öle.

Wenn man jedoch nur Synthetika verwendet, ergibt sich selten ein angenehmes Parfüm. Wie der Verfasser von *Fragrance and Flavor Industry* bemerkt:

> Die meisten Parfümeure und Geschmacksexperten sind sich dessen gewiß, daß die Rezeptur eines Parfüms oder Geschmacksmittels Leben, Schimmer, Körper und Glanz, Natürlichkeit und Überzeugung nur erzielen kann, wenn sie wenigstens ein Minimum an natürlichen Substanzen enthält. Rezepturen, die ausschließlich auf Synthetika beruhen, erreichen niemals den Charakter und die Anziehung von Mischungen, die einen nennenswerten Anteil an natürlichen Substanzen enthalten.[4]

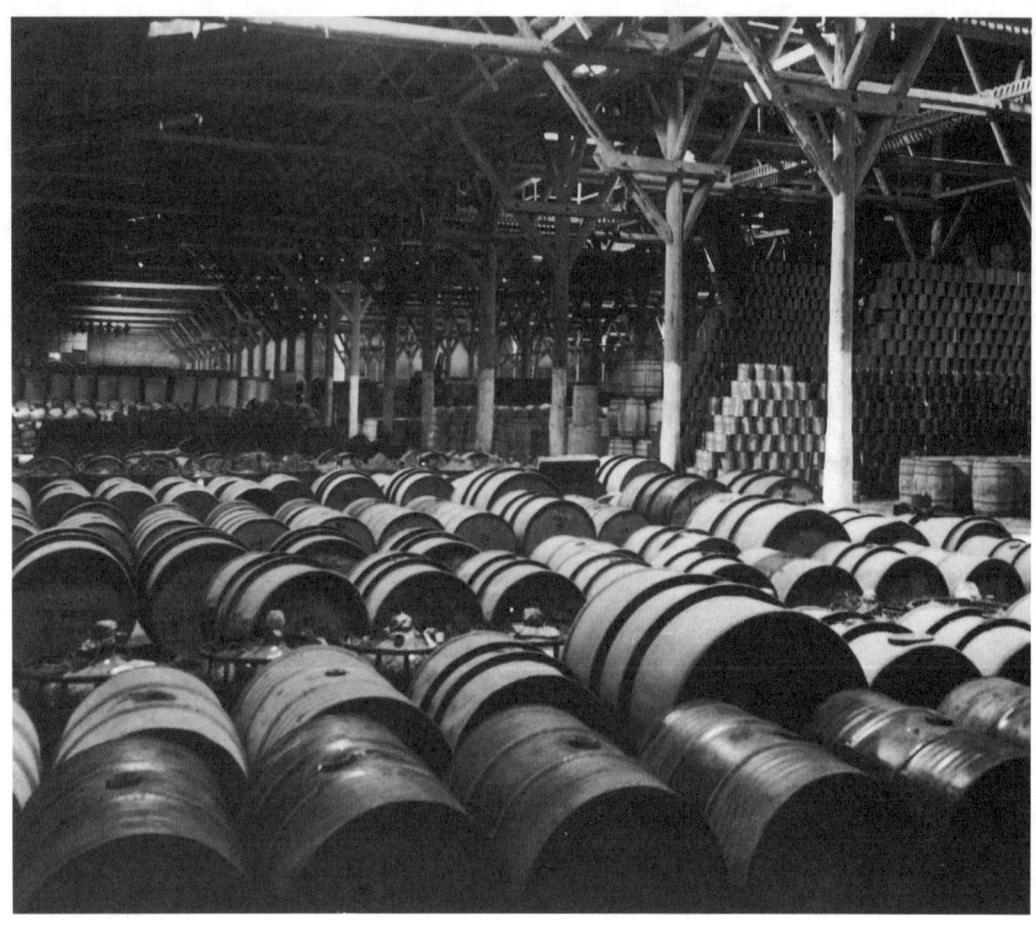

*Fässer mit Aroma-Chemikalien, Produkte der Forschung in der organischen Che-
mie des letzten Jahrhunderts, warten im Lagerhaus eines Großlieferanten.
Abb.: Dragoco, Inc.*

Aber nun müssen wir uns mit einer anderen Frage beschäftgen: «Wie
unnatürlich sind Synthetika?» Wie früher dargelegt, werden aus natürlichen Ölen Isolate oder Halbsynthetika gewonnen, etwa Zitronellal, Geraniol, Eugenol, Isoeugenol, Safrol, Anethol, Farnesol, Linalool und Thujon.
Und diese Substanzen lassen sich ihrerseits ausbeuten, so daß weitere Derivate entstehen. Obwohl der Verbrauch der Parfümerie an Petroleum-Pro-

dukten bescheiden ist, hat der dramatische Preisanstieg dieser Produkte sie doch berührt. Wahrscheinlich wird man das chemische Laboratorium, das eine Pflanze darstellt, dazu benützen, ständig neue Produkte zu entwickeln, die isoliert oder neu kombiniert werden können, um viele vom Menschen geschaffene Duftchemikalien herzustellen. Die Holzpulpenindustrie hat sich als besonders ergiebige Quelle sehr ungewöhnlicher Materialien erwiesen, die aus dem preiswerten und leicht erhältlichen Terpentin abgeleitet wurden.

Die Steinkohlenteer-Industrie hat viele wertvolle Aromachemikalien beigesteuert, etwa Benzylazetat, Benzylalkohol, Cumarin und Benzylaldehyd. Man kann auch Kohle als natürlich betrachten, da sie ja aus fossilem Holz besteht. Ganze Baumstämme werden oft in Kohlenschichten gefunden, und Kohlenstücke zeigen manchmal Spuren von Blättern und Rinde. Man empfand allerdings Petroleum lange als anorganisches Produkt, das durch das Versickern vieler Substanzen in die frühe Erdkruste entstanden sei. Die Chemikalien, die in Ölraffinerien und beim Kracken anfallen, haben der Aromaindustrie wichtige Bausteine geliefert. Heutzutage anerkennen die Chemiker die organische Natur selbst dieses wichtigen Ausgangsmaterials. Öl bildete sich in der prähistorischen Erde aus winzigen Tröpfchen in den Körpern kleiner Pflanzen und Tiere, meist Algen und Diatomeen und einzelliger Foraminiferen. Als die Körper von Billionen solcher Lebewesen auf dem Grund seichter Meere zerfielen, wurden die Ölpartikel, wahrscheinlich mit bakterieller Hilfe, herausgepreßt. Die befreiten Tropfen sickerten durch Felsspalten und bildeten Lager. Auf solch ein Lager stieß 1859 «Oberst» Drake und leitete damit das Zeitalter des Erdöls ein.

Zwei aus Petroleum abgeleitete Synthetika sind das paratertiäre Butylcyclohylazetat, mit angenehmer holziger Note und von großer Stabilität, und «Sandela», eine von Givaudan synthetisierte Substanz, die bemerkenswert ähnlich riecht wie Santanol aus Sandelholz, aber mit dem natürlichen Molekül nichts gemein hat.

Die Aldehyde wirken sehr stark auf die Geruchsorgane, aber diese anfängliche Kraft läßt rasch nach – chemisch gesprochen, werden die Aldehyde schnell acetalisiert. Hier muß der Parfümeur wissen, wie er andere Stoffe einsetzen kann, die den Anfangsschock der Aldehyde aufbauen, verstärken, ausfüllen und mildern. Ernest Beaux verwendete reichlich Ylangylang, Rosen- und Jasminöl, um diese Nachwirkung zu erzielen. Parfümerie ist eine Art von Kunst, die sich wie Musik mit der Zeit entfaltet. Sowohl synthetische Stoffe wie natürliche haben in diesem Orchester ihren Platz. Die Aldehyde sind kräftige, hochflüchtige Geruchschemikalien. Formaldehyd haben die meisten von uns schon gerochen; es ist kein Parfümstoff, aber es gibt eine gute Vorstellung von der Intensität und Schärfe dieser Chemikaliengruppe. Aldehyde entdeckt man sofort; sie geben einer Rezeptur Schwung. In älteren Parfüms, etwa in Eau de Cologne, findet man sie nicht, aber seitdem sie von Ernest Beaux 1921 Chanel Nummer Fünf beigegeben wurde, hat man sie großzügig verwendet. Diese scharfen, modernen Substanzen sind synthetisch, werden aber trotzdem beschrieben, indem ihre Ähnlichkeit mit natürlichen Düften hervorgehoben wird. Unter den wichtigen Aldehyden finden wir Aldehyd C7 mit Orangenduft, Aldehyd C10 mit einer Duftmischung aus Orange, Rose und Zitrone; Aldehyd C20 mit einer fruchtigen Himbeerennote. Spuren von Aldehyden kommen in verschiedenen Pflanzenölen vor, aber niemals so konzentriert wie in synthetischen Produkten.

12. Die heutige Entwicklung der Parfüm-Technologie

*D*ie Zahl künstlicher Geruchschemikalien wächst rasch, und die Herstellungsverfahren solcher chemischer Stoffe werden laufend verbessert, um der steigenden Nachfrage nach Aromatika zu genügen. Die Preise haben sich in den letzten zehn Jahren nicht wesentlich erhöht, zum Teil, weil neue Möglichkeiten erschlossen wurden, und zum Teil, weil die Verfahren zur Verarbeitung der herkömmlichen Stoffe verfeinert wurden: eine Anomalie in einem Wirtschaftsklima, in welchem die Kosten der meisten Materialien gen Himmel schiessen. Ein Beispiel dafür ist die Produktion von Terpenen aus Terpentin in der Holzpulpenindustrie, die sich dramatisch verteuert hat. Ein weiterer Trend zeigt sich in der Vermehrung der Aromachemikalien aus der Erdölindustrie Hand in Hand mit einer Verminderung derjenigen aus der Steinkohlenteer-Industrie. Auch hat man aus Fetten wie Rizinusöl bereits Synthetika wie Benzaldehyd und Styrol gewonnen.

Und die jahrhundertealte Aufgabe, ätherische Öle aus dem Reich der Botanik zu gewinnen, steht auch nicht still. Als Reaktion auf die große Nachfrage nach Duftprodukten wird immer mehr Land für die Kultur von Parfümpflanzen gebraucht, besonders in Ägypten, Indien und China. In jedem dieser Länder ist man bemüht, die besten Arten der ölhaltigen Pflanzen anzubauen, die beste landwirtschaftliche Technik (Düngemittel, Insektenkontrolle und Bewässerung) und die lohnendste Extraktionsmethode anzuwenden.

Dies trifft auch für die industrialisierte Welt zu. Das amerikanische Landwirtschaftsdepartement finanziert Forschungen, deren Zweck es ist, Familienfarmen in den Südstaaten zu einem zusätzlichen Einkommen zu verhelfen. Dr. A. Tucker hat ausführlich experimentiert mit neuen Arten der Damaszenerrose, der *rose de mai*, der *rosa gallica*, der alten «Apothekerrose», mit Lavendel und Lavandin-Abarten, mit Muskatellersalbei, griechischem und dalmatinischem Salbei, mit Katzenminze, Baldrian, wildem Majoran, dem Safrankrokus und anderen Krokusarten, um einen Ersatz für dieses teuerste aller «Gewürze», das Rosenöl finden zu können.

Ebenso weit ist der Horizont von Dr. Brian Lawrence, Verfasser des monatlichen Beitrags «The Essential Oils» in der Zeitschrift *The Perfumer and Flavorist*. Dr. Lawrence hat es übernommen, Plantagen von Pflanzen zu entwickeln, welche ätherisches Öl enthalten, und zwar für die R. J. Reynolds Company. Er hat die Ölerträge vieler Blumen aus der *Labiatae*- und der *Umbelliferae*-Familie intensiv untersucht, um herauszufinden, welche Kreuzungen die Investition in Land, Zeit und Dünger am ehesten lohnen würden. Im Gegensatz zum Projekt des Landwirtschaftsdepartements ist er an einer vollmechanisierten Produktion in Großplantagen interessiert, nicht an kleinen, von Familien bestellten Feldern. Basilikum- und Muskatellersalbeiöl von ausgezeichneter Qualität werden von den Reynolds-Feldern in Nord-Carolina regelmäßig produziert. Dr. Lawrence glaubt, diese Produktion könne den Verbrauch importierter Öle ersetzen. Bis jetzt waren die Vereinigten Staaten nur in der Erzeugung von Minzenölen, Kieferprodukten und Ölen aus einheimischen Zedern und Wacholderbäumen stark gewesen. Lawrence ist auch der Ansicht, bei genügender Rationalisierung könnten botanische Öle preislich und geruchlich sogar mit synthetischen Ölen konkurrieren.

Der Produktion von ätherischen Ölen widmet man sich auch in anderen Ländern. Die Sowjetunion konzentriert sich auf Rosen, Muskatellersalbei und einige Umbelliferae. Bulgarien hat große Rosenpflanzungen angelegt und kultiviert auch einige der weniger bekannten Kräuter. Tasmanien zieht Lavendel, und Australien baut Boronia- und Eukalyptusbäume an. In Südfrankreich ließ man alle traditionellen Duftpflanzen nochmals Revue passieren, richtete die Forschung aber hauptsächlich auf Lavendel und seine Kreuzungen. Die *Laboratoires d'Amélioration des Plantes*, die zum Nationalen Institut für landwirtschaftliche Forschung in Antibes gehören, gingen mit der Erforschung jedes einzelnen Aspekts des Lavendels und der verschiedenen Lavandine voran; diese Pflanze spielt heute eine wichtige Rolle in der provenzalischen Wirtschaft.

Das Institut für Tropenprodukte in London besteht seit 1894. Damals wurde ein Institut gegründet, das sich mit landwirtschaftlichen Problemen in den entlegenen Kolonien beschäftigte. 1965 wurde es umgestaltet und dient jetzt dem dringenden Bedürfnis der Verbindung der industrialisierten Welt, ihrer Wissenschaft und ihrer Märkte mit der Dritten Welt der Produzenten. Das Institut hat die Voraussetzungen untersucht, die für den Anbau von Gewürzpflanzen nötig sind, sowie die optimale Produktion einiger fixierter Öle für die Seifenindustrie der ganzen Welt. Zum Glück für die westliche Parfümindustrie werden die Preise für Gewürz- und andere Öle während der nächsten fünf bis zehn Jahre sich kaum erhöhen. Der Grund hiefür ist nicht sehr erhebend; er besteht im verzweifelten Kapitalmangel in der ganzen nichtindustrialisierten Welt und in deren Bestreben, auf jeden Fall zu verkaufen, um zu Geld zu kommen. Wie Bernhard Champon von der L.A. Champon and Co, Inc, in Los Angeles – einer führenden Maklerfirma für ätherische Öle – in einem Seminar hervorhob, das 1983 im New Yorker Botanischen Garten stattfand, hat diese Lage zu so traurigen Vorkommnissen geführt wie der Aufgabe moderner Destilliergeräte in Indonesien und der Rückkehr zur primitiven Destillation mit Holz. Der Geldmangel ist so akut, daß man keine Mittel für Treibstoff aufbringt, um eine moderne (und deshalb profitablere) Destilliereinrichtung zu betreiben. Holz ist billig, aber die Nachfrage hat Entwaldung und Erosion zur Folge, schon jetzt ein Problem im tropischen Asien.

Die Wettervorhersage dank Satelliten erwies sich als technischer Segen für die Industrie der ätherischen Öle. Ein unverhältnismäßig großer Teil aromatischer Pflanzen gedeiht in einem schmalen Band entlang der Westküste des Indischen Ozeans. Die Inseln Réunion, die Komoren, Sansibar, Pemba und Madagaskar sind von tropischen Taifunen gefährdet. Eine rechtzeitige Warnung könnte zur Rettung eines großen Teils der Duftpflanzenernten auf diesen Inseln beitragen. Das Herz der Parfümerie setzt aus, wenn sie von Stürmen entlang der afrikanischen Ostküste hört.

Die Mittel, ätherische Öle zu extrahieren, werden in vielen Ländern modernisiert. In den Vereinigten Staaten kann man Minzen noch während der Ernte destillieren; die Extraktion findet statt, während noch die Erntemaschinen durch die Pflanzenreihen holpern. Tournaire in Grasse und andere Hersteller von Extraktionsmaschinen können Destillierapparate machen, die bis zu zwölftausend Pfund Pflanzenmaterial fassen. Man hat auch die Möglichkeiten erforscht, den Destillationsvorgang selbst zu verfeinern, besonders in den neuen Lavendelplantagen von Tasmanien.[1]

Auch die Solventextraktion wurde verfeinert, um die wertvollsten aller Parfümmaterialien effizienter herausholen zu können. Nach dem Zweiten Weltkrieg verwendete man zunehmend Butan statt Hexan, weil es die Blütenöle bei niedrigerer Temperatur extrahieren kann; die kleinste zusätzliche Erwärmung schadet dem Duft der Jasmin- und Hyazinthenblüten, der uns so sehr gefällt, wenn wir ihn bei Umgebungstemperatur wahrnehmen.

Parfümchemiker haben die Apothekertechnik der molekularen Destillation übernommen; sie erlaubt die Trennung der Bestandteile je nach Gewicht des Moleküls ohne jede Veränderung – bei dieser Methode sind sogar äußerst niedrige Temperaturen möglich. Patschuli ist schon mit diesem fortschrittlichen Verfahren der Vakuumdestillation behandelt worden, um Spuren von Rost aus den am Acker verwendeten Destilliergeräten zu entfernen; das ätherische Öl nahm keinen Schaden.

Vor kurzem experimentierten britische Parfümeure mit flüssigem Kohlendioxyd unter Druck. So werden ätherische Öle ohne jegliche Erwärmung und ohne die (geruchlosen) natürlichen Paraffine und Pflanzenpigmente extrahiert.

Auch auf anderen Gebieten gibt es eine spannende Forschung über pflanzliche Öle. Betrachtet man zum Beispiel die Biogenese dieser Öle, das heißt die Wege, auf denen die Pflanzen immer komplexere Moleküle synthetisieren, so darf man hoffen, daß es möglich sein wird, die Drüsen, die ätherisches Öl enthalten, in vitro durch Gewebekulturen zu vermehren. Bei dieser Methode wird eine Kalluskultur (eine Masse von Zellen aus Wurzel-, Stengel oder Blattstecklingen) in eine Nährlösung gelegt, die bei konstanter Temperatur schnelles Wachstum erlaubt. Sekundäre Pflanzenprodukte wie Alkaloide, Pigmente, Tannine und ätherische Öle werden gebildet und können extrahiert werden. Die Erforschung der Möglichkeiten mittels Gewebekulturen ist noch embryonisch, aber was bereits begonnen hat, sich auf die Industrie der ätherischen Öle auszuwirken, ist die Möglichkeit, aus solchen Kalluskulturen neue Pflanzen zu klonen, wobei eine jede eine genaue molekulare Wiederholung des Originals ist. Diese Art vegetativer Vermehrung wurde in Indien bereits durchgeführt mit *Santalum album*. Die Gewißheit, daß man auf diese Weise nur die besten Pflanzenlinien vermehrt, ist hoch erwünscht, besonders bei Arten, die erst nach vielen Jahren des Wachstums ätherische Öle bilden (wie Sandelholz). Die Züchter müssen ihre Investitionen an Zeit und Geld durch die Garantie geschützt wissen, daß sie ihre Pflanzungen mit den ergiebigsten Linien errichten.

Die Parfümzoologie hat nicht die selben Anstrengungen unternommen wie die Botanik, ihre Materialien zu verfeinern. Wie wir schon sagten, könnte die rauhe und primitive Jagd auf Pottwale zur Vernichtung der Art führen. Immerhin haben die Chinesen damit begonnen, Moschushirsche und eine asiatische Art der Zibetkatze zu domestizieren. Darin zeigt sich deutlich, wie sehr die Menschen einzigartige Stoffe tierischen Ursprungs begehren.

Wenn unsere Technologie, wie der Zukunftsforscher Marshall McLuhan hervorhebt, auf eine Ausweitung unseres Körpers hinausläuft, dann sind die «Augen», mit denen Männer und Frauen die ätherischen Öle anschauen, durch die Anwendung von Instrumenten wunderbar geschärft worden. Die ersten Männer und Frauen konnten ein Rosenblatt gegen das Licht halten und die winzigen Öldrüsen in den Papillen auf der Hautoberfläche sehen, oder sie konnten die Schale einer Orange von nahem betrachten und sehen, wie kleinste Tröpfchen von Öl über sie rannen. Als es Mittel zur Extraktion dieser Öle gab, konnte man Millionen solcher Öltropfen, die in einem Glasgefäß gesammelt wurden, anschauen und allgemeine Schlüsse über Farbe, Geruch, Zähflüssigkeit und andere Eigenschaften ziehen. Als die Chemie, beflügelt von Napoleons großzügiger Unterstützung, Riesenschritte machte, wurden die ätherischen Öle untersucht und beschrieben, aber nur nach umständlichen Tests, die die Chemiker als Naßgewinnung bezeichneten. Nach dem Zweiten Weltkrieg konnte man auf diese Methode, die Zusammensetzung eines ätherischen Öls zu bestimmen, verzichten, denn der Gas-Chromatograph wurde erfunden und hierauf der Hochleistungs-Flüssigkeits-Chromatograph. Das Prinzip erinnert an die Umänderung der Hydrodestillierung, die im neunzehnten Jahrhundert erfunden und als fraktionierende Destillation bezeichnet wurde, – in der Erdölindustrie wird sie häufig benutzt. Anstatt mit einer einzigen kondensierenden Fläche arbeitete man mit bis zu dreißig Scheiben, auf denen Bruchteile des zu destillierenden Materials lagen. Die oben erwähnten Chromatographen setzen Tausende von Kondensierscheiben ein; das wäre auch nicht unmöglich mit Millionen solcher Scheiben. Diese «Augen» sehen winzigste Spuren in einem Öl, bis hinunter zu 10^{-9} Gramm. Dabei braucht der Analytiker nicht einmal sehr viel Öl, um seine Zusammensetzung zu bestimmen; der Bruchteil eines Mikrogramms kann seine Fragen binnen wenigen Minuten beantworten. Ein inaktives Gas – gewöhnlich Helium oder Stickstoff – rinnt durch eine fraktionierende Säule von 2 bis 10 Meter Länge und einem Durchmesser von nur 6 mm. Das zu analysierende Material entläßt, einen nach dem anderen, seine Bestandteile, wenn es mit dem Lösemittel durch diese Säule reist. Der Vorteil des Hochleistungs-Flüssigkeits-Chromatographen besteht darin, daß er bei niedrigeren Temperaturen funktioniert als der gewöhnliche Gas-Chromatograph. Er ist zwar exakter, aber auch teurer.

Durch verschiedene Methoden sind die Scheiben mit einem Recorder verbunden, der das mengenmäßige Vorkommen eines Moleküls im Öl als Spitze wiedergibt, wobei die Höhe der Spitze auf die Menge schliessen läßt. Gewöhnlich wird die Gas-Chromatograph-Methode zusammen mit einem Massen-Spektrometer verwendet, was recht genaue Angaben über die Struktur des Moleküls liefert. Die nukleare magnetische Resonanz-Spektographie ist das wirksamste Werkzeug zur Erforschung der Struktur eines Bestandteils, aber es wird auch infrarote und ultraviolette Spektrometrie angewendet. Mit diesen können Analytiker die einzigartigen «Fingerabdrücke» eines Bestandteils bestimmen.

Diese Analysengeräte werden vor allem in zwei Richtungen angewendet. Bei der einen geht es darum, das Wesen eines natürlichen Produkts festzuhalten. Das ist schon an und für sich interessant, vor allem aber wichtig, wenn man ein Öl synthetisch nachbauen möchte. Die zweite liegt in der Qualitätskontrolle. Verschnitt (frz. *coupage*) stellt eine große Versuchung dar, wenn es Mißernten gegeben hat oder die Preise auf die Höhe von Tausenden Dollars pro Pfund klettern. Ein Käufer kann ein Muster des Öls Analytikern vorlegen (und er tut das routinemäßig), um festzustellen, ob er *echt* hundertprozentiges bulgarisches Rosenöl oder reines Rosmarinöl eingekauft hat. Auch die Natur selber wird für einige Spitzen der Gas-Chromatographen-Kurve verantwortlich sein, da die Regenfälle und die Temperaturen von Jahr zu Jahr variieren, aber jeder Einkäufer behält die Angaben über frühere Ernten auf, und wenn die Kurve zu stark von den jährlichen Schwingungen abweicht, weiß er, daß das nicht mit rechten Dingen zugeht.

Die letzte Qualitätskontrolle liefert das Research Institut for Fragrance Materials. Dieses wurde 1966 auf Anstoß der führenden Firmen, die sich mit ätherischen Ölen befassen, errichtet; heute ist es wahrhaft international; es umfaßt über fünfzig Firmen aus den Vereinigten Staaten, aus Frankreich, England, Deutschland und Japan. In seinem Hauptquartier in Englewood, New Jersey, wird die riesige Auswahl an tierischem, botanischem und synthetischem Material durch die «Augen» der besten modernen Geräte geprüft. Materialmuster werden auf einen aktuellen Gebrauch hin getestet, begleitet von den Kurven des Gas-Chromatographen, der Ultraviolett- oder der Infrarotuntersuchung. Sie werden streng untersucht, ob sie der menschlichen Haut nicht schaden. Bis jetzt sind zwölfhundert Duftstoffe geprüft worden, ob sie sich ohne Schaden einatmen lassen, ob sie allergische Hautreaktionen hervorrufen können und wie sie von der Haut absorbiert werden. 1958 erklärte die United States Food and Drug Administration, daß Kosmetika und Lebensmittel von nun an getestet werden müßten, ob sie GRAS seien («Generally Recognized as Safe» – als ungefährlich befunden). Die Tests des Research Institute for Fragrance Material sind sogar noch anspruchsvoller. Die Parfümindustrie führt eine so scharfe Aufsicht, weil die Entdeckung eines allergieverursachenden Parfüms, dessen Entwicklung Millionen von Dollars gekostet hat, für die Herstellerfirma katastrophale Folgen hätte. Die Vorbeugung, durch die ein Allergen in der Rezeptur rechtzeitig entdeckt wird, ist mehr wert als jede Menge nachträglicher Verbesserungen. Der Konsument kann gewiß sein, daß die Sicherheitsmarge bei der Verwendung von Parfüms, After-shaves und parfümierten Seifen sehr hoch ist.

Die amerikanische Industrie war auch Mäzen für die ständige Erforschung der Psychologie der Duftwahrnehmung. Sie finanzierte die zahlreichen Versuche mit Menschen und Tieren im Monell Chemical Senses Center an der University of Pennsylvania in Philadelphia. Manche Ergebnisse sind für die Entwicklung neuer Produkte wertvoll; viele andere führen auf die Spur neuer Aromatherapien oder verhelfen zu besserem Verständnis der durch den Geruchssinn definierten Beziehung zwischen Organismus und Umgebung. Ähnliche Forschungen werden im zu Yale gehörenden John B. Pierce Foundation Laboratory in New Haven verfolgt. Neben dem bekannten Image der Parfümerie als glanzvolles Mode-Unternehmen gibt es die Parfümerie der organischen Chemiker, der mit natürlichen Produkten befaßten Chemiker, der Qualitätskontrolleure, der Neurologen, der Botaniker und der Agronomen. Diese, obwohl sie weniger bekannt sind, gehören ebenso zur modernen Parfümerie wie Glanz und Gloria.

13. Vor den Kulissen – Künstlerische und kommerzielle Aspekte der heutigen Parfümerie

*W*ie kreiert man ein Parfüm? Letztlich gehört diese Frage zur viel bedeutenderen, wie man überhaupt schöpferisch arbeitet. Fragen Sie irgendeinen Parfümeur, ob seine Tätigkeit einen technischen Hintergrund verlangt, ob er vor allem in Chemie stark sein müsse. Er oder sie werden antworten, daß solche Kenntnisse sehr helfen, aber nicht hundertprozentig notwendig sind. Was notwendig ist, ist künstlerische Begabung. François Coty, Ernest Beaux, Paul Parquet und Jean Carles waren alle Parfümeure, die keine Chemie studiert hatten, aber jeder war ein Künstler.

An einer Parfümkonferenz, die 1969 in Paris abgehalten wurde, stellte Marcel Guillot, der bedeutende Apotheker und Erforscher des Geruchssinns, die Frage, ob Kreativität beim Entwickeln von Parfüms eine Gabe oder das Resultat großer Übung sei. Der Parfümeur des Hauses Dior, Edmond Roudnitska, antwortete, daß nach seiner Erfahrung «Schöpfungskraft wesentlich Fantasie voraussetze».[1] Fantasie gibt dem schöpferischen Menschen die Fähigkeit, die Wirklichkeit in die Hände zu nehmen und sie zu einem Kunstwerk zu formen. Wie Gaston Bachelard hervorhebt, ist es die Fantasie, die «der Welt eine neue Form geben kann, indem sie wahrgenommene Bilder *verformt*»[2]. Er vergleicht sie mit einem großen Baum, der sowohl auf der Erde wie auch im Himmel zu Hause ist.[3]

Die Parfümeure verlassen sich auf verschiedene Wahrnehmungen, um ihre Gestaltungskraft aufleben zu lassen. Roudnitska sagte, Träume hätten ihm zur Rezeptur von Diorissimo verholfen. Henri Robert vom Haus Chanel führte ein Tagebuch über alle Düfte, die er während seiner Reisen wahrgenommen hatte; am Anfang von Bois des Iles, 1926 von Ernest Beaux kreiert, lag die Erinnerung an ein Tschaikowsky-Konzert, das er vor der Revolution in Moskau gehört hatte; André Fraysse ließ sich von seinen

Erinnerungen an die Bilder, Klänge und Düfte im Atelier von Jeanne Lanvin inspirieren, wo er als junger Mann gearbeitet hatte.

Roudnitska gibt in seinem Buch *L'Esthétique en Question*[4] der Überzeugung Ausdruck, ein Parfüm verforme und verwandle solche Eindrücke und Erinnerungen. Manche Parfüms erinnern zwar an eine Pflanze oder Blüte, aber die meisten sind abstrakte Kompositionen mit Eigenleben. Ein Musikstück, selbst wenn es «Der Bach» oder «Der Sturm» heißt, gibt niemals genau diese Geräusche wieder, sondern lebt als vollendete Komposition, ob der Titel nun auf etwas Natürlichem beruht oder ob es sich einfach um die Neunte Symphonie handelt.

Die Schöpfungskraft muß ungehindert durch gegenwärtige Wahrnehmungen und vergangene Eindrücke schweifen und sie zu etwas Neuem formen können, deshalb sagt Roudnitska: «Ich arbeite nie für Leute, die versuchen, mir ihre Ideen aufzudrängen.»[5] Wie weise das war, zeigt der Erfolg vieler Parfüms, die er für Christian Dior, Marcel Rochas und das Haus Hermès kreiert hat. Er ist ein freischaffender Parfümeur mit Laboratorium und Büro in Cabris bei Paris.

Wie eine Parfüm-Rezeptur entsteht

Das waren die Grundlinien der schöpferischen Arbeit – aber welche Gedanken gehen durch den Kopf eines Parfümeurs, wenn er konkret an einer Zusammenstellung arbeitet?

Der Parfümeur paßt sich dem Image seines Klienten an – sogar Roudnitska arbeitet innerhalb dieser Grenzen. Das Image wird bestimmt von den Preisvorstellungen, von den Vorstellungen der Kunden über den Geruchstyp, ihrem Stil, ihrer Verpackung und dem Markt, der erreicht werden soll.

Der Parfümeur arbeitet sich dann durch viele, viele Gestelle mit Duftstoffen, mischt, schnüffelt, mischt wieder, fängt neu an, überdenkt jede mögliche Kombination und Dosierung. Unmengen von Löschblättern *(mouillettes)* werden gebraucht, währenddem er (oder sie) beobachtet, wie sich die Zusammensetzung verhält, während das Parfüm verdunstet. Frage über Frage stellt sich während der Arbeit, zum Beispiel, wird der Duft scharf und spitzig sein oder weich und schmeichelnd? Welche Tonalität wird er haben? Wie intensiv wird er riechen, wenn er erstmals aus der Flasche kommt? Man kann zwar alle Materialien, die dem Parfümeur zur

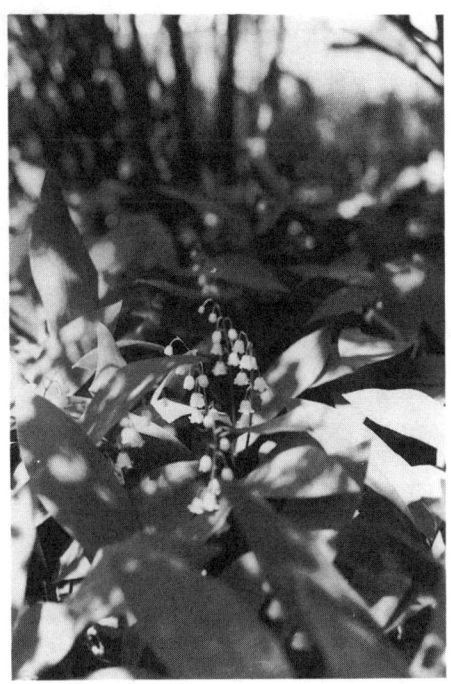

*Maiglöckchen wurden im acht-
zehnten und im neunzehnten Jahrhundert für Parfüms verwendet,
heute wird ihre zarte Note
durch eine Kombination von
synthetischen und natürlichen Ölen
geschaffen. Die Kosten, die bei der
Handernte so kleiner Blüten
entstünden, wären ein Verkaufs-
hindernis. François Coty schenkte
seinen Angestellten an jedem 1. Mai
Maiglöckchen, und nach seinem
Tod feierte sein Nachfolger diesen
Brauch mit dem Parfüm Muguet
des Bois. Diorissimo hat diese
Note ebenfalls.*

Verfügung stehen, auf ihre Intensität hin testen, aber die Intensität des
Materials und diejenige, die der Mensch wahrnimmt, sind nicht identisch.
Außerdem variieren die Intensitäten verschiedener kombinierter Materialien durch Synergie. Alle diese Faktoren brauchen das Urteil eines erfahre-
nen Parfümeurs. Hat das Parfüm «Körper»? Ist es genügend »voll», «satt»
und «strukturiert» in allen Stadien der Verdunstung? Steigt es auf und verbreitet sich, oder muß man es ganz in der Nähe haben, um es zu riechen?
Kann man es noch erschnuppern, wenn die Trägerin vorbeigegangen ist?
Wie hält es sich nach längerer Zeit: bleibt sein Duft konstant? Solche Fragen stellt sich der Künstler während der Arbeit.

Zum Glück steht dem Künstler ein Kunstkritiker bei. Solche Kritik gehört zur Arbeit des Duftexperten. Manche sind hochqualifizierte Berufs-
leute, die die Qualität eines Produktes erkennen und wissen, welches die
Markttrends sind. Andere holt man von der Straße, wenn man an einem
Massenprodukt arbeitet, oder aus der Modewelt, wenn der Duft anspruchs-
voll sein soll. Ihre Reaktionen geben dem Parfümeur die Chance, die Düfte

295

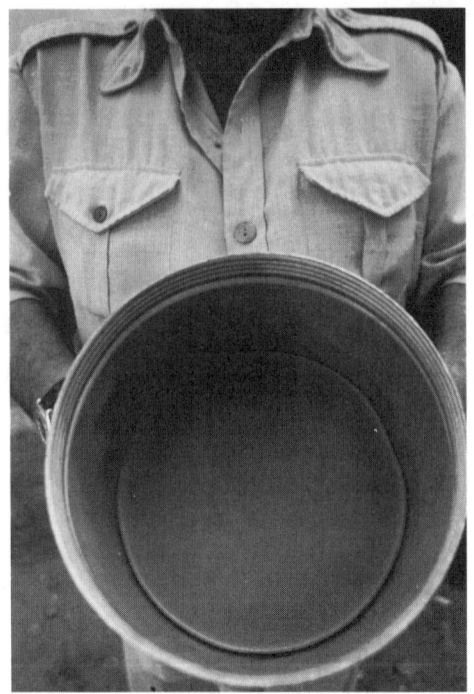

Das konkrete Jasminöl, das durch Solventextraktion aus den Blüten gewonnen wurde. Dieses kostbare Produkt enthält das ätherische Öl der Blüten, das im Wachs festgeworden ist, das die Blütenblätter vor Regen und Wind schützt. Die ganze Masse ist hellorange-farbig, denn sie enthält auch Pigmente. Wachse und Farben werden in der Parfümerie nicht gebraucht und müssen dadurch eliminiert werden, daß man die Masse mit Alkohol vermischt, filtert und dann den verbliebenen Alkohol vom ätherischen Öl durch Vakuum-Destillation trennt. Der Preis einer solchen «concrète», eines konkreten Öls, ist ein wichtiger Faktor im Preis des fertigen Parfüms. Foto: Allen Rokach.

noch feiner abzustimmen. Findet der Verbraucher das Parfüm gut, so entsteht weitere Arbeit für den Parfümeur, denn er muß den neuen Duft auch auf Seifen und Kosmetika ausdehnen.

Der Name eines Parfüms

Einem Parfüm einen Namen zu geben, ist an sich schon eine Kunst. Aus der Tiefe einer Dichterseele muß ein Wort, ein Mantra geboren werden, das das Wesen des Parfüms gleichermaßen anspricht wie die «außenstehende» Person, die es kaufen soll. Constantin Wériguine[6] hat versucht, die Poesie von Parfümnamen in Kategorien zu gliedern, und es zeigte sich, daß Parfüms nach Blumen, Liebe, Geschichte und Moden benannt wurden, bestimmte Situationen beschworen (Carnet de Bal, Calèche, Quadrille zum Beispiel), abstrakt sein konnten (Chanel Nr. 5, Y de Saint Laurent). Marylène Delbourg-Delphis hat die Geschichte der französischen Parfümerie seit 1889 erforscht; hat diese Kategorien bedeutend erweitert; sie nennt Themen wie Liebe, Reisen, Unterschriften (von Modeexperten oder des Herstellerhauses), Zeiten, Jahreszeiten, Irreales (Träume, Spiele, Verzückung), Natur, Kunst, modernen Alltag, Mythen, Leben in Paris und Weiblichkeit.

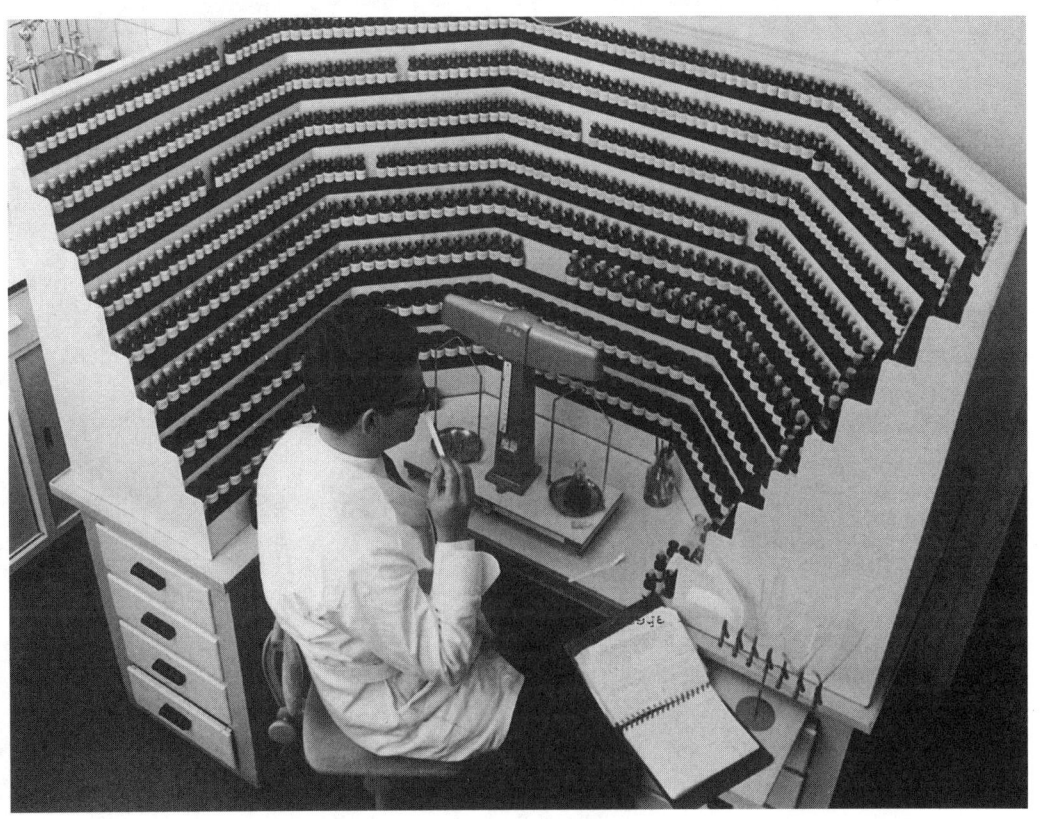

Die «Duftorgel» der Parfümerie. Die großen Parfüms der zwanziger und dreißiger Jahre wurden an solchen Konsolen kreiert. Sie waren mit Fläschchen von ätherischen Ölen und synthetischen Substanzen gefüllt, wurden gewogen und auf Löschpapierstreifen gegeben, wo sie beurteilt wurden. Heutzutage ist die Skala elektrisch, ein Großteil der Komponenten wird im Nebenraum von einem Assistenten zusammengestellt. Abb.: Naarden Corporation.

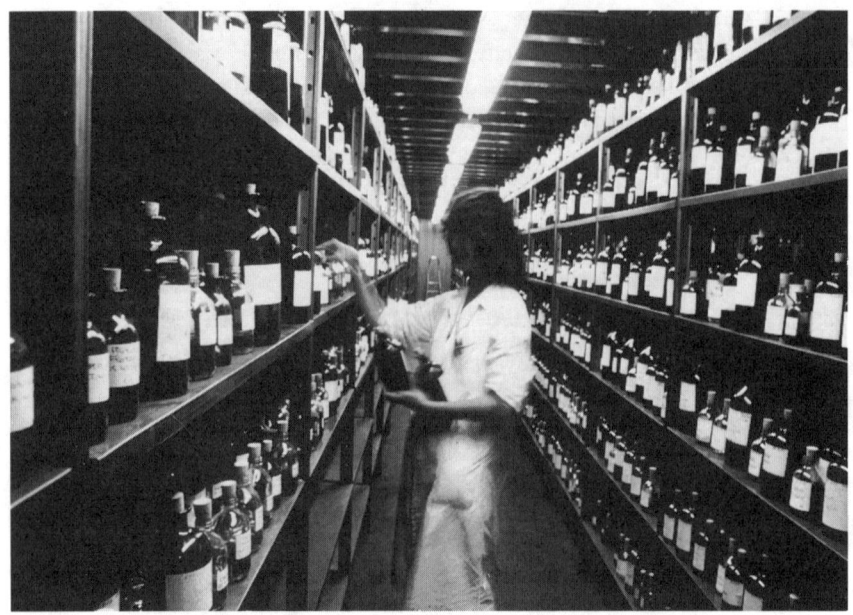

Eine Assistentin wählt unter der gewaltigen Menge von Duftstoffen im Lager eines Grossisten in Grasse. Foto: Allen Rokach.

Verpackung

Die Verpackung ist der dritte Schritt der Kunst, Parfüm zu präsentieren. Wir haben gesehen, wie Parfüm in den Armen der Glasindustrie aufwuchs; gerade die ätherischen Öle bleiben nur in Glasgefäßen sich selbst, weil Glas sich nicht mit ihnen verbindet. Heute ertragen verdünnte Öle wie Eau de toilette, After-shaves und Kölnisch Wasser Plastikgefäße, aber Parfüms und reine Öle sind zu stark reaktiv, und hier regiert nach wie vor Glas.

Wer die moderne Parfümerie kennt, ist vollkommen hilflos, wenn er entscheiden soll, welcher Duft im schönsten Gefäß ruht. Fast jedes Flakon der *grands parfums* verkörpert soviel Überlegung, Geschmack, Fantasie, schönstes Material und gekonnte Oberflächenbehandlung, daß man sich vorkommen muß, als sollte man im Louvre Gemälde auslesen.

Heute gibt es keine Farbe des Regenbogens, die nicht für das Flakon und seine Schachtel verwendet worden wäre – von farblos bis zu kobaltblau und

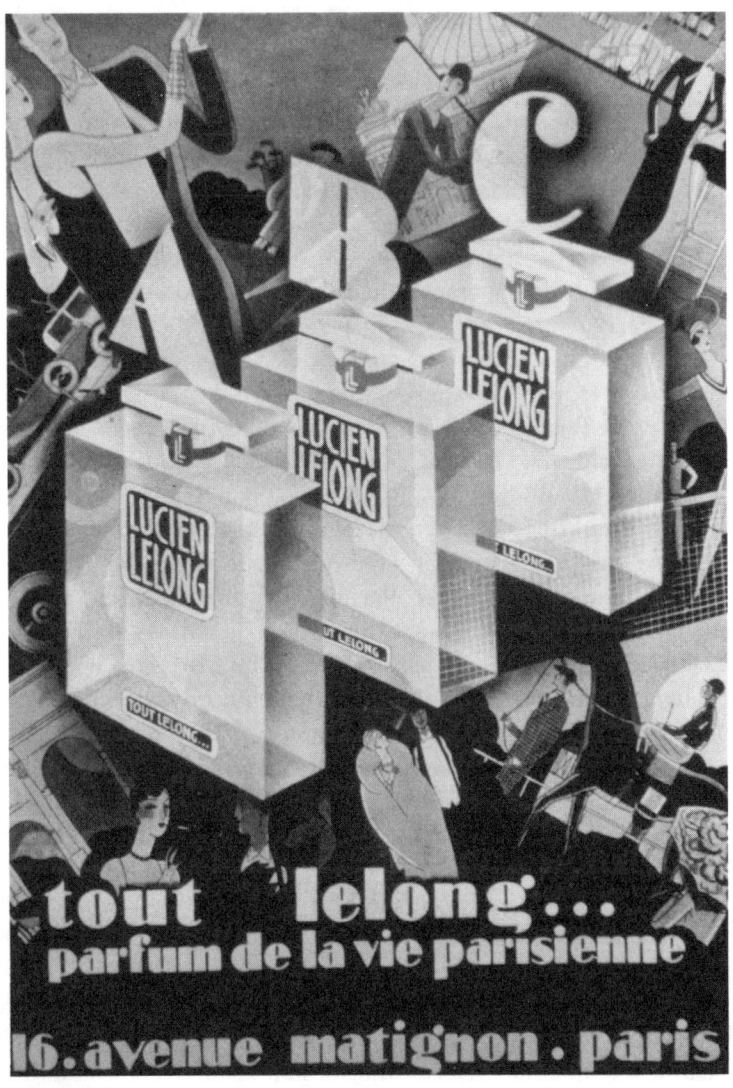

Das Jazz-Zeitalter in der Reklame – Lucien Lelongs Tout Lelong, 1927. Hier stellt der Name ein Wortspiel dar. Parfümnamen bewegen sich zwischen Humor und Drama. Manche haben keine eigentlichen Namen, sondern Zahlen oder Buchstaben wie Musikstücke.
Abb.: Marylène Delbourg-Delphis.

schwarz. Versuche wurden gemacht mit Flaschenverschlüssen aus Guß-
metall (Niki de Saint Phalle), mit Gehäusen aus lackähnlichem Plastik
(Armani, Opium) und mit an der Oberfläche angebrachten Emblemen aus
echtem Gold (Polo, Zen). Diese Materialien, das schöne Papier und der
prächtige Druck auf Schachteln und Etiketten haben nicht wenig Einfluß
auf den Preis des Produkts, und häufig kosten sie das Vielfache der darin
enthaltenen kostbaren Öle. Und doch handelt es sich hier nicht «nur» um
Verpackung, sondern um echte Dekorationskunst, die noch heute blüht, wobei ihre Wurzeln bis zu pharaonischen Zeiten zurückreichen.

Wie der Parfümeur ist auch der Verpacker gewöhnlich unbekannt. Aber
in der Industrie sind gewisse Namen gleichbedeutend mit hoher Ver-
packungskunst. In Paris hat Serge Manasau Vivre, Septième Sens, Infini
und Oscar de la Renta entworfen, und von Pierre Dinand von Paris und
New York stammen die Verpackungen für Ivoire, Van Cleef und Arpels, Coriandre, Kouros, Opium und Magie Noire. Obschon René Lalique kurz nach
dem zweiten Weltkrieg starb, entwirft sein Atelier noch immer schöne Flakons, ebenso das Haus Baccarat. Heute sind die wichtigsten Glaswaren-
fabriken, die die Entwürfe der Parfüm-Flakons ausführen, St.Gobain-
Desjonquères, Pochet et du Courval und Verreries Brosse – alle in Frankreich. Obwohl es in Amerika ebenso viele Parfümeure gibt wie in Frankreich, scheut die amerikanische Glasindustrie die Anforderungen, die mit
der Herstellung solch kunstvoller Glaswaren verbunden sind. Aber talen-
tierte Glas-Designer gibt es dort: Marc Rosen von Elisabeth Arden (er entwarf KL und Burberry's), Ira Levy von Estée Lauder und Joseph Messina
von Max Factor.

Allerdings werden Parfüms, die auf dem Ladentisch in ihren kristallkla-
ren Behältern funkeln, selten als die Kunstwerke wahrgenommen, die sie
sind. Da haben die Verbraucher einen blinden Fleck; sie nehmen die Kunst
des Parfümeurs und der Designer als selbstverständlich hin. Dennoch
schreibt Roudnitska, ein so schöner Gegenstand könne «zu einem Symbol
des moralisch Guten» werden, denn «die Ästhetik sei der höchste Punkt, zu
dem sich der menschliche Geist erheben könne»[7]. Die Bewunderung der
Kunst, Parfüms und Flakons zu kreieren, schlug sich gelegentlich konkret
nieder. 1980 kündigte Georges Vassallo, Bürgermeister von Grasse, die Er-
öffnung eines Internationalen Parfümerie-Museums an, dem als Kurator
M.Georges Vindry vorstehen sollte. Noch ist das Museum nicht ganz fertig,
aber es hat schon eine enorme Sammlung antiker Destillierapparate, klassische Laboratoriumsgeräte der Alchimisten, Lehrbücher der Destillation

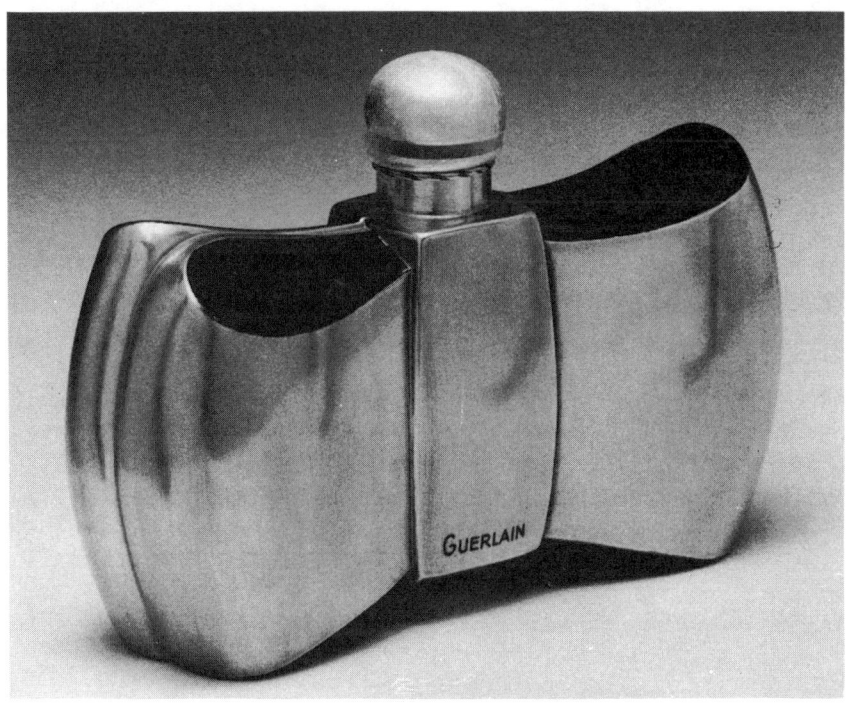

*Das spannende Flakon für Coque d'Or (Guerlain 1937), golden und kobaltblau – eine
der originellsten und berühmtesten Parfümflaschen aller Zeiten. Die Schrift, die im
neunzehnten Jahrhundert soviel Platz einnahm, beschränkt sich jetzt auf den ein-
gravierten Herstellernamen. Der Name bedeutet «Goldene Muschel»; das Parfüm
war von Jacques Guerlain kreiert worden.
Abb.: Guerlain Inc.*

und der Parfümherstellung, kunstvolle Flakons und Plakate, aus denen die
von Modeführern gehegten Schönheitsideale hervorgehen, zusammengetragen. Die Sammlung wird in der alten Fabrik von Hugues Ainé in
Grasse gezeigt werden; man wird die alte Fassade mit ihren Flachreliefs von
zwei Destillierapparaten erhalten, aber das Innere des Gebäudes komplett,
modernisieren; ein Gewächshaus wird die der Parfümerie zu Grunde
liegenden Pflanzen zur Schau stellen.

Ein weiteres bedeutendes Projekt, finanziert von St. Gobain-Desjonquères, ist die Errichtung einer Datenbank der französischen Parfümerie:

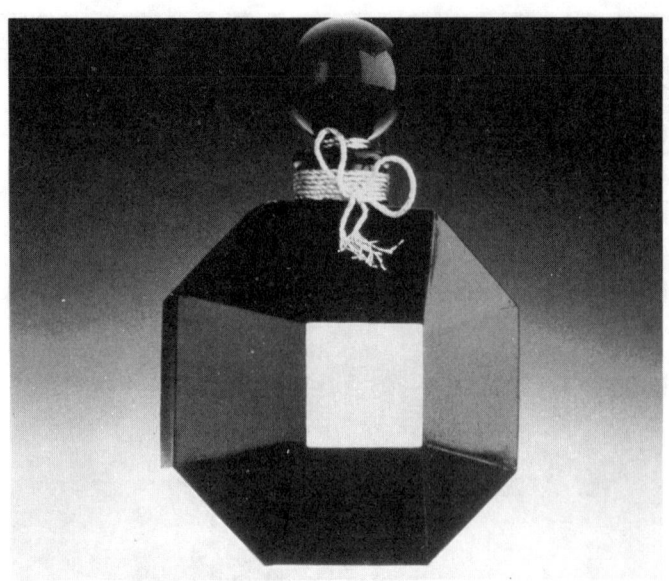

Wie ein geschliffener Edelstein erschien dieses Flakon, geschaffen von der Firma Isabey für ihre Parfüms Le Lys Noir und Le Dandy.
Abb.: Marylène Delbourg-Delphis.

auf einem Apple III Computer-Bildschirm sollen alle Fakten vereint sein über die sechstausend Parfüms, die in Frankreich seit 1889 auf dem Markt waren, und auf daneben gezeigten Diapositiven die Verpackung, wie sie in der damaligen Presse wiedergegeben war. Marylène Delbourg-Delphis, eine Philosophin, die sich später der Kulturgeschichte zuwandte, recherchierte die Einzelheiten, und M. Christian Marchandise schlug die Verwendung des Computers vor und organisierte die finanzielle Unterstützung des Plans.

Forschung

Mehrere Firmen haben sich auch durch ihre Mitarbeit an der Erforschung der gesamten Parfümindustrie hervorgetan. International Flavors and Fragrances trug zu den Kosten der enormen Recherchen bei, die der Parfümeur und Autor Steffen Arctander, dessen Bücher wir im Kapitel über natürliche und synthetische Stoffe erwähnt haben, durchführte. Die Vetlesen Foundation von Mr. Henry Walters, Verwaltungsratspräsident dieser Firma, und das National Endowment for Humanities unterstützten meine eigenen Forschungen im New Yorker Botanischen Garten.

Die Dragoco Corporation ermöglichte die Veröffentlichung einer kostenlos in der gesamten Industrie in Deutsch, Französisch, Englisch, Spanisch und Italienisch gehaltenen Broschüre, die *alle* Aspekte der Parfümgeschichte behandelt: Geschichte, Parfümherstellung, Botanik, Marketing und neue Synthetika. Fritszche Dodge und Olcott Ind. halfen bei der Veröffentlichung der sechs Bände von *The Essential Oils* von Dr. Ernest Geun-

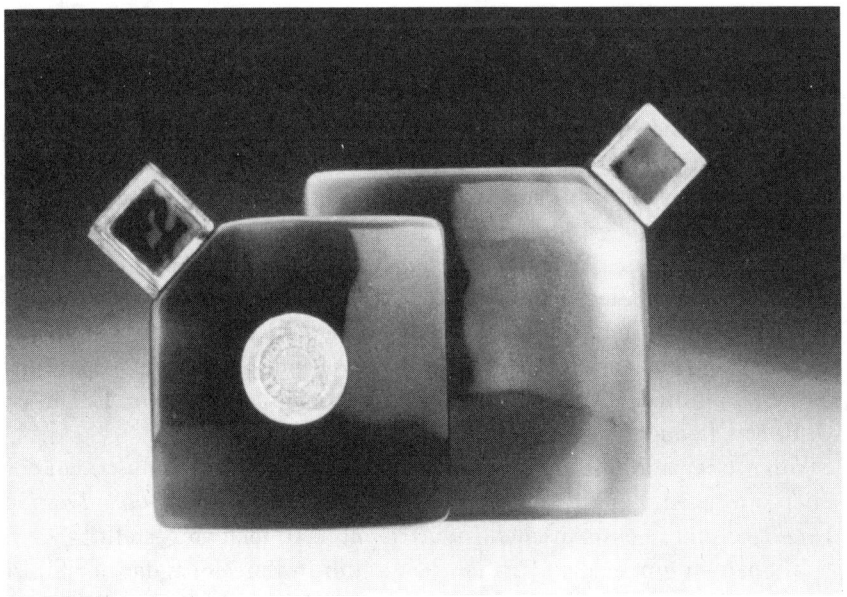

Flakons für Mon Ame von der Firma Ybry, Paris, 1926.
Abb.: Marylène Delbourg-Delphis.

303

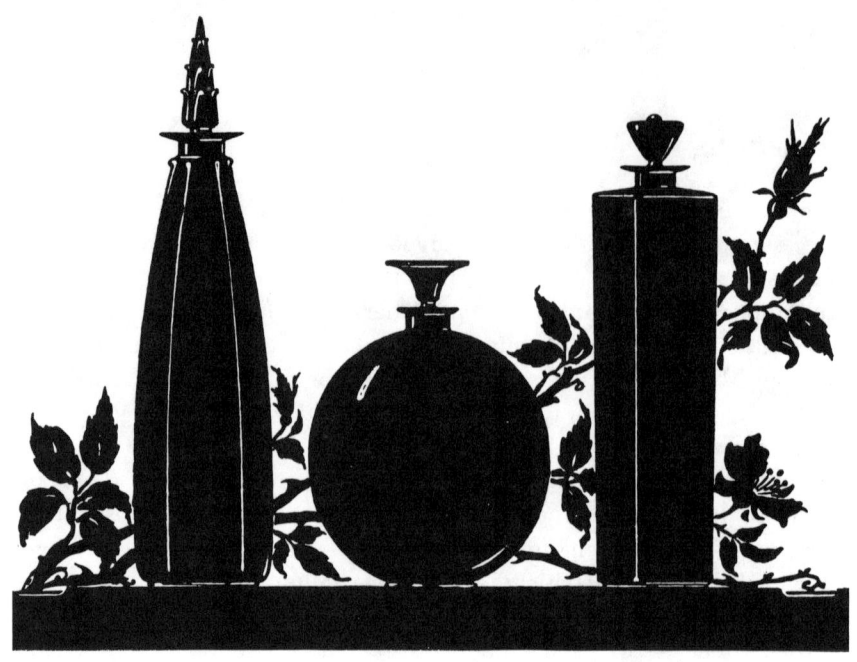

Flaschen, die die Firma C. und J. Viard in den frühen zwanziger Jahren schuf.

ther, mit, und Roure Bertrand Dupont gab *Recherches* heraus, eine schöne Zeitschrift über Landwirtschaft, Duftwahrnehmung und über die Zusammensetzung ätherischer Öle. Dieselbe Firma betreibt in Grasse eine der wenigen Parfümeurschulen. Die einzige andere Schule ist ebenfalls in Grasse; die Firma Charabot führt sie.

Die amerikanische Industrie errichtete 1948 in New York City die Fragrance Foundation. Unter der Leitung von Annette Green verbreitet sie Information über die Parfümerieprodukte und über den Geruchssinn; sie bedient dabei die Industrie und auch das allgemeine Publikum. Sie organisiert Vorträge und verleiht Preise für hervorragende Düfte und Verpackungen. Ein ähnlicher Verband wurde in Paris aufgestellt; sein Leiter ist M. Robert Leduc.

Von Monat zu Monat werden die Entwicklungen in der Industrie in der amerikanischen Zeitschrift *Perfumer and Flavorist*, in *Beauty Fashion Magazine* und in europäischen Industriepublikationen vorgestellt.

In Spanien gibt es das Parfümeriemuseum in Barcelona, das der Kunst der Flakongestaltung gewidmet ist. Es gibt nicht einmal einen Katalog, aber in aller Stille hat der Rechtsanwalt Ramón Planas bereits viertausend Gegenstände zusammengetragen, die das Publikum anschauen kann.

14. Die jüngste Zeit: Handel und Trends

*W*as sind die Trends der heutigen Parfümindustrie? Ihre Story ist spannend und komplex – beeinflußt durch Trends sowohl der vornehmen wie der populären Mode, von der Entwicklung sowohl in Frankreich, dem herkömmlichen Produzenten und Absatzgebiet, wie auch in den neuerdings rivalisierenden Vereinigten Staaten.

Zu keiner Zeit der Geschichte wurden so viele Produkte parfümiert. Zu verdanken ist das Amerika – Vinylstühle, Gummireifen, Haarfarben, Möbelpolituren, Waschbeckenreiniger, Spielzeug aller Art. Seit dem Krieg hat man die Männer an Deodorantien zu gewöhnen versucht, und Frauen wurden vor «weiblichem Geruch» gewarnt und sollten «Hygiene-Deos» verwenden. Toiletteseifen, Shampoos, Gurgelwasser und Detergentien duften mehr als je.

Die große Steigerung der sinnlichen Wahrnehmung, die auf die Hippie-Kultur der sechziger Jahre folgte, erhöhte auch das Interesse für die Düfte der Umgebung. Sachets, Potpourris, Duftkerzen und Schrankpapier haben dem Geruch einer Wohnung fast noch mehr Gewicht verliehen als dem farblichen Eindruck. Sogar bei Pflanzenkreuzungen wird dem Duft jetzt Aufmerksamkeit geschenkt, währenddem früher allein Form und Farbe zählten.

Der Aufstand der Jugend verhalf auch der Frauenbewegung der siebziger Jahre zu erhöhtem Selbstbewußtsein, und Charlie Revson erntete den größten Erfolg mit der Lancierung von Charlie (1973), das auf dieser Entwicklung beruhte. Charlie trug die Blue Jeans der sechziger Jahre, interessierte sich aber dennoch für Mode und Eleganz. Das Image, das vom Marketing für dieses Parfüm geschaffen wurde, war das einer selbständigen Frau, die nicht einen Mann angeln wollte. Selbst der Name des Parfüms war männlich (Revsons eigener). Das Parfüm war sehr kräftig (nach dem Vorbild von Estée Lauder) und das Cologne enthielt etwa dreimal so viel

Aromatika wie ein gewöhnliches. Der Duft, mit seinem sehr hohen Gehalt an synthetischen Stoffen, hatte bei Revlon unzählige Debatten und Auseinandersetzungen verursacht, aber als er lanciert war, zeigte sich, daß Revson die Stimmung der Zeit richtig eingeschätzt hatte. Im ersten Jahr überstieg der Absatz zehn Millionen Dollar, und seither nähern sich die Gesamtverkäufe der Fünfzig-Millionen-Grenze.

1975 hatte Revson wiederum den Trend in der Welt der Konsumenten richtig beurteilt, als er Jontue auf den Markt brachte, das sich an eine weichere, weiblichere und romantische Kundin wandte. Die Reklamen in den Zeitschriften waren verschwommen und stimmungsvoll, und die Fernsehreklamen wurden im Tal der Loire gefilmt. Das Parfüm mit seiner Note von Tuberose erwies sich als ein weiterer Meilenstein in der Entwicklung des Parfüm-Marketings.

Die siebziger Jahre wurden zur Aera der Designer. Wie Revson wollten nun auch diese Modeführer mit den komplexen Wünschen der Konsumenten arbeiten, sie vervollkommnen und stilisieren und sie dann dem Kunden mit dem Stempel des Experten zurückgeben. Diese Neuerung, die mit Cardin und anderen in Paris begonnen hatte, verbreitete sich auch in Amerika. Und jeder Designer brachte sein Parfüm als eines der wichtigsten Elemente seiner Produktion heraus. Geoffrey Beene, Halston, Ralph Lauren, Oscar de la Renta, Diana von Fürstenberg sind Wörter der Alltagssprache geworden, und ihre Parfüms trugen wesentlich zu ihrem Erfolg bei.

1975 sah die französische Industrie die Gefahr auf sich zukommen, Marktanteile an Schönheitsfirmen wie Lauder und Revlon und die wachsende Schar amerikanischer Designer zu verlieren. Ihre Reaktion war epochal. In diesem Jahr lancierte der französische Couturier-Designer Yves Saint-Laurent Opium.

Opium war ein Parfüm, das auf dem Prestige seines Designers, dem Duft, der in Amerika beliebt war und auf der Stimmung des Marktes, wie Saint-Laurent sie sah, aufgebaut war. Es war zwar in Frankreich zusammengestellt worden, aber für den kaufkräftigen amerikanischen Markt gedacht.

Das Parfüm hatte einen äußerst kräftigen Duft und war reich an ätherischen Ölen. Es war vom orientalischen Typ – wie Shalimar, Tabu und Youth Dew – reich an Weihrauchharzen, Gewürzen und Blütenölen. Die Verpackung hatte die Form eines japanischen *inro;* ein Zweig chinesischen Bambus' mit einer Quaste war beigefügt. Saint-Laurent glaubte, es eigne sich für die Frau, «die wieder Frau sein wollte»; deshalb war es, obwohl es

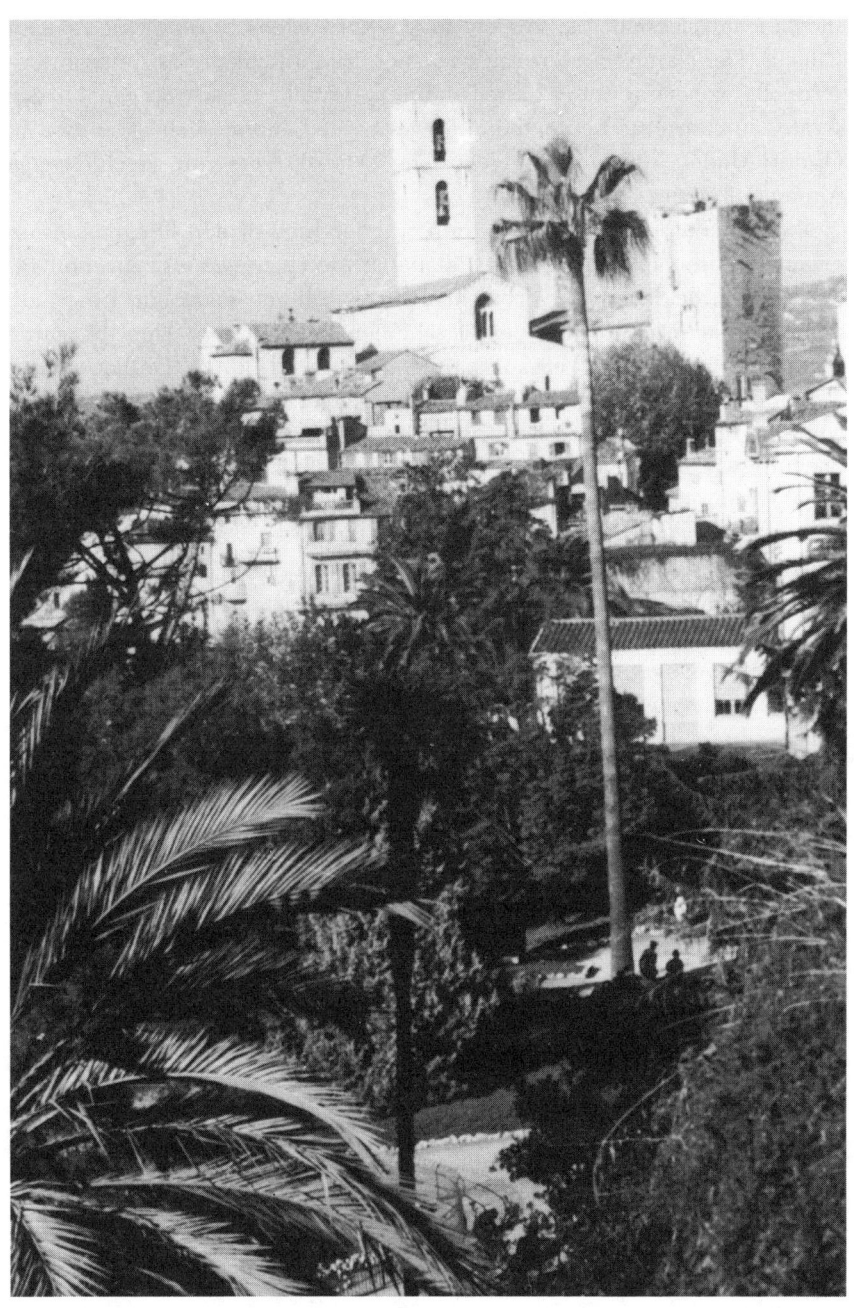

Grasse heute – eine Blumenstadt und das Mekka der Parfümeure aus aller Welt.

in mancher Hinsicht Youth Dew folgte, ein Gegensatz zum Draufgänger Charlie. Der Name erinnerte an die Orientfreundlichkeit des Zweiten Kaiserreichs, wobei ein wenig Laster und Sinnenfreude mitschwangen. Die Inserate lauteten «für Leute, die auf Yves Saint-Laurent süchtig sind». Das Opium-Modell war eine hingegossene Odaliske, die mit geschlossenen Augen auf einem Diwan lag.

Viele stießen sich an seinem Namen – der, hieß es, den Drogenkonsum ermutige – und an seinem Preis, 150 Dollar pro Unze, was als kriminell angesehen wurde. Aber das Verbrechen zahlte sich aus, sogar gut. Innerhalb der ersten vier Monate nach dem Erscheinen von Opium in Amerika wurde für dieses Parfüm eine Verkaufssumme von drei Millionen Dollar erzielt.

Opium war so erfolgreich, daß es einen eigenen Trend einleitete. Lancôme, die französische Kosmetikfirma, brachte Magie Noire heraus; die Verpackung war mit geheimnisvollen alchimistischen Symbolen bedeckt und die Werbung konzentrierte sich auf Magie und Exotik. Dior lancierte Dioressence – *Dior barbare* – mit einem von Gruau entworfenen Plakat, das eine auf orientalischen Kissen ruhende Frau à la Sarah Bernhardt zeigte.

Yves Saint-Laurent hatte erklärt, sein Opium sei das «Sesam öffne dich für die Tore der Träume». Das war es auch – französische Modeschöpfer begannen angenehm von der Rückeroberung der Märkte zu träumen, die seit den sechziger Jahren stetig geschrumpft waren. Die Lizenzen von Yves Saint-Laurent bringen dem Haus jährlich 35 Millionen Dollar; das Haus Cardin verzeichnet ein Brutto-Einkommen von 21 Millionen Dollar, und der Designer Karl Lagerfeld erlöst 1,2 Millionen Dollar allein aus dem Verkauf seines beliebten Chloë. Heutzutage kann ein Parfüm bis zu 70 Prozent der Einkünfte eines französischen Modehauses bestreiten.

René Prinets Kreutzersonate *wurde in Paris erstmals 1901 ausgestellt. Das Gemälde wurde später von der spanischen Firma Dana erworben, die damit für ihr Parfüm Tabu warb, das Javier Serra in Barcelona 1932 entwickelt hatte. Das Thema des Kunstwerks und sein Name wecken beim Konsumenten Träume von verbotenen, aufregenden Bereichen. Liebesszenen und Seereisen waren beliebte Themen in der Werbung für Parfüms – sie deuteten an, daß das Einatmen einen aus dem Alltagsleben entführen könne. Tabu ist einer der klassischen «orientalischen» Düfte – reich an Patschuli, Eichenmoos, Moschus und Ambra, und der Prototyp von Youth Dew, Estée Lauders Parfüm, das in Amerika ein Trendsetter war.*
Abb.: Dana Perfume Corporation.

Designerparfüms, ob französischer oder amerikanischer Herkunft, machen vierzig Prozent des Absatzes aus, und mehr und mehr wird versucht, der Parfümkutsche den Namen eines berühmten Stars vorzuspannen, sei es aus der Welt des Films, sei es aus der Welt des Sports.

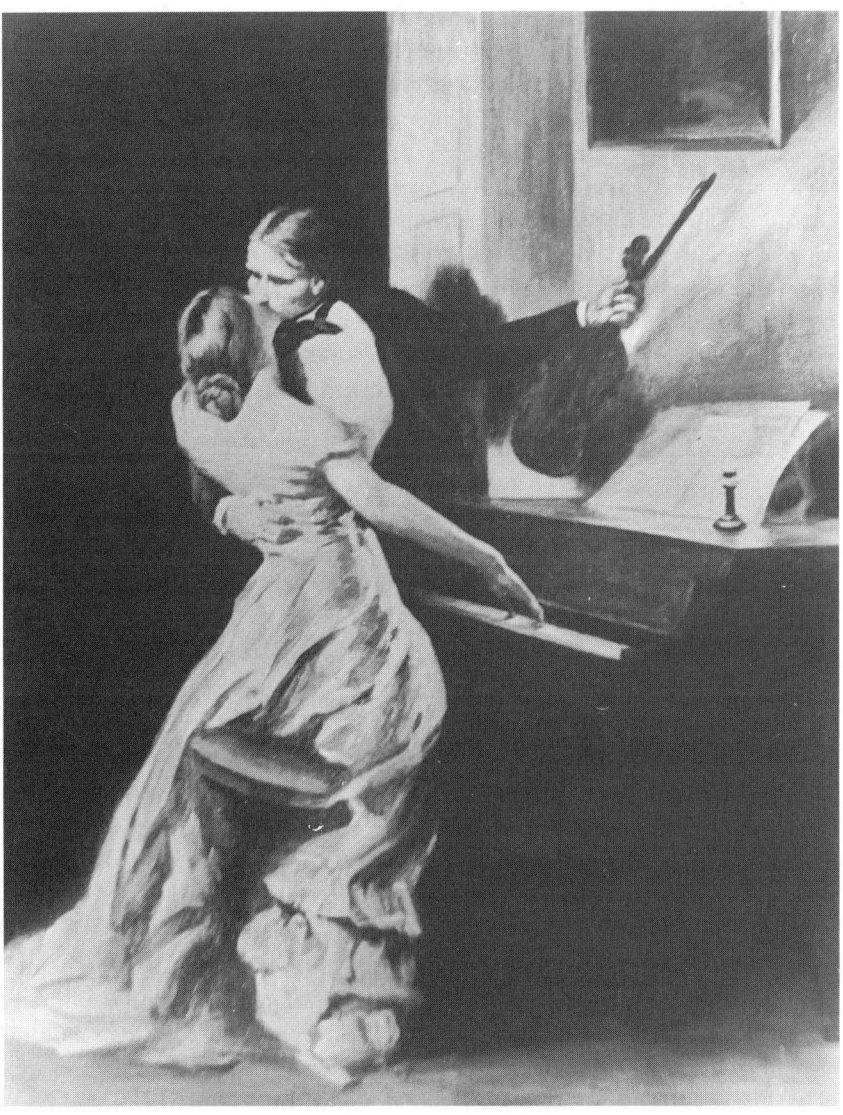

Die wenigen Parfüms, die von Nur-Parfüm-Häusern hergestellt werden, halten sich auch gut. Guerlain fiel etwas zurück, als er die Übernahme von amerikanischen Verkaufstechniken wie Kommissionen für Verkäufer, Fernsehreklamen und Abgabe von Mustern ablehnte. Sein Nahema, für das 1980 dreißig Prozent des Werbebudgets aufgewendet wurden und dessen Flakon mit einem Tropfen (dem ersten Tropfen ätherischen Öls aus der Destillierretorte) geschmückt war, gilt im allgemeinen als zu avantgardistisch für den amerikanischen Markt. Es erfuhr noch keinen Durchbruch, und die Firma macht wieder gleichviel Reklame für alle ihre Parfüms. Guerlain hat sich jetzt auch dem amerikanischen Vorgehen angepaßt und gewann sogar einen Andy, verliehen vom Advertising Club of New York. Parfums Caron hat eine luxuriöse Parfümerie an der Avenue Montaigne eröffnet; jedes der vielen Produkte wird im Stil Louis XV präsentiert. Houbigant hat beschlossen, sich dem Massenmarkt zuzuwenden, sozusagen eine Retourkutsche auf den *Défi Américain.* In Spanien fahren die Häuser Myrurgia und Puig fort, Qualitätsparfüms auf den Markt zu bringen.

Alle Detailverkäufer von Parfüms benützen verschiedene Mittel, um die Verkäufe zu steigern. «GWP» ist Fach-Slang für Zugaben beim Kauf von Parfüms *(gift with the purchase of a perfume).* «PWP» ist die Abkürzung für den reduzierten Preis eines zusätzlichen Kaufs mit dem Parfüm *(purchase with the purchase).* Die Parfümerie hat so eine Menge Luxusartikel unter ihre Fittiche genommen – Schmuck, Seidenschärpen, Porzellantöpfe, Kerzen, Koffer und andere Accessoires.

Seit Charlie bewiesen hatte, daß das gesteigerte Selbstbewußtsein der Frauen zu hohem Profit führen konnte, fragen sich die Marktforscher, ob nicht mehr mit dem Verkauf von Toilettenartikel für Männer zu machen wäre. Wird der traditionellerweise zurückhaltendere Mann sein Verhalten ändern – wird er Parfüms mit verschiedenen Noten freier verwenden? Könnten Männer eine «Garderobe» der Düfte anlegen, wie das Frauen zu tun beginnen, indem sie am Morgen ein frisches Eau de Cologne auflegen und einen weicheren Duft für eine Verabredung zum Abendessen? Und würden Männer tatsächlich selbst Parfüm einkaufen, statt die Wahl den Freundinnen und Gattinnen zu überlassen? Vielleicht gibt es keine dramatischen Veränderungen, aber es scheint doch, daß Männer sich mehr und bewußter für Parfüm interessieren werden als in der jüngsten Geschichte. Historisch gesehen haben Männer Aromatika stets benutzt und geschätzt.

Sehen die Analytiker neue Märkte in Übersee voraus? Japan ist ja unglaublich reich geworden. Das hat aber den Parfümeuren in Paris und New

York keinen gewaltigen Zuwachs gebracht, denn Japan hat seine eigenen Parfümhersteller, und die Japanerin lehnt die reichliche Parfümierung, die in den Vereinigten Staaten und Frankreich üblich ist, ab. Hong Kong, Singapur und Taiwan wären offensichtlich fruchtbare Felder für Parfüm, und sogar China hat zu seiner traditionellen Vorliebe für Düfte zurückgefunden. Millionen wären zu verdienen, wenn dieser Markt auch nur teilweise erschlossen würde.

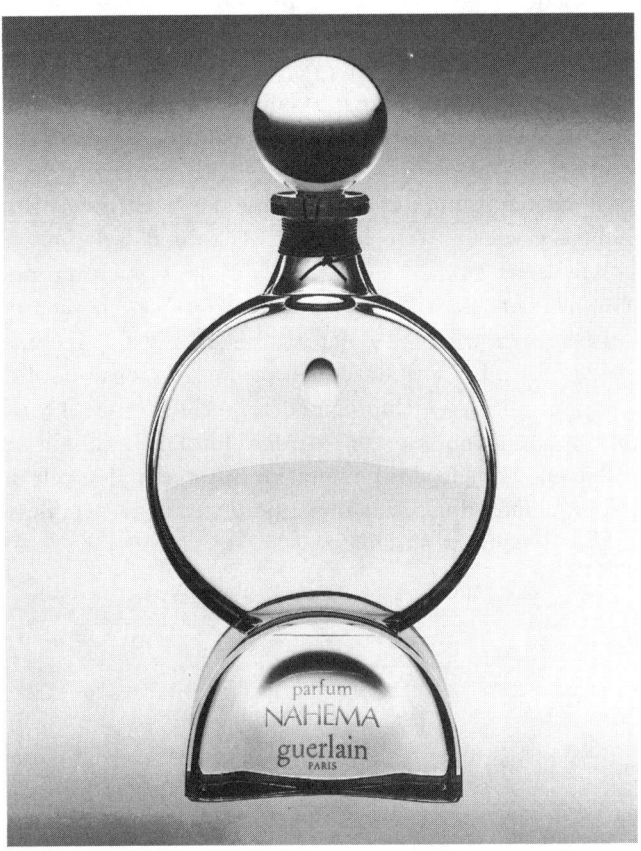

Nahema ist ein avantgardistisches Parfüm. Es gehört zum orientalischen Typ und hat Noten von fruchtigem Duft. Die Flasche trägt in der Mitte einen Tropfen – eine elegante Anspielung auf die Destillierretorte als Ursprung so vieler duftender Essenzen. Abb.: Guerlain Inc.

Leider können Lateinamerika, Afrika und Südostasien nicht auf die Hilfe eines Marshallplans zählen, und so bleiben Legionen potentieller Käufer nur hart arbeitende Produzenten der Grundmaterialien. Brasilien, Indien und Argentinien stechen aus diesem Muster etwas heraus. Die arabischen Völker sind plötzlich reich geworden, aber die reichsten Ölländer haben wenig Bevölkerung. Die Sowjetunion hat ihre vorrevolutionäre Vorliebe für Schönheit und Duft neu zu entdecken begonnen; Polen produziert Kosmetika in großem Ausmaß. Was wird die Zukunft dieser alten Industrie sein? Niemand kann Trends so gut interpretieren, daß sich die Zukunft ablesen ließe. Aber wir können einige Grundmuster sehen, und alles deutet darauf hin, daß die Industrie auf der ganzen Welt expandieren und wachsen wird, stetig, wenn auch nicht im Galopp. Der Absatz der amerikanischen Parfümindustrie nähert sich momentan der Zwei-Milliarden-Grenze.

Sinnliche Wahrnehmung hat sich als eine der wichtigsten Facetten des heutigen Lebens erwiesen. Wir dürfen sicher sein, daß die lange Verbundenheit des Menschen mit der Schönheit und dem Reichtum des Universums der Gerüche sich ausweiten und unser Geruchssinn sich verfeinern wird. Mehr als je wird man die Botanik, die Chemie, die Technologie, die Physiologie, den Sinn für Stil, die Kunst des Marketings und die Fantasie benötigen, die in der Geschichte der Parfümerie gebraucht wurden. Die Männer und Frauen von morgen werden immer noch ein «Ah!» des Entzückens hauchen, wenn ein feiner Duft aus der Außenwelt durch ihre Nüstern streicht, über die Rezeptoren gleitet und in den Bewußtseinszentren im Hirn eine Saite anschlägt.

Dank

ie Parfümerie ist ein zukunftsträchtiges Gewerbe. Mein Material und meine Kenntnisse dieser Industrie verdanke ich dem Besuch von Fabriken und Plantagen ebensosehr wie Bibliotheken und Museen. Ich möchte unzähligen Leuten und ihren Firmen auf dem Gebiet ätherischer Öle, des Detailhandels mit Parfüms und Kosmetika und der Kunstglasmacher danken, die mich an ihrem Wissen, ihrer Erfahrung und ihrer Begeisterung teilhaben ließen. In den Vereinigten Staaten möchte ich besonders Henry G. Walter Jr. von International Flavors and Fragrances Incorporated und der Vetlesen Foundation nennen; ferner Marc Parrilli von Berjé, Incorporated; Edward Davidson, Nigel Priest, James Bell und Sharon Maes von Roure Bertrand Dupont, Incorporated; Thomas Pastre von Créatique; Dr. Brian Lawrence von der Avoca-Abteilung der R.J. Reynolds and Company; Dr. Arthur O. Tucker vom Department of Agricultural and Natural Resources, Dover State College; Hazel Bishop, Jack Rittenberg, Lilian Bartok, Marty Bronson und Theresa Reilly vom Fashion Institute of Technology; Florence Wall; Fernando Aleu, M.D. und Annette Green von der Fragrance Foundation; Stanley E. Allured, Jean und Nancy Allured von den Allured Publications; Frank Anderson; Mark Rasmussen; Paul Bedoukian von Bedoukian Research; Dr. Richard Evans Schultes, Direktor des Economic Herbarium der Harvard Universität; Dr. Fred W. Stone, Firminich Incorporated; Dr. Seymour Lemberg, James Rogers, Rayda Vega und Robert Doris von Fritzsches Dodge and Olcott Incorporated; Christian Marchandise und Didier Poursain, Saint Gobain Desjonquères (U.S.A.); Suzanne Biaillot und ihre Equipe bei Guerlain Incorporated; Steven Kany bei der Pfizer Corporation, und Thomas De Long und Vernard Lee von der Coty-Abteilung bei Pfizer; Suzanne Urban und ihre Equipe bei Chanel Incorporated; Henri-Michel und Colette Hoffmann; Dr. Webster Hudgins von Allied Chemical;

313

Frederic Rosengarten Jr., Robert Dugrenier und das Personal Catherine Barrés bei Brosse U.S.A., Incorporated; Dr. Jan Buchel, Pepsico Research and Technical Services; Bernard P. Champon, Sr. and Lawrence De Wald bei L.A. Champon and Company Incorporated; Stephen R. Manheimer von J. Manheimer Incorporated; Frank Fischetti Jr. von Mero Incorporated; Gerald Nunziata von Penick Corporation; Dr. H. K. Palta; Dr. Braja Mookherjee und zahlreiche andere in den verschiedenen Abteilungen von International Flavors and Fragrances; Dr. Hu Hsiu-ying vom Arnold Arboretum; Harry C. McDaniel von der Procter and Gamble Company; James Dellas, Florasynth, Incorporated; Enrico Donati, Houbigant Incorporated; R. M. Hughes und Traude Baumann, Dragoco Corporation; Philip Kemelor; Madeleine Morissey, Dana Perfumes Corporation; Michael Blumenfeld, Bloomingdale's; und Roberta Nugent, Roman Kaiser und Ken Purzycki von der Givaudan Corporation.

Von den Leuten, die sich in Frankreich mit der Geschichte des Parfüms befassen, danke ich insbesondere Marylène Delbourg-Delphis von Analyses Conseils Informations; ferner George Vindry und Joëlle Dejardin vom Musée International de la Parfumerie; Dr. Paul Teisseire, Benjamin Mazoyer-Lagrange, André Galfré und Marie Christine Samarise bei Roure Bertrand Dupont; Louis Peyron und Iran Gérard, Lautier Aromatiques; Agnès Desmeilliers, Gilbert Sicre, Roger Schwob und René Cornon von der Société Technique des Parfumeurs de France; Maurice Vinot vom Institut National des Recherches Agricoles; André Berthon von Pierre Chauvet S.A.; Bernard Meyer-Warnod von Camilli, Albert et Laloue; Daniel Joulain und Yves Tollard d'Audiffret von Robertet; Jacques Hetru und Jean-Jaques Bernard von Pochet et du Courval und Jean Marie Daumas, Parfüm-Journalist in Grasse.

In England waren mir Dr. Joseph Needham, Dr. Lu Gwei-djen und Francesca Bray von der East Asia History of Science Library der Cambridge-Universität behilflich, sodann Edmund Launert vom Britischen Museum, Clinton L. Green vom Tropical Products Institute und Rosmary C. R. Angel vom Museum of Economic Botany in den Royal Botanic Gardens in Kew.

In anderen Ländern genoß ich den Beistand von Christa Brandt und Else Ziegenbein von Dragoco Gerberding and Company, Deutsche Bundesrepublik, Herausgeberin des *Dragoco Report*; Francesco Misitano von Misitano e Stracuzzi in Italien und Aripe in Brasilien; sowie Dr. Xu Siang-hao vom South China Agricultural College in Guangzhou (Canton), China.

Folgende in kulturellen Instituten tätige Leute stellten mir ihre Sammlungen für meine Recherchen zur Verfügung: Die Kuratoren und ihre Mitarbeiter vom Department of European Sculpture and Decorative Arts – besonders Jessie McNab und Lita Semerad vom Operations Department, Peter Dorman und Christine Lilyquist vom Egyptian Departement, Jean Mailey vom Textile Study Room; Caroline Kane vom Islamic Department; Dr. Maxwell Anderson vom Department of Greek an Roman Art; Mary Lawrence vom Department of Twentieth Century Art und Paul Ettesvold vom Costume Institute, alle am Metropolitan Museum of Art, New York; Charles Long, Lothian Lynas, Jane Brennan, Rose Li und das Bibliothekspersonal; Ann Botshon und Ann Schwarz vom *Garden Magazine;* Allen Rokach, Marcia Stevens und Kerry Walter vom New York Botanical Garden; Gerard McKiernan vom Carnegie Museum of Natural History; Professor Gary Ledyard und Jack Jacoby, Bibliothekar am Department of East Asian Languages and Cultures, Columbia University; und Elain Dee, Lilliam Clagett und Katherine Martinez vom Copper-Hewitt Museum.

Ich möchte auch meiner Dankbarkeit Ausdruck verleihen gegenüber dem National Endowment for the Humanities, die meine mehrmonatige Forschungsarbeit über ätherische Öle finanzierte, und gegenüber meinen Eltern, Mr. und Mrs. Edwin Morris, meinen Schwiegereltern, Mr. und Mrs. Alexander Roth; sowie Charles Roth von Roth Advertising; meinen Schülern im New York Botanical Garden und am Fashion Institute of Technology, und meiner Lektorin beim Scribners Verlag, Megan Schembre.

Anmerkungen

Einleitung

1 *Science and Civilization in China*, Cambridge University Press, Band 4, S. 128.

2. Kapitel

1 Zitiert in «Sex and Smell» von James Hassett, *Psychology Today*, März 1978, S. 45.
2 «Sense and Sensibility», *The Century Magazine*, LXXXV, Februar 1908, S. 573–577.
3 *Harpers Bazaar*, April 1979.
4 «Annals of Medicine», *New Yorker*, S. 97, September 1977, von Berton Roueché.
5 Zitiert in Paolo Rovesti, *In Search of Perfumes Lost*, Blow-up Press, Venedig 1980, S. 57.
6 Erwähnt in R. W. Moncrieff's *Odor Preferences*, Wm. Wiley, N. Y., 1966.
7 Rovesti, *op. cit.*, S. 54.
8 *«La Chevelure»* – *Les Fleurs du Mal*, 1857.
9 Zitiert in M. Guillot, «On the Evocative Power of Perfumes», Nr. 3, *Recherches*, Roure Bertrand Dupont, Paris 1953, S. 2/3.
10 *A la Recherche du Temps Perdu. Du Coté de Chez Swann*, Bd. 1 der N.R.F.-Ausgabe, Oktavo, S. 67.
11 *Paroles pour l'autre*, erwähnt in G. Bachelard, *The Poetics of Space*, Beacon Press, Boston, Mass. 1969, S. 26.

3. Kapitel

1 Groom, N., *Frankincense and Myrrh*, London und New York 1981, S. 22.
2 Vgl. F. Anderson, «A Flower for Eternity», *Garden*, N. Y. Botanical Garden, Jan./Feb. 1983, S. 8–13.
3 *Historia naturalis*, XII, 42.

4. Kapitel

1 Zitiert in Paolo Rovesti, *In Search of Perfumes Lost*, S. 181.
2 Theophrastus, *Pflanzenkunde*, Buch 9, Kap. 4, Abt. 2/3.
3 Groom, N., *Frankincense and Myrrh*, S. 233.
4 Festugière, A., *La Revelation d'Hermès Trismegiste*, Bd. 1, Paris, Gabalda 1950, S. 41/42.
5 *Ibid.*, S. 242.
6 Forbes, R., *A Short History of Distillation*, S. 54.
7 Lopez, R., und Raymond, I., *Medieval Trade in the Mediterranean World*, Columbus University Press, N.Y., S. 25.
8 Schimmel, Annemarie, «The Celestial Garden in Islam», S. 13–39, in *The Islamic Garden*, Dumbarton Oaks, Washington D.C. 1976, S. 29.
9 *Ibid.*, S. 36.

5. Kapitel

1 De Bary, W. (Herausg.), *The Sources of Indian Tradition*, Columbia University Press, N.Y. 1970, Bd. 1, S. 255.
2 Thierry, Solange, «L'Inde et les Parfums», S. 93–95, in *3000 Ans de Parfumerie*, Grasse, *Musée d'Art et d'Histoire*, 1980.
3 Gode, P.K., «Indian Science of Cosmetics and Perfumery», *Diamond Jubilee Special Number of Ratna-deepa*, Bombay, o.J.; s. auch Gode, P.K., *Journal of the Bombay University*, September 1943, S. 44–52.
4 Crowe, S., Haywood, S., Jellicoe, S., Patterson, G., *The Gardens of Moghul India*, Thames & Hudson, London 1972, S. 191.
5 Rovesti, Paolo, *In Search of Perfumes Lost*, Blow-up Press, Venedig 1980.
6 *The Wealth of India*, New Delhi, Dr. S. Bhatnagar et al., General Editorial Board, 1948.
7 Zitiert in Goodrich, Carrington, *A Short History of the Chinese People*, 3. Aufl., Harper and Row, N.Y. 1963, S. 151.
8 Schaefer, Edward, *The Golden Peaches of Samarkand*, University of California Press, Berkeley und Los Angeles, S. 155.
9 Needham, Joseph, *Science and Civilization in China*, Bd. V:2., Cambridge University Press.
10 Needham, Joseph, *op. cit.*, S. 150.
11 *Ibid.*, S. 151.
12 Bedini, Silvio A., «The Scent of Time», *Transactions of the American Philosophical Society*. The American Philosophical Society, Philadelphia, August 1963.
13 Schaefer, Edward, *The Golden Peaches of Samarkand*, University of California Press, Berkeley und Los Angeles 1963, S. 140.

317

14 Swingle, Walter T., in *Report of the Librarian of Congress*, Washington D.C., 1926/1927, S. 256.

15 Zitiert in Hudson Geoffrey, *Europe and China*, Beacon Press, Boston, o.J., S. 162.

16 Marco Polo, *The Description of the World*, Ed. Moule A.C. und Pelliot Paul, London 1938, S. 326.

17 Hudson, Geoffrey, *op. cit.*, S. 163.

6. Kapitel

1 Forbes, R., *A Short History of the Art of Distillation*, Brill, Leiden 1948, S. 110.

2 Moore, F., *A History of Chemistry*, McGraw Hill, N.Y. 1939, S. 34.

3 Gildemeister, E., und Hoffmann, F., *The Volatile Oils*, Pharmaceutical Review, Milwaukee, Minn., 1900, S. 26.

4 Lopez, R., Raymond, I., *Medieval Trade in the Mediterranean World*, Columbia University Press, N.Y. 1961, S. 109–114.

5 Hudson, Geoffrey, *China and Europe*, Beacon Press, Boston, Mass., o.J., S. 182/183.

6 Hudson, Geoffrey, *op. cit.*, S. 186.

7 Rovesti, Paolo, *In Search of Perfumes Lost*, Blow-up Press, Venedig, 1980.

8 Zitiert in Thompson, C.J.S., *The Mystery and the Lure of Perfume*, J.P. Lippincott Company, Philadelphia 1927, S. 112.

9 Zitiert in Genders, Roy, *Perfumes through the Ages*, G.P. Putnam's, N.Y. 1972, S. 162.

7. Kapitel

1 Naves, Y., und Mazuyer, G., *Natural Perfume Materials*, Reinhold Publishing Company, N.Y. 1947, S. 14.

8. Kapitel

1 Parry, Ernest, *Parry's Cyclopedia of Perfumery*, Bd. 1, Blakiston, Philadelphia, Pa., 1925, S. 202.

9. Kapitel

1 Diese Anmerkung und andere Angaben über die zwanziger Jahre verdanke ich Marylène Delbourg-Delphis. Sie stammen aus der Data-Bank der französischen Parfümerie (1889–1983) in Saint Gobain-Desjonquères.

2 Batterberry, Michael und Ariane, *Mirror, Mirror, A Social History of Fashion.* Holt, Rinehart and Winston, N. Y. 1977, S. 348.

11. *Kapitel*

1 Naves, Y., und Mazuyer, G., *Natural Perfume Materials,* Reinhold Publishing Corporation, N. Y. 1947, S. 201.
2 Arctander, Steffen, *Perfume and Flavor Materials of Natural Origin,* Elizabeth, N. J. 1960 (im Eigenverlag), S. 509.
3 *Ibid.,* S. 509.
4 Dorland, Wayne und Rogers, James A., Jr., *The Fragrance and Flavor Industry,* Dorland Company, Mendham N. J. 1977, S. 168.

12. *Kapitel*

1 Vgl. «Steam Distillation of the Superficial Essential Oils: Hypotheses from Studies with Lavenders and Mints», E. F. K. Denny, *Perfumer and Flavorist,* Bd. 4, Okt./Nov. 1979, S. 14–23.

13. *Kapitel*

1 Zitiert in Kaufmann, William, *Perfume,* Dutton N. Y. 1974, S. 133.
2 Zitiert in Kaplan, Edward, «Gaston Bachelard's Philosophy of Imagination»: An Introduction, *Philosophy and Phenomenological Research,* Bd. XXXIII, No. 1, Sept. 1972, S. 2/3.
3 *Ibid.,* S. 5.
4 Paris, Presses Universitaires de France, 1977.
5 Zitiert in Kaufmann, William, *op. cit.,* S. 150.
6 *Souvenirs et parfums,* «The Naming of Perfumes», Plon, Paris 1965.
7 Roudnitska, Edmond, *L'Esthétique en Question,* Presses Universitaires de France, Paris 1977, S. 205, 253.

Bibliographie

Allgemein

Dorland, Wayne, und Rogers, James, *The Fragrance and Flavor Industry.* Wayne E. Dorland Co., Mendham, N.J. 1977.

Guenther, Ernest, *The Essential Oils,* Bd. 1–6. D. van Nostrand Co., 1949–1952, New York.

Arctander, Steffen, *Perfume and Flavor Materials of Natural Origin.* Im Eigenverlag des Autors, Elizabeth, N.J. 1960.

Delbourg-Delphis, Marylène, *Le Sillage des Elégantes.* J.C. Lattès, Paris 1983.

Jessee, Jill, *Perfume Album.* Robert E. Krieger, Huntington, N.Y. 1951.

Gildemeister, E., und Hoffman, F., «The Volatile Oils». *Pharmaceutical Review,* Milwaukee 1900.

Poucher, William, *Perfumes, Cosmetics and Soap.* D. von Nostrand and Co., N.Y. 1926.

Naves, Y., und Mazuyer, G., *Natural Perfume Material.* Reinhold Publishing Corporation, N.Y. 1947.

Kaufman, William, *Perfume.* E.P. Dutton, N.Y. 1974.

Kennett, Frances, *History of Perfume.* Harrap, London 1975.

Cola, Felix, *Le Livre du Parfumeur.* Casterman, Paris 1934.

Billot, M., und Wells, F., *Perfume Technology.* John Wiley and Co., N.Y. 1975.

Rovesti, Paolo, *In Search of Perfumes Lost.* Blow-up Press, Venedig 1980.

Vindry, Georges und andere, *3000 Ans de Parfumerie, Parfums, Savons, Fards et Cosméthiques, de l'Antiquité à nos jours.* Ausstellungskatalog, Grasse, *Musée d'Art et d'Histoire,* 1980.

Parry, Ernest, *Parry's Cyclopedia of Perfumery,* Vol. I–II. Blakiston, Philadelphia 1925.

Genders, Roy, *Perfume Through the Ages.* Putnam, N.Y. 1972.

Thompson, C., *The Mystery and Lure of Perfumes.* J.B. Lippincott Co., Philadelphia 1927.

Le Galienne, Richard, *The Romance of Perfume*. R. Hudnut, N. Y., o. J.

Verrill, A. H., *Perfumes and Spices*. L. C. Page and Co., Boston 1940.

Wall, Florence E., *The Prinicples and Practice of Beauty Culture*. Keystone Publications, N. Y. 1960.

Rosengarten, F. Jr., *The Book of Spices*. Livingston Publishing Co., Wynnewood, Pa. 1969.

Clair, C., *Of Herbs and Spices*. Abelard-Schuman, London 1961.

Zeitschriften

Perfumer and Flavorist. Allured Publishing Corp., Wheaton, Ill.

Dragoco Report. Dragoco Corp., Totowa, N. J.

Recherches. Roure Bertrand Dupont SA, Paris.

Parfums, Cosmétiques, Arômes. Société d'Expansion Technique et Economique SA, Paris.

Rivista Italiana delle Essenze, Profumi e delle Piante Officinali, Milano.

Drug and Cosmetic Industry. Allured Publishing Corp., Wheaton, Ill.

Cosmetic World, New York, N. Y.

Beauty Fashion Magazine, N. Y.

Economic Botany. New York Botanical Garden, N. Y.

Die Grundstoffe der Parfümerie

Kesterson, J. W., Henderson, R., und Braddock, R., *Florida Citrus Oils*. University of Florida Press, Gainesville, Technical Bulletin Nr. 749.

Hampton, S., *The Scent of Flowers and Leaves*. London, Dulau & Co., 1925.

Jaeger, Paul, *The Wonderful Life of Flowers*. E. P. Dutton, N. Y. 1961.

Robinson, Trevor, *The Organic Constituents of Higher Plants*. Burgess, Minneapolis 1963.

Croteau, Rodney (Hg.), *Fragrance and Flavor Substances*. D. & Ps. Verlag, Pattensen, Bundesrepublik Deutschland.

Kulka, Kurt, «The Chemistry of Essential Oils», *Perfumery and Essential Oil Record*. London, März 1962.

Tyler, Varro; Brady, L.; Robbers, J., *Pharmacognosy*. Lea and Febiger, Philadelphia 1976.

Hoffmann, Henri, «Naturals, Isolates, Derivatives and Synthetics». Klassenarbeit (nicht veröffentlicht).

Singh, A. K., et al., «Fungitoxic Activity of Some Essential Oils», *Economic Botany* *34(2)*, S. 186–190. New York Botanical Garden, New York 1980.

Geruchssinn

Moncrieff, R. W., *The Chemical Senses.* Leonard Hill Ltd, London 1951.

Guillot, M., und Mme S. Guillot-Allegre, «On the Evocative Power of Perfumes», *Recherches,* Nr. 3, 1953. Roure Bertrand Dupont, Paris, S. 2–9.

Guillot, M., und Mme S. Guillot-Allegre, «Proust and Sensory Recollection», *Recherches,* Nr. 5, Juni 1955, S. 16–23.

Caldini, O., und Lori, M. «Paeans to Perfume, Literary Praise of Perfume in Life and Art», *Dragoco Report,* 7/8, 1982, S. 117–129.

Amoore, John, «The Stereochemical Theory of Olfaction», *Proceedings of the Scientific Section of the Toilet Goods Association* 37 (Ergänzung), S. 1–12, 1962.

Wilentz, Joan, *The Senses of Man.* Crowell, N. Y. 1968.

Wright, R. H., *The Science of Smell.* Basic Books, N. Y. 1964.

Brody, Jane, «Sense of Smell Proves to Be Surprisingly Subtle», *The New York Times,* 22. Februar 1983.

Sobel, Dava, «Your individual Scent Signature», *Vogue, Beauty Health Guide,* Frühjahr/Sommer 1979, S. 22.

«Men's Fragrances: The Sexual Message», *Harpers Bazaar,* April 1979, S. 152.

Hassett, James, «Sex and Smell», *Psychology Today,* März 1979, S. 40–45.

Amoore, John, *The Molecular Basis of Odor.* Charles Thomas, Springfield 1970.

Burton, Robert, *The Language of Smell.* Routledge and Kegan Paul, London 1976.

Geldard, Frank, *The Human Senses.* John Wiley, N. S. 1953.

Moskowitz, Howard, «Odors in the Environment: Hedonics, Perfumery and Odor Abatement», *Handbook of Perception,* Bd. X. Academic Press, New York 1978, S. 307–347.

Winter, Ruth, *The Smell Book.* Lippincott Co., Philadelphia 1976.

Guillot, M., «Rotatory Power and Olfaction», *Recherches,* Nr. 5, Juni 1955.

Gattefossé, R. M., *L'Aromathérapie.* Girardot et Cie, Paris 1937.

Redett, M., «Colloque d'Aromathérapie», *La France et ses Parfums,* Bd. VI., Nr. 35, Dezember 1963.

Thiemer, Ernst (Hg.), *Fragrance Chemistry: The Science of the Sense of Smell.* Academic Press, N. Y. 1982.

Henkin, Robert, M. D., «Medical Importance of Taste and Smell». *The Journal of the American Medical Assoc.,* Bd. 218, Nr. 11, 13. Dezember 1971.

Geschichtliche Entwicklung

Altertum

Groom, Nigel, *Frankincense and Myrrh.* Longman, London und New York 1981.

Howes, F.N., «Vegetable Gums and Resins». *Chronica Botanica*, Waltham, Mass. 1949.

Peyron, Louis, «La Myrrhe, Aujourd'hui et Hier», *Rivista italiana EPPOS* LX, Nr. 9, September 1978, S. 497–503.

Forbes, Robert James, *A Short History of the Art of Distillation*. Brill, Leiden 1948.

Papadopoulo, Alexandre, *Islam et Muslim Art*. Abram, N.Y. 1979.

Moldenke, Harold und Alma, «Plants of the Bible», *Chronica Botanica*. Waltham, Mass. 1952.

Brovarski, E.; Doll, S.; und Freed, R., *Egypt's Golden Age: The Art of Living in the New Kingdom 1553–1035 v. Chr.* Museum of Fine Arts, Boston 1982.

Anderson, Frank, «A Flower for Eternity». *Garden Magazine*, Januar/Februar 1983, S. 8–13.

Vandier d'Abbadie, J., «Ancient Egyptian Ointment Spoons». Roure Bertrand Dupont, Paris, *Recherches*, Oktober 1942, Nr. 2, S. 20–29.

Abrahams, Harold, «Onchya, Ingredient of the Ancient Jewish Incense; an Attempt at Identification», *Economic Botany*, 33(2), 1979, S. 233–236.

Chaney, W., und Basbous, M., «The Cedars of Libanon», *Economic Botany* 32, S. 118–123, April/Juni 1978.

Theophrastus, *Enquiry into Plants*, Vol. II. Übersetzung Sir Arthur Hort. W. Heinemann, London 1916.

Plinius der Ältere, *Natural History*, Bd. 4. Übersetzung H. Rackham. Harvard University Press, Cambridge, Mass. 1945.

Maw, George, *A Monograph on the Genus Crocus*. Dulan and Co., London 1886.

Stewart, *Early Islam*, Time-Life Books, N.Y. 1967.

Hitti, Philip, *History of the Arabs*. St. Martin's Press, N.Y. 1970.

Morris, Edwin, «Roots, The Earliest History of the Essential Oil Industry», *Perfumer and Flavorist*, Bd. 6, Februar/März 1981.

Morris, Edwin T., «The Gum Resins, Mankind's First Perfumes.» Dragoco Corp., Totowa, N.J., im Druck.

Der aromatische Osten

Bhatnagar, S.S. et al., *The Wealth of India*. New Delhi, 1948. Bände I/II.

Burkill, I.H., *A Dictionary of the Economic Products of the Malay Peninsula*, London 1935.

Laufer, Berthold, *Sino-Iranica, Chinese Contribution to the History of Civilization in Ancient Iran*. Field Museum of Natural History, Chicaco, Ill. 1919.

Yamada, Kentaro, *Tozai Koyaku Shi (A History of Aromatics in the East)*. Tokio 1956.

Chau Ju-Kua, His Work on the Chinese and Arab Trade in the Twelfth and Thirteenth Centuries (Chua-fan-chi). Übersetzt und kommentiert von Friedrich Hirth und W.W. Rockhill. Imperial Academy of Sciences, St. Petersburg 1911 (neu aufgelegt von Paragon, N.Y., 1966).

Fennell, T. A., «For Southern Gardens-Hedychiums», *The National Horticultural Magazine*, Oktober 1954, S. 238–243.

Gode, P. K., «Studies in the History of Indian Cosmetics and Perfumery, The Gandhayukti Section of the Visnudharmottara», *Ganganath Jha Research Institute Journal*, Bd. III, Teile 3/4, Mai/August 1946.

Gode, P. K., «Indian Science of Cosmetics and Perfumery». *Ratna-Deepa*, Rajapur, o. J.

Gode, P. K., «Studies in the History of Indian Cosmetics and Perfumery, The Campaka Oil and its Manufacture (between A. D. 500 and 1850)», *Bharatiya Vidya*, Bd. VI, Nr. 7 und 8, Juli/August 1945.

Gode, P. K., «The Royal Bath», *The International Perfumer*, Vol. II, No. 8. (Nicht erwähnt in Neuauflage.) Lesquire, East Molesey, England, August 1977.

Peyrin, Louis, «Odeurs et Parfums en Inde, Hier et Aujourd'hui», *Rivista Italiana Essenze, Profumi, Piante Officinali.*

Bedini, Silvio, «The Scent of Time, A Study of the Use of Fire and Incense for Time Measurement in Oriental Countries», *Transactions of the American Philosophical Society.* Bd. 53, Teil 5, August 1963, Philadelphia.

Needham, Joseph, *Science and Civilization in China*, Bd. V: 4, 1980. Cambridge University Press, Cambridge.

Schafer, Edward, *The Empire of Min.* Charles Tuttle, Rutland, Vt., 1954.

Li Ch'iao-P'ing, *The Chemical Arts of Old China*, 1948.

Balsham, A., *The Wonder that was India.* Taplinger Publishing Co., N. Y. 1967.

Goodrich, L. Carrington, *A Short History of the Chinese People.* Harper Torchbook Edition, 1963.

Smith, F. Porter, M. D.; Stuart, G. A., M. D., *Chinese Medicinal Herbs.* Georgetown Press, San Francisco 1973.

De Bary, William; Balsham, A. L. und andere, *Sources of Indian Tradition*, Bd. I. Columbia University Press, N. Y. 1958.

Schafer, Edward, *The Vermilion Bird.* University of California Press, Berkeley und Los Angeles 1967.

Swingle, Walter, «Trees and Plants we Owe to China, II», *Asia and the Americas*, June 1943, S. 343–347. American Asiatic Association, N. Y.

Lin, T'ien-wai, *Sung-tai hsiang yao mao-yi shih kao* («A History of the Fragrance Trade in the Sung Dynasty»), Hongkong, Chung-kuo hsüeh she, 1960.

Watson, Ernest, *The Pricipal Articles of Chinese Commerce*, Shanghai, Kelly and Walsh Ldt, 1923.

Koh-Do («The Way of Fragrance»), Schrift der japanischen Koh-Do Association, Tokio (nicht datiert).

Morris, Edwin T., «In the Fragrant Gardens of China». *Dragoco Report* 11/12, 1981, S. 235–247.

Morris, Edwin T., «Romantic Sandalwood, Its History and Use». *Dragoco Report* 4/5, 1982, S. 106–116

Morris, Edwin T., «Patchouli, the Scent that Intrigues», *Dragoco Report,* Mai 1983.

Morris, Edwin T., «Vetiver, Gift of India». *Dragoco Report,* Juni 1983.

Europa, die Verwandlung eines Handwerks zur Industrie

Roseto, Giovanni, *Secreti Nobillissimi dell'Arte Profumatoria.* Neuauflage 1968. Venedig 1678.

Anderson, Frank, *An Illustrated History of the Herbals.* Columbia University Press, N. Y. 1977.

Parry, John, *Spices,* Bd. I «The Story of Spices», Chemical Publishing Co., N. Y. 1969.

Lindsay, W. S., *History of Merchant Shipping and Ancient Commerce.* A.M.S. Press, N. Y. 1965.

Guerillot, L.; Guyot, L., *Les Epices.* Presses Universitaires de France, Paris 1963.

Partington, J. R., *A Short History of Chemistry.* Harper and Row, N. Y. 1957.

Moore, F. A., *History of Chemistry.* McGraw-Hill, N. Y. 1939.

Batterberry, Michael und Ariane, *Mirror, Mirror. A Social History of Fashion.* Holt, Rinehart, Winston, N. Y. 1977.

Launert, Edmond, *Scent and Scent Bottles.* Barry and Jenkins, London 1974.

Urdang, George, «Quintessence, the Story of Extracts», *What's New.* Abbot Laboratoires, North Chicago, Ill., Frühjahr 1944, Pharmacy Ed., S. 6–19.

Lach, Donald F., *Asia in the Making of Europe,* Bd. I, «The Century of Discovery». University of Chicago Press, Chicago, Ill. 1965.

Lopez, Raymond, *«Medieval Trade in the Mediterranean World».* Columbia University Press, N. Y. 1961.

Hanna, Willard S., «The Unsavory Saga of the Nutmeg Islands», *Asia,* Mai/Juni 1978, S. 15–23.

Crofton, R. H., *A Pageant of the Spice Islands.* J. Bale and Son, 1936.

Furber, Holden, *Rival Empires of Trade in the Orient 1600–1800.* Universitiy of Minnesota Press, 1976.

Miller, Russell, Hg. Time-Life Books, *The East Indiamen.* Time-Life Books, Alexandria, Va. 1980.

Hudson, Geoffrey F., *Europe and China, A Survey ot their Relations from the Earliest Times to 1800.* Beacon, Boston, Taschenbuch Nr. 114, o. J.

Bloom, Herbert, *The Economic Activity of the Jews of Amsterdam.* Kenikat Press.

Flaumenhaft, Eugen und Mrs Eugene, «Asian Medicinal Plants in Seventeenth-century French Literature», *Economic Botany* 36(2), 1982, N. Y., S. 147–162.

Touw, Mia, «Roses in the Middle Ages», *Economic Botany* 36(1), 1982, N. Y., Botanical Gardens, S. 71–83.

Das zwanzigste Jahrhundert

La Parfumerie Française et l'Art dans la Présentation, La Revue des Marques de la Parfumerie et de la Savonnerie. Paris 1925.

Berendt, John, «The Amazing World of Caswell-Massey», *Cosmopolitain,* N. Y. 1982.

Jessee, Jill, «Historic Highlights of the American Fragrance Industry», *Dragoco Report,* Januar 1983.

Tobias, Andrew, *Fire and Ice, The Charles Rewson/Revlon Story.* William Morrow and Co., Inc., N. Y. 1976.

Billot, Marcel, «Seventy-five Years of Perfume Creations», *American Perfumer and Cosmetician,* April 1966.

Lalique and Compagny, Lalique Glass. Dover, N. Y. 1981.

Schiaparelli, Elsa, *Shocking Life.* Dutton, N. Y. 1954.

Poiret, Paul, *My First Fifty Years.* Gollancz, London 1934.

Dior, Christian, *Dior by Dior.* Die Autobiographie Christian Diors. Penguin 1954, London, Weidenfeld and Nicholson.

Balmain, Pierre, *My Years and Seasons.* Doubleday 1965.

Die moderne Industrie: Roh- und Grundstoffe

Arctander, Steffen, *Perfume and Flavor Chemicals,* 2 Bde. Im Eigenverlag des Autors, Oliphant, Pa., 1969.

Bedoukian, Paul Z., *Perfumery and Flavoring Synthetics.* Elsevier Publishing Co., N. Y.

Bedoukian, Paul Z., *Perfumery and Flavoring Materials, Annual Review Articles,* 1945–1982. Allured Publishing Cort., Wheaton, Ill. 1982.

Fenaroli, Giovanni, *Handbook of Flavor Ingredients,* 2 Bde. Chemical Rubber Co., Cleveland, Oh. 1975.

Atal, C. K.; Kapur, B., *Cultivation and Utilization of Aromatic Plants.* Regional Research labaratory, Jummu-Tawi, Indien.

Margaris, N. (Hg.), *Aromatic Plants.* Martinus Nijhoff/Dr. W. Junk Verlag, Den Haag, Niederlande.

Sievers, A. F., «Methods of Extracting Volatile Oils from Plant Material and the Production of such Oils in the United States», U. S. D. A. *Technical Bulletin,* 16. Januar 1928, Washington D. C.

Annales Techniques (Technical Data). VIII. International Congress of Essential Oils, Cannes-Grasse, Oktober 1980, Fedarom, Grasse, 1982.

Hood, S. C., True, R. H., «Camphor Cultivation in the United Staates», *USDA Yearbook 1910,* S. 449–460, Washington D. C.

Die heutige Industrie

Roudnitska, Edmond, *L'Esthétique en Question.* Presses Universitaires de France, Paris 1977.

Forster, Kate, *Scent Bottles.* Connoisseur, London 1966.

Ewing, Elisabeth, *A History of Twentieth-century Fashion.* Charles Scribner's Sons, N. Y. 1974.

Weriguin, Constantin, *Souvenirs et Parfums.* Plon, Paris 1965.

Laver, James, *The Concise History of Costume and Fashion.* Charles Scribner's Sons, N. Y. 1969.

Jellinek, Paul, *The Practice of Modern Perfumery.* Interscience, N. Y. 1954.

Verey, Rosemary, *The Scented Garden.* Van Nostrand Reinhold, N. Y. 1982.

Genders, Roy, *Scented Flora of the World.* Robert Hale Ltd, London 1977.

Fox, Helen Morgenthau, *Gardening with Herbs for Flavor and Fragrance.* Dover, N. Y. 1970.

Taylor, Norman, *Fragrance in the Garden.* Van Nostrand Reinhold, N. Y. 1953.

Friedman, Jane, «France vs. U.S.: War of the Noses.» *The New York Times*, 5. August 1979.

Lippa, St.; Sheinman, Mort.; McCarthy, Patrick, *The Rich Designers*, «Women's Wear Daily», 7.–14. Mai 1982, S. 4–6.

Mottus, Allan, «Ritz/Lauder Tassle Tussle Spices Season», *Cosmetics and Fragrance Retailing*, November 1978, S. 42–43, 53.

Nemy, Enid, «Chinese Americans Join Other Groups in Campaign Against Opium Perfume», *The New York Times*, 24. April 1979, S. C 13.

Deutschsprachige Bücher

Blomberg, Anne S. von, *Die Welt der Düfte.* TR-Verlagsunion, München 1990.

Hohe, Hannelore, und Uslar Gleichen, Cornelia von, *Das goße Buch der Düfte. Das Hauptwerk in die Welt der Aromatheraphie.* Hermetika-Verlag, Peiting 1992.

Huf, Emmy, und Meijer, Roelie: *Parfüm im Wandel der Zeit.* Verlag Hans Schöner, Königsbach-Stein 1983.

Jellinek, J. Stephan, *Parfümieren von Produkten. Wirtschaftliche, technische und Marketing-Aspekte.* Hüthig Buch Verlag, Heidelberg 1976.

Jellinek, J. Stephan, *Parfüm – Der Traum im Flakon. Wesen und Wirkung, Wohl und Verwendung klassischer und moderner Düfte.* Mosaik Verlag, München 1992.

Launert, Edmund, *Parfüm und Flakons. Kostbare Gefäße für erlesenen Duft. Aus der Sammlung Schwarzkopf und europäischen Museen.* Verlag Georg D. W. Callwey, München 1985.

Malara, Rossella, *Parfüm. Ausführliche Anleitung, um Essenzen, Parfüme, Duft-wässser und -öle, Räucherwerk, Matten und Gesundheitskissen und vieles mehr aus natürlichen Rohstoffen selbst herzustellen, mit einem umfangreichen Lexikon der Duft- und Gewürzpflanzen.* Rotation Verlag, Berlin 1988.

Ohloff, Günther, *Irdische Düfte – Himmlische Lust. Eine Kulturgeschichte der Duftstoffe.* Birkhäuser Verlag, Basel 1992.

Paszthory, Emmerich, *Salben, Schminken und Parfüme im Altertum. Herstellungs-methoden und Anwendungsbereiche im östlichen Mediterraneum.* Zaberndruck, Mainz 1992.

Perfall, Manuela, *Parfüm – Reich der Düfte.* Verlag Walter Hädecke, Weil der Stadt 1992.

Rimmel Eugene, *Das Buch des Parfüms. Die klassische Geschichte des Parfüms und der Toilette.* Ullstein Taschenbuch-Verlag, Berlin 1988.

Vigarello, Georges, *Wasser und Seife, Puder und Parfüm. Geschichte der Körper-hygiene seit dem Mittelalter.* Campus-Verlag, Frankfurt a. M. 1992.

Register

Die **fetter** gedruckten Zahlen beziehen sich auf die Abbildungen, bzw. auf die entsprechenden Bildlegenden.

2. Persönlichkeiten und Orte der Parfumgeschichte

3. Die Parfums